관찰을 통한 보행분석 [개정2판]

Gehen verstehen

Ganganalyse in der Physiotherapie, 2nd edition

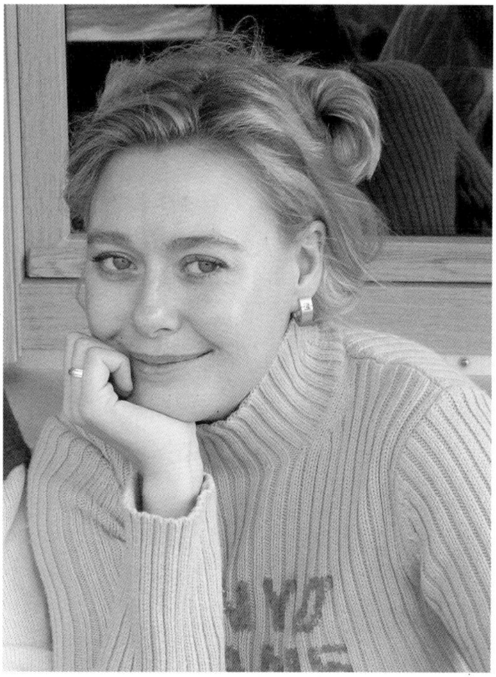

Kirsten Götz-Neumann

저자는 물리치료사, 보행분석 지도자 협회장, PNF에 관련해서 의료비 승인기관이 승인하고 있는 강사 및 국제 PNF 협회의 강사, 독일 신경언어협회(사단법인)의 NLP 강사를 훈련하는 자격을 갖고 있다.

Kirsten Götz-Neumann은 1986년에 쾰른 정형외과 종합대학에서 공부하고 물리치료사의 국가자격을 취득하였다. 그 후 물리치료사로서 몇 군데 병원, 진료시설, 대학 부속병원에서 경험을 쌓았다. 1990년부터 2000년까지 본(Bonn)과 레버쿤센(Leverkusen)에 있는 물리치료사를 위한 독일 졸업 후 연수 아카데미에서 강사로서 근무하였다. 거기서는 신경계, PNF, 물리치료, 보행분석에서의 전문영역의 학급을 당당하였다. 교편을 잡는 한편 1994년에 독일 건강개호본부에서 교육자로서의 상급 자격을 취득하였다. 그 때의 연구 테마는 "인간보행의 생리학"이었다. 이상의 활동을 하는 한편, 스스로 독립하여 임상현장에서 활약하는 물리치료사로서, 또한 게다가 PNF 지도자 로서도 활약하였다.

2001년부터는, 개업한 물리치료사로서의 진료/물리치료 이외에, 보행분석의 전문가 및 재활 컨설턴트로서 활약하고, 쾰른의 스포츠 대학의 생체연구학과에서 교편도 잡고 있다.

Kirsten Götz-Neumann은 현재 관찰에 의한 보행분석 지도자 협회의 회장이다. 이 협회는 1998년 미국의 L.A.의 란초 · 로스 · 아미고 · 국립 재활센터와 남캘리포니아대학에 의해서 설립되었다. 보행과 동작분석의 전문가를 위한 협회이다.

기능과 자격, 그리고 오랜 세월 축적된 시종일관된 모순이 없는 학술적 지식의 임상에서의 활용을 근거로 하여, 그녀는 국내외의 많은 유명한 재활시설에서 신경/정형외과계 질환의 재활에 대해서 많은 귀중한 조언을 제공하고, 나아가야 할 방향성을 제시하여 왔다. 그녀가 역점으로 두는 것은 보행과 운동 분석의 최신의 정보와 움직임의 학습, 움직임의 조절, 임상에서의 신경학과 운동학, "실증에 기초한 의료"의 도입, 그리고 팀 의료이었다.

O.G.I.G의 회장으로서의 활동과 오랜 세월에 걸쳐 배양해온 신경/정형외과 질환의 재활에서의 전문 감정기술은 노르트라인 베스트바렌 주의 의사회 사단법인에 의한 기술 육성을 위한 협회가 추진하는 "의료의 졸업 후 교육"의 일환으로서의 워크숍 "보행을 이해하는 -보행과 동작분석-"으로서 인지되기에 이르렀다.

Kirsten Götz-Neumann은 물리치료사협회와 북아메리카 보행/동작분석협회의 회원이다. 그녀는 국내외에서 존경받고 주목받고 있는 물리치료사이며 교육자이다.

[개정2판]

관찰을 통한 보행분석

옮긴이 이현옥 외

Gehen verstehen

Ganganalyse in der Physiotherapie

Kirsten Götz-Neumann

2., unveränderte Auflage

영 문 출 판 사

■ **옮긴이** (가나다 순)

김 근 조 김천대학 물리치료과 교수
김 범 수 우송정보대학 사회체육과 교수
김 종 만 서남대학교 물리치료학과 교수
김 효 철 중국 요녕 중의학 대학교 객좌교수
문 상 은 마산대학 물리치료과 교수
서 태 수 대구보건대학 물리치료과 교수
성 기 덕 남서울대학교 운동건강관리학과 교수
성 기 석 경희대학교 체육대학원 겸임 교수
송 명 수 원광보건대학 물리치료과 교수
이 강 옥 상지대학교 예체능대학 교수
이 상 민 영동대학교 레져스포츠학과 교수
이 현 옥 부산가톨릭대학교 물리치료학과 교수
장 완 성 한국 선수 트레이너 연구소장
정 낙 수 신구대학 물리치료과 교수
정 이 정 삼육대학교 물리치료학과 전임교수
정 형 국 안산1대학 물리치료과 교수
채 윤 원 광주보건대학 물리치료과 교수
최 재 원 경북전문대학 물리치료과 교수
황 룡 동남보건대학 물리치료과 교수

Gehen verstehen. Ganganalyse in der Physiotherapie, 2nd edition
by K. Götz-Neumann

관찰을 통한 보행분석 (개정 2판)

2008년 2월 11일 초판인쇄
2008년 2월 15일 초판발행

지은이 : Kirsten Götz-Neumann
옮긴이 : 이 현 옥 외
발행인 : 박 병 조
발행처 : 도서출판 영문출판사
등 록 : 1987년 12월 21일 제2-419호
주 소 : 서울시 강남구 삼성동 69-1
전 화 : (02) 514-5590, 776-5590
팩 스 : (02) 756-8943
E-mail : yeongmunsa@empal.com
정 가 : 25,000원
ISBN 978-89-7224-163-8 93510

※ 파본은 교환해 드립니다.

역자서문

보행은 정상적인 생활을 영위하는데 필수적인 신체 기능이다. 보행은 많은 전문가들이 인간의 행동양상을 연구하는 주요 테마가 되기도 한다. 보행은 사람마다 각기 다른 패턴으로 일어나고, 또 신체 문제의 종류에 따라서도 여러 가지 패턴으로 나타나기 때문에, 물리치료사를 비롯해 많은 전문 임상가들은 보행을 매우 중요시 생각하고 있다. 본 책은 보행을 육안적으로 관찰할 때 요구되는 지식을 소개하고 있고, 또 각 보행 단계에 따라 여러 근육들의 작용을 자세히 묘사하고 있어, 독자들이 보행을 이해하는데 큰 도움을 주고 있다. 그리고 다양한 특정 문제에 따른 보행양상과 문제점들을 기술하고 있어, 임상적으로 보행을 관찰할 때 많은 도움이 될 것으로 사료된다. 본 역자도 평소 보행에 관심을 가지고 있었고, 다른 책들을 통해 공부를 해왔다. 다른 책들도 훌륭한 교재로 독자들에게 큰 도움을 줄 수 있지만, 보행을 처음 공부하는 사람들에게는 책의 분량도 많고 관련된 용어도 어려워 쉽게 독자들에게 권장하지 못한 점도 사실 있어 왔다. 그러나 이 책은 초보자들도 이해할 수 있을 만큼 쉽게 서술되어 있고, 또 책의 분량도 많지 않아 쉽게 접근할 수 있는 책이 될 것이다. Dr. Perry의 "보행분석" 책에서 기술한 용어들을 그대로 사용하고 있어 독자들이 이 책을 이해하는데 큰 어려움이 없을 것 같다. 무엇보다 원저자의 능력이나 경력을 보더라도, 훌륭한 교재임이 틀림없다. 원저를 번역하는데 있어, 일반적으로 사용하는 용어로 번역하였는 지도 두렵고, 원저의 내용 의미를 제대로 전달했는 지도 두렵다. 부족한 점이 많겠지만, 독자들은 본 책을 통해 보행을 열심히 공부해 주시기 바란다.

끝으로 이 책이 번역되어 나올 때까지 물심양면으로 도와주신 영문출판사 박병조 사장님과 그 밖의 직원분에게도 감사드린다.

2007년 10월 역자일동

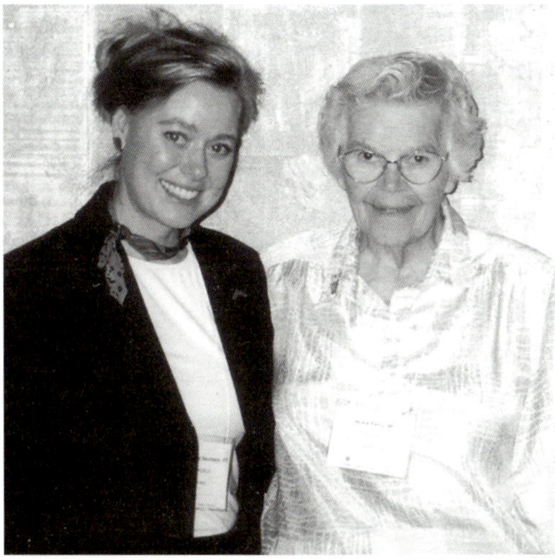

추천의 말

보행이란 관절의 가동성, 선별된 근육의 움직임 그리고 고유감각이 얽혀서 펼쳐지는 협동운동이다. 이것에 의해서 신체는 희망하는 방향으로 어떤 속도로 움직일 수 있다. 이 협동운동을 저해하는 많은 질병과 장애가 있다. 물리치료사에게는 그 저해요소를 알고 그것을 개선하기 위한 개념을 만드는 것이 요구된다. 이 요구에 부응하기 위해, 나는 물리치료사 그룹과 함께 "란초 · 로스 · 아미고 보행분석법"을 만들어냈다. 이것은 건전한 보행과 병적 보행의 분석과 해석/해명을 가능케 하고, 과학적으로 설명하는 시스템이다. 이 활동을 기초로 영어 책을 정리하였다. 이 책에는 임상이나 연구 분야에서 널리 받아들여지고 있는 해석에 대한 과학적 뒷받침이 포함되어 있다. 그러나 독일어로 개념을 설명해야 하는 임상의 문제를 영어로 표현해서 이해시키는 것은 곤란하였다. Kirsten-Götz-Neumann은 경험이 풍부한 임상가로서 또한 물리치료 지도자로서 이 문제를 이해하고, 독일어를 이야기하는 동료를 위해 독일어의 책을 정리할 필요성을 인식하였다. 그리고 그녀는 란초 · 로스 · 아미고 국립 재활센터 및 다른 재활센터에 몇 번이나 방문해서 보행에 관한 그녀 자신의 식견을 심화시켜며 포괄적이지만, 보행에 초점을 맞춘 책을 독일어로 썼다. 이 책은 란초 · 로스 · 아미고 보행분석법을 토대로 물리치료사 및 연구자로서의 경험을 살리고, 또한 독일인으로서 Kirsten은 오리지널 판의 내용을 잘 음미하여 개편하였다.

이 책에는 관찰에 의한 보행분석법과 장치를 사용한 보행분석법의 양쪽에 대해서 언급하고 있다. 이러한 것에 의해서 특별한 장치를 사용하는 고도의 분석을 필요로 하는 것 같은 장면에서, 물리치료사가 보행을 평가하는 능력이 더욱 높아질 것이다.

이 책은 물리치료사를 위해서 쓴 책이지만, 광범위한 보행에 관한 전문지식을 절망하는 모든 임상가에게 환영을 받을 것으로 나는 확신한다.

Jacquelin Perry, M. D., Sc. D. (hon)

남캘리포니아대학 정형외과 명예 교수
남캘리포니아대학 생체운동학과 물리치료 명예 교수
란초 · 로스 · 아미고 국립 재활센터 병리운동학 명예 교수

제2판에 대한 인사말

인류발생에 관한 인상 깊은 역사적 증거는 거의 400만년 전으로 알려진 동아프리카의 오스트랄로피테쿠스의 발자국이다. 이것을 보면 직립보행을 하고 있는 성인과 그 손을 잡고 가는 듯한 어린이의 발자국이 나란히 있는 것을 알 수 있다.

직립보행은 400만 년 전 Hominiden(과거와 현재에 걸친 인류의 총칭)와 함께 시작하였다. 그리고 이것은 단지 주변을 더 먼 시선으로 판단하게 하는 인간의 포괄적인 형성에 관한 것뿐만 아니라 전진을 통해 가벼워진 팔로 지속적인 발전을 하는 호모 파베르(Homo faber)를 가능하게 한다.

이 관점에서 보면, 직립보행과 함께 인류의 발생은 시작하였다. 그러나 많은 전문가들은 400만 년의 진화역사에도 불구하고, 직립보행에 관한 해부학적인 장비(설치)가 불충분하다고 주장한다. 빈번한 문제들인 보행장애와 운동장애에는 재활과 치료가 필요하다. 이러한 이유로 정상적인 보행 또는 특별히 장애가 있는 보행에 관한 생체역학적 그리고 의학적 이해가 모든 물리치료사들에게는 필요한 연구과제이다. 이들은 환자들을 기능적으로 가장 이상적인 상태에 도달하게 하는 것에 모든 관심이 있다.

정확히 저서의 제 2판인 이 부분에 Kristen Götz Neumann의 내용을 투입했다. 높은 전문지식과 많은 해학, 알기 쉬운 정확한 언어로 매우 설득력 있는 방법을 사용한 훌륭한 내용이다. 여기에는 정상적인 보행에 관한 생리학적 내용만으로 독자들의 관심을 끌어들인 것이 아니라, 직감력으로 설명해 나갔다. 이를 위해 많은 돈을 필요로 하는 보행분석시스템의 도움을 빌리지는 않았으나, 정상적인 보행과 병리학적인 보행에 관한 많은 정보를 얻을 수 있다.

다양한 실무에 근접한 예와 가치 있는 조언을 통해 보행문제를 해결해야 하는 임상 의학교수들에게 강의에 직접적인 사용을 가능하게 하였다.

나는 이 책이 많은 독자들과 특히, 의사들에게 널리 읽혀지기를 희망한다.

Prof. Dr. Volker Hömberg
Secretary General World Federation of Neuro-Rehabilitation
Neurologisches Therapiezentrum an der Heinrich-Heine-Universität Düsseldorf
St. Mauritius Therapieklinik Meerbusch

제1판에 대한 머리말

나는 물리치료사임을 자랑스럽게 생각한다. 자신에 의해 환자가 다시 자주성과 독립성을 회복할 수 있었을 때, 믿을 수 없을 정도로 행복과 기쁨을 그들과 함께 체험해왔다. 그러나 큰 기쁨이 있었으나, 같은 정도의 초조함과 아픔을 체험하였다. 그것은 나의 환자에게 개선이 관찰되지 않는다는 것을 인정하지 않을 수 없었을 때였다.

많은 환자와 접촉하여 왔고, 또한 물리치료 강사로서 특히, 보행 장애에 관해서 환자를 더 지원하기 위한 정보가 부족하다는 것을 인식하게 되었다. 몇 가지의 상이한 개념의 다양한 보행에 관한 세미나를 수강하여 어느 정도는 숙달되었으나, 나 자신이 어떤 타이밍으로 어떠한 물리치료를 시행해야 될지를 정말 이해하지는 못했다. 이에 더해서, 자기의 학생이나 세미나 수강생에게 공평하고, 정직한 답을 주고 싶었고, 자기 자신에게 설명이 되지 않는 것은 그들에게도 설명하고 싶지 않았다. 고전적 견해를 입증하지 않고, 전달하는 것에도 망설임이 있었다.

효과적인 물리치료의 길을 추구하는 여행은 모험에 가득 차있었고, 많은 발견과 지금은 친구라 부를 수 있는 매우 행복에 가득 찬 사람들과의 만남을 가져왔다. 무엇보다도 환자의 장애나 어려움의 원인을 정확히 규명하여, 이에 대해서 목적을 명확히 하여 치료함으로써, 효과적으로 도울 수 있다는 것을 몸소 체험하였다. 세밀하고 정확한 물리치료사로서의 검사는 그 후에 이어지는 치료 및 연습에서 반드시 필요하다. 이를 위해 물리치료사에게는 정상 운동을 종합적으로 연관시키는 것에 관한 필요한 지식을 가짐과 동시에, 자주적으로 검사할 수 있고, 원인을 판단할 수 있어야 한다. 주된 원인을 알고 환자의 희망과 목표를 이해하였을 때, 물리치료사는 환자의 심신의 균형 상태를 고려하여 목적에 부합하는 치료를 시행함으로써, 효과적으로 중재할 수 있다.

치료 중에서 도입되는 테크닉은 목적을 위한 수단에 지나지 않는다. 중요한 것은 이들의 효과가 엄격한 연구에서 입증되어 있는 것이고, 현재의 과학에 대해서 적합성을 갖고 있는 것이다. 도입된 기법도 그 실제의 효과를 확인해야 한다.

모든 치료와 테크닉의 선택과 응용은 환자의 기능적 능력을 개선한다는 관점에서 이루어져야 한다. 이러한 것이 보증되지 않는 한, 우리들 물리치료사로서의 노력은 환자에게 가치 없는 것이 된다. 바꿔 말하면, 객관적으로 검사되고 확증을 얻을 수 있었다 해도, 환자의 희망에 연결되지 않는 것이라면 무의미하다. 이에 더해서 쓸데없는 비용이 많아지게 된다.

지금 갖고 있는 이 책을 통해서, 나는 여러분 앞에 산적하여 있는 과제에 대해서, 적절한 준비를 하기 위한, 가능한 최적의 검사와 판단 도구를 제공한다. 이에 더해서, 정상 동작과 보행의 기전에 관해서 객관적인 체크 포인트를 열거한다. 검사 할 때의 올바른 방법과 필요한 체크 포인트를 보여줌으로써, 발견한 사항의 해석방법과 올바른 판단방법을 습득할 수 있다. 이 책에서는 표현이 정확하고 실태를 이해하기 쉬운 용어를 사용하였다. 이 용어는 전문영역을 넘어서고, 또한 국경을 넘어서 이해된다. 그리고 모든 물리치료의 팀에 활용된다는 것에 의미가 있다. 그리고 이 책에서는 많은 증상사례에서, 환자의 의식도 연습에 수용해야 함을 보여주었다. 어떠한 방법이 그 때에 효과적이고, 어떠한 결과를 기대할 수 있는 지를 소개하였다.

이 책에서는 아래의 것에 중점을 두었다. 모든 설명은 최신의 과학적 데이터의 뒷받침이 있고, 독자가 추가체험을 할 수 있다. 그리고 개개인의 환자의 다면성을 가능한 한 인지하고, 수용하는 것에도 중점을 두었다.

2개의 다리로 자립하여 통증 없이 똑바로 서고, 다시 걷는다는 것은 우리들에게 맡겨진 모든 환자의 첫 번째의 희망이다. 인간의 직립보행에 평생의 노력을 받친 J. Perry, D. Sutherland, V.T. Inman, D.A. Winter, 그리고 기타의 많은 위대한 과학자 및 임상가들에 의한, 많은 경험과 지식을 활용할 수 있는지 아닌지는 우리들이 하기 나름이다. 환자를 효과적으로 돕고 싶다는 것이 우리들 물리치료사의 자주적인 의무라면, 그것이 뜻대로 되는 잠재력으로서 이용되고, 환자의 행복을 위해 활용되는 것이야말로 중요하다.

확고한 기초에 바탕을 둔 보행분석이 이제는 작은 엘리트 집단의 특권의식으로서가 아니라, 가까운 장래에, 물리치료 검사의 일부가 되도록 여러분도 공헌해주기 바란다. 이러한 보행분석은 치료기술이나 치료방법과는 완전히 독립되어 있고, 몇 번이나 증명된 과학적으로 뒷받침된 것이다. 그러므로 객관적이고 공개적인 것이다. 특히 물리치료 교육에 관여하는 교육자는 차세대를 담당하는 물리치료사에게 이 근본적인 기초지식을 전수하여 새로운 가능성의 개척으로 연결시킬 수 있다.

현재는 환자에게 중재하는 방법에는 정말로 많은 방법이 있다. 이들 중 어느 것이 유용한지는 각각의 특유의 상황에 있는 환자에게 얼마만큼 효과를 가져 올 수 있는 지에 따라서 결정된다. 그 중재방법이 어느 방법론에 속하여 있는 가는 문제가 아니다. 중요한 것은 중재의 효율이며, 무엇보다도 주된 문제를 규명하는 것이다. 이렇게 하면 물리치료가 더 효과적으로 되고, 용이하고, 자연스럽고, 비용도 경감할 수 있을 것이다.

앞으로는, 공개적이고 사실에 입각하여 있고, 구체적인 객관적 사실에 기초한 판단과 실증이 끝난 치료법을 구사할 수 있는 물리치료사만이 환자의 희망에 부응할 수 있고, 참된 도움을 약속할 수 있다. 물론 이를 위해서는, 우리들 모두가 상당한 용기를 갖고 확고하게 대처하는 것이 필요하다. 왜냐하면 이제까지 믿고 있던 사고방법에 고집하지 않고, 새로운 의문과 답에 대처할 필요가 있기 때문이다. 이러한 것에 조차 불안감을 갖지 않는다면, 이 책을 읽음으로써 많은 흥미 있는 일들에 만나게 될 것이다.

친애하는 독자 여러분과 O.G.I.G. 보행분석 세미나의 참가자에게 마음으로부터 감사를 드린다. 보행 및 동작 분석을 물리치료에서의 표준적인 검사로 하여간다는 비전은 함께 참여하여 습득한 것을 임상에서 활용해가는 사람들에 의해서만 실현된다.

따라서 나는 기쁨과 감사의 마음을 갖고, 모든 업무상 동료와 물리치료 학생과 환자, 그리고 흥미를 가진 분들에게, 보행을 더 깊이 이해해주기를 바라면서 이 책을 받친다. 보행은 놀랄만한 포괄적이고 영구적인 테마의 에센스이다.

여러분의 직장에서 많은 성공과 환자의 고뇌가 경감될 것을 바라 마지않는다. 어쩌면 만날 수 있는 기회가 있을지도 모른다. 그때까지 안녕! 잘 걷게 하기 바라면서...

Kirsten Götz-Neumann

P.S. 혁명적인 인터넷의 발전 덕분에 저자와 독자 여러분의 거리는 단지 1회의 마우스 클릭 만큼밖에 떨어져 있지 않다. 독자 여러분의 목소리를 기다린다.

www.gehen-verstehen.net 또는

kirsten-goetz@knuut.de

사진들은 1000단어보다 더 많은 것을 말해준다...
2판의 서문 대신...

"누군가 스스로 희망과 행복을 다른 사람들에게 선사한다면,
그 사람은 항상 행복한 사람이다."
이는 음악의 거장인
루드비히 베토벤의 말이다...

일본 니가타 대학의 클리닉 스튜디오에서 환자들과 함께 일하는 동안의 사진

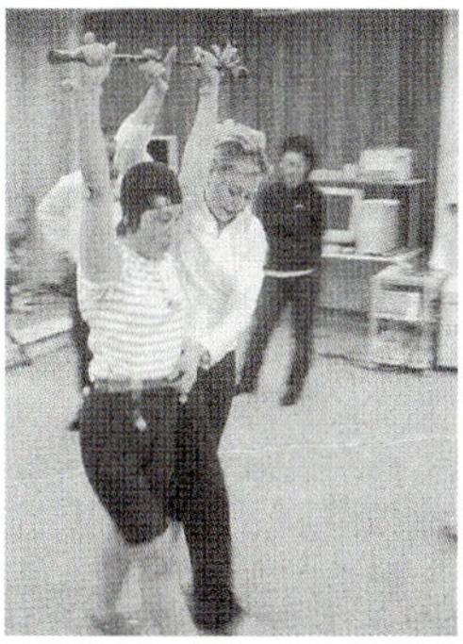

모두 함께 새로운 길을 향해 한 걸음씩...

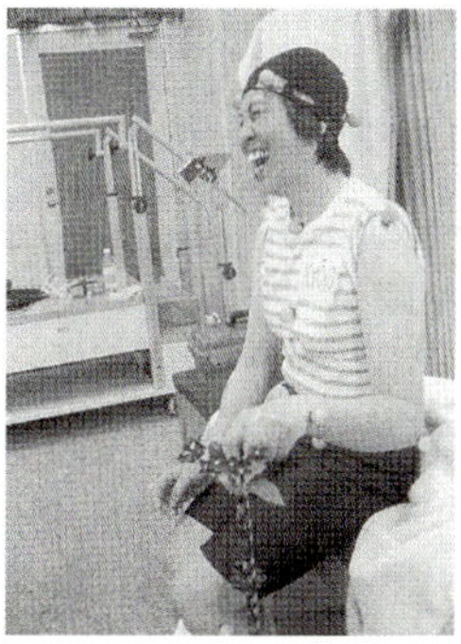

재활에 성공한 환자가 진실로 행복해 하고 있는 모습.

어린이들과 함께 한 보행분석과 재활, O.G.I.G는 걸음을 이해하게 하는 특별한 보행 — 재활컨셉으로 가장 어린 환자를 돌보고 있다...

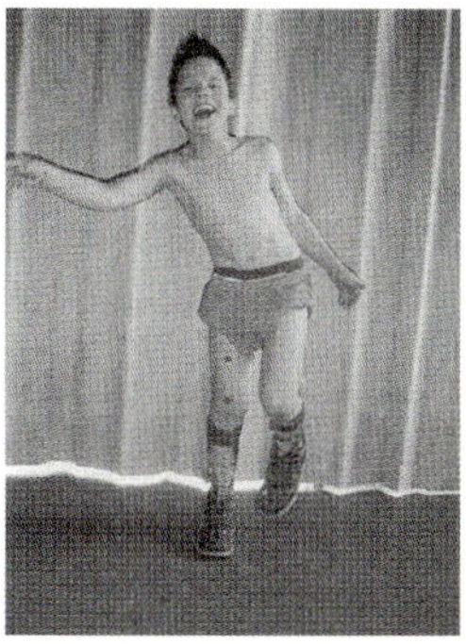

어휴-한 다리로 서서 다리가 후들거리고 있군요 - 다음 걸음은 혼자 힘으로 쉽게 갑니다.

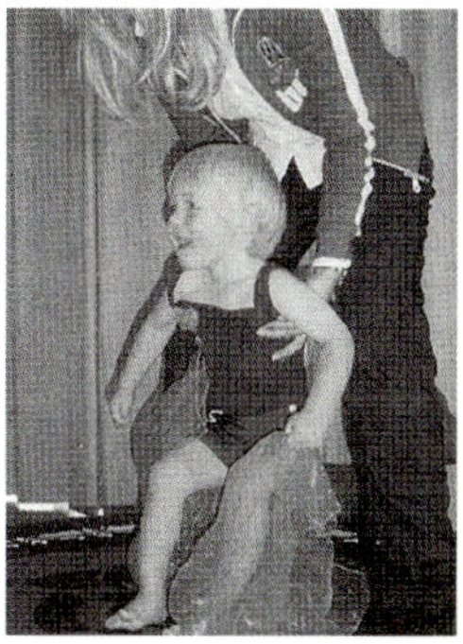

다시 자신의 발로 서고 뛸 수 있게 된 어린아이의 눈에서 행운과 기쁜 그리고 자랑스러움이 읽혀지네요.

매일 이루어지는 실습 안에서 지식을 전달하며 요구합니다. 훌륭한 지식과 함께하는 작은 수고로 완전히 새로운 길로 갈 수 있게 해달라고...

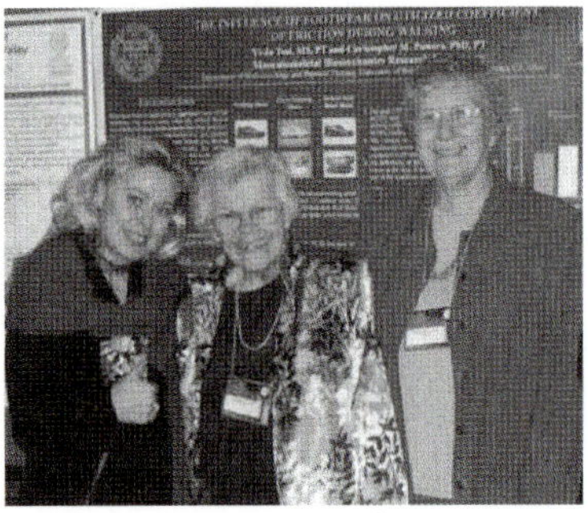

우리는 항상 머리를 함께 맞대고, 공동의 프로젝트를 수행하며 기뻐합니다.

Gait & Clinical Movement Analysis Society Congress 2004, Lexington/ USA.
중간 : Dr. Jacquelin Perry, 오른쪽 : JoAnne K. Gronley, 왼쪽 : Kristen Götz-Neumann

"...그리고 단지 사람이 자신의 인생을 쉽게 갈 수만 있다면, 왜냐하면 너는 살아있으니까..., 이것은 행운이고 진짜 성공이다." 철학자 Ralph Waldo Emerson의 의미 있는 말이다.

일본 니가타의 클리닉 스튜디오 생체역학 연구소

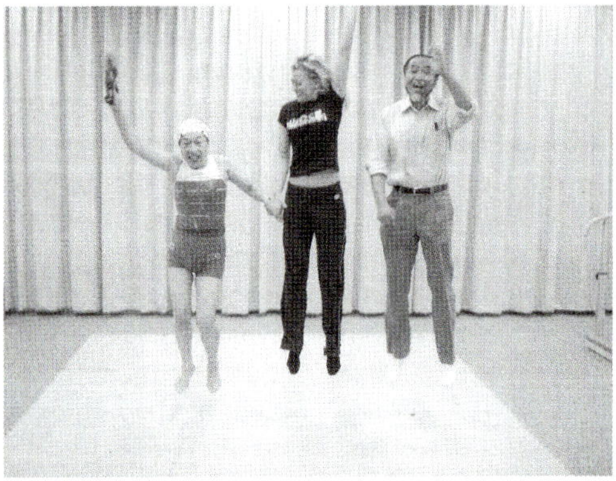

여러 가지 전문영역에 특정자격을 지닌 공동의 팀인 O.G.I.G. 우리는 강하다! 왼쪽부터 : 환자, Kristen Götz - Neumann, 생체역학과 교수인 Yoshihiro Ehara

행운과 진짜 성공 - 이것은 내가 그들과 그들에게 일임된 환자들에게 매우 큰 희망을 준 것으로 재활과 보행능력을 다시 얻었다는 것을 의미한다. 보행분석과 재활에 특정 자격을 지녔다는 것이 여기에 결정적인 공헌을 한 셈이다. 가장 훌륭한 것은.... 모든 것이 아주 잘 진행되고 있는 것이다! 세계의 많은 병원에서 나는 일을 할 수 있고, 동료들과 환자들 모두 치료의 성공으로 기뻐하고 함께 생활해 나가고 있는 것을 보았다.

감사의 글

사랑하는 아버지 Heinz Götz와 어머니 Anneliese Götz에게 감사드린다. 그들은 나에게, 용기와 인내의 중요성을 가르쳐 주셨고, 행운은 우연히 온 것이 아니라, 계속된 일의 산물이라는 것을 가르쳐 주셨다. 그리고, 참된 의미에서의 사람을 다시 다리(leg) 위에 서게 하는 훌륭한 창조적인 직업을 갖게 해주셨다. 그들을 언제까지나 사랑한다. 누이 Gundhild, 세례 입회인인 Gaby, Inge나 Jürgen 등 많은 친척들은 언제나 멀리 떨어져 있던 나를 지지해 주었다. Ingo, 컴퓨터로 인해 좌절하고 있을 때 도와주어서 고맙다. Rolf, 법률이 얽힌 문제에서는 당신의 지원이 도움이 되었다. 감사드린다.

만일 직립보행에 평생을 바친 위대한 선배가 없었다면, 이 책은 탄생하지 않았을 것이다. Jacquelin Perry 박사를 마음으로부터 존경하고, 선생에게 진심으로 감사를 드린다. 조언자로서 그녀는 란초 병리운동학 연구소의 팀 안에서 나를 질타 격려하면서 단련시켜 주셨다. 팀의 Sara Mulroy 박사, JoAnne K. Gronley, Walt Weiss, Lara Boyd, Judy Burnfield, Ernest Bontrager, Charles Whitehead는, 언제나 아낌없이 지식을 나누어 주었다.

관찰에 의한 보행 지도자 그룹(O.G. I.G. : Observational Gait Instructor Group)의 동료와 보행과 임상 동작분석학회(Gait and Clinical Movement Analysis Society)의 동료에게 감사드린다. 특히 Sutherland 박사의 계속적인 지원과 활기를 불어넣어준 토론에 감사한다.

현재는 전설로 되어있는 O.G.I.G.의 교과과정 안에서 노고와 기쁨을 서로 나눈, 그리고 지금은 동료이고 함께 일을 하고 있는 O.G.I.G.의 연구자인 Christopher M. Powers 박사의 귀중하고 훌륭한 조언만이 아니라, 우정에 특히 감사한다.

의료진단 지원을 위한 독일협회(사단법인)가 나의 세미나 "보행을 이해하다"를 노르드라인 베스트파렌 주에서 의사의 평생교육 점수로서 인정해준 것에 감사드린다. 나에게 용기를 주고 정치적으로도 강하게 만든 Medical 학회 사무국장인 Gerd Fischer씨에게는 특히 감사드린다. E. Bohle씨, J. Querbach씨, Heinz von der Stein씨가 이 의미있는 데이터를 인정하고, 지원이 고루 미치도록 힘써주신 것에 감사한다. 독일 물리치료의 발전을 위해 다양한 협회가 손을 맞잡고 함께 일할 것을 강력히 희망한다.

Dagmar Kleemann 여사, Margit Gehrig 여사, Rosi Haarer-Becker 여사를 비롯하여 모든 Thieme 출판사 여러분들이 이 책을 탄생시켜준 것에 감사드린다. Rosi, 당신이 나의 담당으로 있어주어 나는 얼마나 행복하였든가? 참아주고 도와준 당신의 우정에 감사드린다.

Beate Selker, Betty Bruchhausen, Susanne Gessner, G.-P. Brüggemann 교수, Mathias Bankay 박사, Ehara Yoshihiro 박사, Peter Frommelt 박사, Ronny Wöstmann, Heidi Singleton, Catherine Luckett, Maria Braun, Carsten Schäfer, Biggi Meyer, Math Buck, Angelia Nöll-Seeger, Margaret Oechsner, Linda Lackner, Catrin Haufe, Nicole Anton-Prass, Sabine Weratschnig, Elly Hengeveld,

Antonio Stricagnoli, TM Stevens, Bruce & Bea Swedien, 그리고 "I' m walking, yes indeed!"를 노래 불러준 Fats Domino, 많은 친구, 일의 동료, 조언자, 위대한 사람들의 지원, 충언, 그리고 건설적인 의견에 감사한다.

Miriam Brown, 우리들의 친구관계는 둘도 없는 것이다. 언제나 곁에 있어주어 고맙다. 나는 당신을 매우 소중히 생각하고 있다.

Martin Baltscheit, 마틴, 당신의 풍자만화는 정말 멋있다. 1994년 이래 풍자만화를 제공해주어서 고마워요. 우리들의 친구관계가 끝나지 않기를 바란다.

Alexander Meyer, 일찍이 나의 학위논문 "인간이 걷는 모습의 생리학" (이 책 "관찰에 의한 보행분석"의 토대)을 Rosi에게 인계해주어 감사한다.

이 책의 탄생을 위해 지원해준 이 밖의 여러 분들에게 마음으로부터 감사드린다.

마지막으로, 나의 남편 Gerald에게 감사드린다. 이 책이 나에게는 얼마나 의미가 있고, 이를 위해 나와 나의 주위에 얼마만큼의 것이 요구되었는지는 당신만이 알 것이다. 이 책을 저술하기 위해 용기와 힘을 준 당신에게 감사한다.

우리들에게 몸을 맡긴 Peter, 그리고 모든 환자에게 이 책을 바칩니다.

차례

제1장 모험적 진화 – 직립보행의 역사

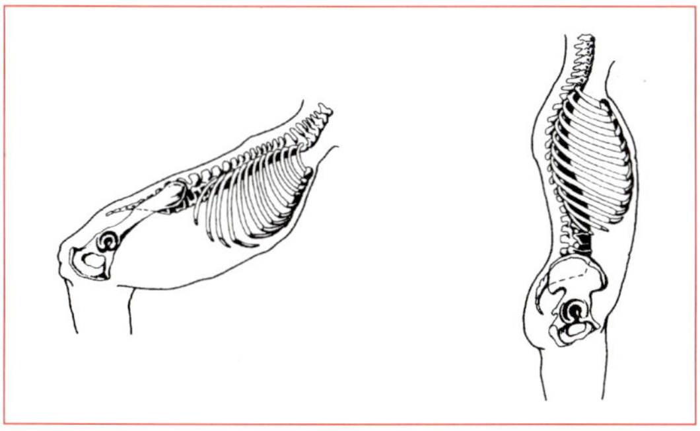

그림 1.1 원숭이와 인간

호모 사피엔스(Homo sapiens)의 직립자세와 이에 수반해서 필연적으로 일어난 2족 보행은 포유류 중에서도, 또한 현재 생존하고 있는 영장류 중에서도 매우 특이한 것이다. 인간이 진화의 과정에서 직립자세와 2족 보행을 획득한 것은 최근의 일이 아니라, 이미 수백만년 전부터의 특징이다(Keki 1999).

과학자들은 인간이 어떻게 해서 어느 날 직립하였는가라는 의문에 대해서 연구를 거듭해왔다. 이에 대해서는 수많은 설과 논의가 있다. 특히 논의되어 있는 것은 인간과 오늘날 생존하고 있는 유인원의 친척관계를 연관시키는 일이지만, 이 책에서는 이 논의의 상세한 것에 대해서는 생략한다.

현재 공통적으로 인식되어 있는 것은 우선 인간의 진화과정에서, 처음에는 수평이었던 신체가 비스듬해지고, 마지막으로 직립의 자세로 변화하여 왔다는 설이다. 이에 수반하여 신체 구조도 크게 변화하였다. 다양한 두개골을 관찰하여, 거기서부터 경부 근육의 형상을 추측한 경우, 아래의 것을 알 수 있다. 인간으로 진화하는 과정에서 두개골의 중력중심(그림 1.2a-d의 화살표)은 척추와의 연결부분인 환추후두관절 개구부(opening) (그림 1.2a-d의 삼각형)로 접근하여 왔다.

인간의 진화과정에서 중요한 단계는 신체 전체의 구조가 2개의 발로 서서 걷는다는 기능에 적응하였다는 것이다. 그래서, 자주 주장되는 설은 그 적응이 우선 발부터 시작하여 위로 위로 인간으로의 진화과정이 확산되어 갔다는 설이다.

직립자세는 치열의 변화도 일으켰다. 신생대에서는 날알의 것과 입에 넣어 잘게 씹어서 영양공급이 가능한 모든 것에 적응하고 있었다. 직립보행은 유인원의 조상으로 소급하여 생각할 수 있다. 브라키아토렌(Brachiatoren, 나무 위에서 사는 원숭이)의 상완(brachia)은 나무 위의 생활에 적응하여 앞발

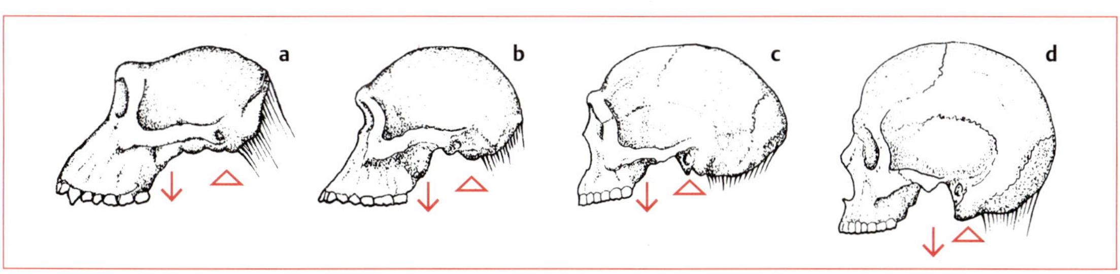

그림 1.2a-b 두개골과 경부근육
a : 고릴라(gorilla), b : 오스트랄로피테쿠스(Australopithecus),
c : 호모 에렉투스(Homo erectus), d : 호모 사피엔스(Homo sapiens)

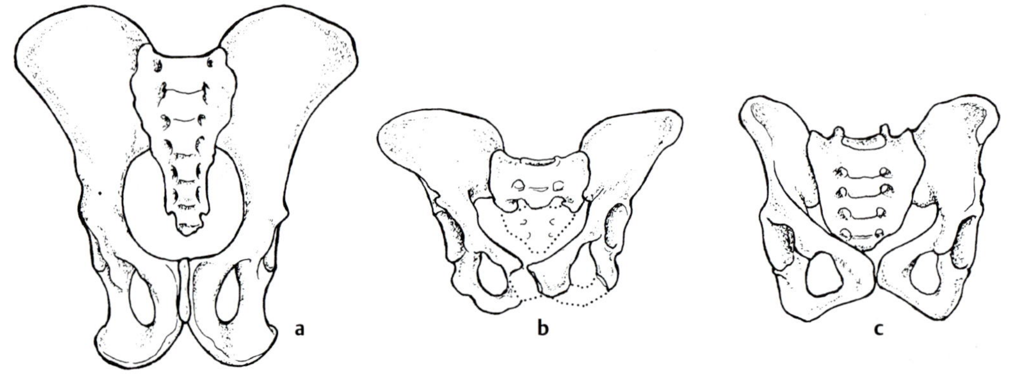

그림 1.3a-c 골반
a : 침팬지, b : 오스트랄로피테쿠스, c : 부시맨(bushman)

은 매달리기 하는데 사용되었다. Facchini(1991)에 따르면, 이것은 진화의 후퇴를 방지하기 위한 특별한 진화라고 한다.

오늘날의 일반적인 식견에 따르면, 유인원의 조상은 땅 위에서 사는 4족 동물도 호모니덴(Homoniden, 인간과 유사한 생물)도 아니었다. 그들의 근골격계는 육상에서도 나무 위에서도 이동할 수 있었다. 그리고 짧은 시간이라면, 직립하거나 웅크린 자세를 취할 수도 있었다. 직립자세에의 전단계의 적합은 척추의 기립과 골반 폭의 넓이와 전경(anterior tilt)이었다(그림 1.3a-c). 그러나, 이러한 변화는 동시에 일어나지는 않았다.

화석 발굴에 의해서 원시시대의 오스트랄로피테쿠스와 같은 중간 형상의 존재가 있었다는 것이 뒷받침되었다. 그들은 직립자세가 가능하고, 예컨대 위험에 직면한 경우, 나무를 기어 올라갈 수 있는 긴 팔을 갖고 있었다. 그 능력은 불완전한 2족 보행의 신체구조를 보완하고 있었다라고 할 수 있다.

이리하여 마침내 2족 보행이 등장한다. Facchini(1991)에 따르면, 2족 보행은 많은 이점을 가져왔다. 뒷발 위로 서서, 직립하여 보행을 한 유인원은 몸을 숨길만한 것이 아무 것도 없는 대지에서 또는 드문드문 솟아있는 나무 안에서 주위를 바라볼 수 있어, 모질고 사나운 동물의 접근 등 위험을 신속하게 알 수 있었다. 동시에 자기의 무리나 그룹에 눈길을 고루 보낼 수 있었다. 그때까지 상체를 지지하기 위해 사용하던 팔은 자유로워져, 방어나 수렵, 예컨대, 막대를 휘두르는, 돌을 던지는 등에 사용할 수 있게 되었다. 그리고 팔은 걷는 기능을 상실하여 갔다.

2족 보행은 가족 및 사회적인 결속을 강화시켰다. 이것은 식료품을 모아서 보관 장소로 운반한다는 행위가 가능해졌다는 것이다. 남자는 식료품 획득의 역할을 담당하고, 여자는 자식들에게 먹였다. 자식들은 우선 처음에 부모의 도움을 받아, 2족 보행을 습득하였음에 틀림없다. 그리고 이것이 가족 및 사회와의 결속을 심화시켰다. 도구를 고안하여 만들어낸다는 것은 아직도 먼 앞날의 일이다. 인간의 진화와 더불어, 서서히 문화가 형성되어 갔다. 그러나, 직립자세와 2족 보행의 장점은 희생도 요구하였다. 척추에 걸리는 강한 하중은 척추를 마모시켜 현대인이 앓는 요통의 원인이 되었다.

정확히 언제 2족 보행이 시작되었는지는 과학적으로 명확히 알 수는 없다. 이제까지는 오스트랄로피테쿠스 · 아파렌시스(2족 보행을 하고 있었던 존재)라 하였다. 그 유명한 대표자는 Lucy라 불리고, 지금부터 약 360만년 전에 살고 있었다. 그녀의 뼈는 1974년에 에티오피아의 아파르 지방에서 발견되었다. Mary Leakey가 1978년에 탄자니아에서 발견한 라에토리의 발자국도, 마찬가지로 오스트랄로피테쿠스의 것이라 한다. 이들 인간을 꼭 닮은 발자국은 화산의 응집화석 안에서 발견되었다. 이들의 발자국은 크기가 다양하고, 발바닥의 장심도 있었다. 엄지발가락은 다른 발가락과 나란히 있고, 그 심하게 움푹해진 흔적은 인간의 2족 보행의 특징적인 박차고 나가는 것과 일치하고 있었다. 사진에 의한 분석으로, 발자국은 체중을 싣는 방법과 힘을 가하는 방법이 현대인의 2족 보행에 나타나는 특징과 매우 유사하다는 것이 판명되었다(Dayu. Wickens 1989).

수년 전에 국제적인 연구팀이 에티오피아의 수도 아디스아바바 북부의 마을 알라미스에서 가장 오래된 인간의 조상의 뼈를 발견하였다. 이 화석은 440만년 전의 것이며 Lucy의 잔해보다 80만년이나 오래된 것이었다. 이와 같이 직립보행의 역사는 더 옛날로 소급된다는 것을 알게 되었다. 과학자는 이 새로이 발견한 형태에 오스트랄로피테쿠스 · 라미다스라 명명하였다. 이 인간의 시조는 숲속에 살고, 직립하으로 보행하며, 나무 위에서 잠을 잤다. 연구자는 오스트랄로피테쿠스 · 라미다스의 체격이 Lucy보다도 더 침팬지와 유사하다고 보고하였다(1994년 9월 23일의 WZ신문 기사에서).

많은 발견에 의해서, 우리들의 시조는 틀림없이 350만~400만년 전부터 2족 보행에 대한 적응성을 갖고 있었다고 할 수 있다. 그러나 언제부터 2족 보행에의 진화가 시작된 것일까? 400만년 전의 라에토리의 발자국이 이미 그 무렵 2족 보행이 완성되어 있다는 것을 보여주고 있는 것처럼, 2족 보행에의 진화의 시작은 500만년에서 1,000만년 전 즉, 중신세(마이오세)의 후기에까지 거슬러 올라간다고 생각된다(Jablonski Chaplin 1993). 이것은 석기를 사용하기 시작하거나, 뇌가 커지기 시작한 시기보다도 이전이 된다.

2족 보행으로 진화한 이유는 중신세 후기의 지구규모의 기후의 변화와 연관성이 있을 가능성이 있다. 호미노이덴(Hominoiden, 인간과 유사한 생물)이 많이 발견된 동아프리카 지역에서, 열대우림이 후퇴하여갔다. 이에 따라 삼림에서 다양한 새로운 생활공간이 생겨났다. 나무가 드문드문 있는 초원지대이다. 이들 새로운 생활공간에 적응할 필요성이 2족 보행과 그 후에 일어나는 다양한 진화의 원동력이라 일컬어지고 있다(Keki 1999).

그러나, 아마도 2족 보행에 의해서, 기타의 다양한 진화가 가능해졌다. 또는 불러일으켰을 것이다. 과학자이고 심리학자인 메릴란드 볼티모어 컨트리대학의 Robert Provine은 2족 보행에 관한 그때까지 찾아낸 정보를 기초로 하여, 아래와 같은 흥미 있는 주장을 하였다. "…생략…2족 보행에의 진화가 회화능력의 획득을 가능케 하였다…생략…"(Vaas, Bild der Wissenschaft 2000).

그의 주장을 간단히 말하면, 우리들의 조상은 직립하여 걸을 수 있게 된 후, 회화능력을 획득하였다는 것이다. 그리고 그것은 인간과 원숭이의 웃는 방법의 차이로부터 설명된다. Provine은 자기의 가설을 워키토키 이론이라 명명하였다. 인간의 웃음은 신속한 음향의 반복이며, 잘게 잘린(구분된) 호기(expiration)로 성립되어 있다. 이 때, 모음과 유사한 소리가 단속적으로 성대를 통해서 발성된다.

이에 반해서 침팬지의 웃음은 "톱으로 나무를 자르는 것 같은 소리"처럼 들리고, 격렬한 흡기(inspiration)와 호기의 연속으로 성립되어 있다. 침팬지의 골격은 폐와 성대를 이용해서 복잡한 발성을 하는 것을 방해하고 있다. Provine에 따르면, 그 이유는 사실상 침팬지가 거의 항상 네발로 이동하고 있다는 것에 따른다. 원래 호흡의 리듬과 이동 동작은 깊은 관계가 있었다. 전족(앞발)이 지면에 착지하였을 때, 폐는 공기로 가득 찼었다. 직립보행은 이동 동작에 의존하지 않는 폐의 움직임을 가능케 하였다. 그러므로, 2족 보행은 웃음과 복잡한 회화가 가능해지기 전에 발생하였음에 틀림없다. 그리고 웃음과 회화는 이동에 의존하지 않는 어떤 발성의 리듬의 뜻대로 되었다. 음성언어의 기원은 적게 보아 1만년, 많이 보아 수십만년 전이라고 추정된다.

남캘리포니아대학의 Michael Arbib도 회화의 발달과 2족 보행에는 관계가 있다는 견해를 갖고 있다(Vaas, Bild der Wissenschaft 2000). 그러나, 그는 발화적 의사소통의 보편적인 형태의 웃음은 부차적이고 중요하지 않다는 의견 쪽에 서있다. "보다 복잡한 것을 서로 이해할 수 있었던 것은 자유로워진 손의 덕분이다. 발성은 손짓에 따라서 이루어지고, 손짓에 의한 의사표시나 설명을 강화하기 위해 이루어졌다. 우리가 네발인 채로였다면, 손짓으로 의사소통을 이루는 것은 곤란하였을 것이다"(Rudiger Vaas, Bild der Wissenschaft 2000).

인간의 진화는 자세와 동작, 직립보행, 의사소통, 회화 그리고 문화가 서로 연관되어 있다는 것을 보여주고 있다. 생활공간 또는 생활방식이 바뀌면, 자동적으로 그 새로운 상황에의 적응이 일어나고, 존재하는 것의 변화가 일어난다. 현재도 인간은 최신의 생활환경에 적응해간다는 의미에서 계속 변화하고 있다. 평균 신장의 증가, 운동부족, 체중증가가 그 예이다.

1만년 후, 인간은 어떻게 걷고 있을까? 그 때, 평균적인 체격은 어떻게 되어 있을까? 생체역학은 변화하고 있을까? 만물은 변화하는 것이 당연하다. 이것은 우리들이 살고 있는 우주의 법칙이고, 우리들은 거기서부터 배우고 있다.

제2장 보행방법 – 보행 생리학

2.1 정상 보행의 전제조건

인간의 걷는 모습은 개개인에 따라서 크게 다르다. 이것은 신체조건이나 생활환경, 그리고 행동방법, 나아가서는 인식과 운동의 발육에 수반해서 발달하는 다양한 기초능력이 다르기 때문이다. 이 때문에 걷는 모습을 획일적으로 확정하는 것은 거의 불가능하다.

그러나, 많은 연구에 의해서, 조화된 원활한 흐름의 걷는 모습 및 동작은 언제나 같은 전제조건과 기초능력이 필요하다는 것이 증명되어 있다. 이것은 신체로서 의미가 있으며(개개의 과제와 환경에 따르고 있는 것), 운동생리학적으로 무리가 없고, 동시에 에너지 소비가 적은 동작이 가능한지 아닌지이다. 아래에 운동생리학적으로 무리가 없는 보행을 가능케 하기 위한 몇 가지의 전제조건을 열거한다. 1~6은 신체적-심리적인 전제조건이고, 7~13은 필요로 하는 능력이다(Arend와 Higgins 1976, Hedin-Anden 1994).

1a. 건강한 에너지 공급 : 근육의 양호한 대사기능, 정상 심폐기능.

1b. 정상 뇌 안의 신경전달과 대사 : 신경전달물질(예컨대, 흥분시키는 아세틸콜린이나 흥분을 완화시키는 감마 아미노 부티르산)에 의한 흥분과 억제의 균형.

2. 건강한 관절 : 튼튼한 뼈와 연골과 관절낭과 인대.

3. 중추 운동프로그램, 척수성의 보행발생장치 (step generator) (Atwood/MacKay 1993) : 보행주기는 중간(intermedin) 영역(척수) 안에서, 진동하고 있는 개재신경원(interneuron)의 네트워크, 즉, 중추 패턴발생기에 의해서 프로그래밍이 되어있다. 이 네트워크가 유각기와 입각기를 번갈아 발생시킨다. 중추 패턴발생기에 작용하는 강한 감각신호와 반사는 양 다리와 체간의 단계(phase)에서 단계(phase)으로의 연동을 유발하는 신호를 발동한다.

중추 패턴발생기에서는 상반된 자극전도가 관여한다. 발꿈치가 바닥에 접지함으로써, 입각기의 마지막 주도권을 잡는다. 발에서 하중이 없어지고 고관절은 신전위치에 있을 무렵, 반대측의 다리로 체중이 이동한다. 그리고 무릎의 굴곡을 시작할 수 있다. 이 때 양 다리 사이에서 단계(phase)와 단계의 견고한 움직임의 연결이 일어나 있다. 중추 레벨에서 자동적으로 유발되는 스텝은 원시적이고 어색한 로봇과 같다. 여기에는 건전하고 정상적인 보행의 부드러운 상태의 변화의 흐름이 결여되어 있다.

횡단중추 안에서는 예컨대, 베를린의 Hesse박사가 제창하고 있는 것처럼, 척수 레벨에 기계적으로 보행을 지휘하는 과정이 존재한다. 그러나 이 실험의 피험자는 체간이 매달려지고, 또한 물리치료사의 도움에 의존하고 있는 상태였다. 자발적인 이동이 아니더라도, 심리적인 성취감은 강할지도 모른다. 중추 패턴발생기의 거듭나는 활용으로 쥐나 고양이만이 아니라, 인간에서도 척수손상 후, 다시 보행이 가능하도록 하기 위한 연구가 시작되었다.

4. 시각 시스템 : 눈, 시신경과 뇌의 시각중추의 양호한 작동. 환자의 시력에 장애가 있었던 경우, 보행능력은 현저하게 침해된다.

5. 건강한 신경-근육 시스템 : 운동의 조화, 근육, 근 긴장과 지각이 건전할 것.

6. 의욕 : 걷기 위한 기초적인 필요조건이다. 환자는 스스로의 의사로 일어서고, 걷는 것을 희구하여야 한다. 기분을 어떻게 갖느냐가 행동에 영향을 준다는 것은 일반적으로 알려져 있으나, 기능적인 활동에서 그것이 얼마만큼 크게 영향을 주는지는 별로 알려지지 않았다. 신경생리학자는 최근까지, 대뇌변연계가 운동 시스템에는 간접적으로 밖에는 영향을 주지 않는다고 생각하고 있었다. 그러나 최근의 연구에서는 대뇌변연계의 신경경로는 척수 레벨에서 직접 운동 시스템에 중재하고 있다는 것을 알게 되었다. 양쪽의 시스템은 높은 차원에서 일체를 이루고 있고, 그래서 물리치료에서 환자의 의욕은 매우 중요한 것이다.

"전문가인 물리치료사는 그 사실의 중요성을 알고 있다"라고 물리치료사이고 신경생리학자인 Darcy A. Umphred 교수가 주장했다. 그녀도 대뇌변연계가 인간의 움직임을 특징짓는다는 생각을 갖고 있다(Umphred 2000). M.O.V.E.란 다양한 대뇌변연계의 기능을 의미한 약어이다.

M=motivation and memory (동기부여와 기억)
- ▶ 동기부여 : 무언가를 습득하고 싶다, 또는 시도해보고 싶다, 또는 상황을 이용하고 싶다고 희망하는 것
- ▶ 기억 : 알아차림과 기억하고 있는 것

O=olfaction (후각) : 냄새의 영향은 행동 안에서 나타낸다. 예컨대 "이것은 구리다(무언가 수상쩍다)"라는 표현. 막대한 향수산업의 존재

V=viscera (내장영역, 본능 : 구갈, 공복, 체온조절, 내분비기능)
- ▶ 교감신경 또는 부교감신경에 의한 반응
- ▶ 대뇌변연계의 기능을 반영한 말초의 자율신경계에 의한 반사

E=emotion (정서, 파악방법과 태도)
- ▶ 자화상과 자기가치 평가
- ▶ 감정적 신체상
- ▶ 정서적 과긴장
- ▶ 사물을 파악하는 방법, 사회적 능력, 의견

환자는 자주 정서에 의해서, 할 수 있는 것도 할 수 없게 되는 경우가 있다(예 : 환자가 발이 걸려 넘어지는 것을 걱정하고 있는 것을 물리치료사가 알아차리지 못하고, 환자의 감정에까지 충분히 중재하지 않았던 경우에는 물리치료의 개념이 기능적으로 옳아도 그 물리치료는 효과적이지 않다).

7 자세 조정 : 체간과 사지를 상황에 따라서 안정시키거나, 이동을 위해 몸의 자세를 갖추는 능력.

해부학적 보충설명 : 대뇌변연계는 뇌의 상이한 영역을 신경세포로 서로 연결하고 있는 특수한 기구이며, 정서의 출발점으로 간주되고 있다. 대뇌변연계는 대뇌반구의 내측부에 있으며, 2개의 뇌실과 뇌량의 변연을 에워싸고 있다. 이것에는 해마체, 대상회, 뇌궁, 측두엽의 신경세포영역, 편도핵, 그리고 후내피질이 포함되어 있다. 이들은 모두 시상하부와 긴밀하게 연관성을 가지며, 자율기능의 조정, 정서 즉, 쾌감이나 불쾌감의 형성 등에 중요한 의미를 갖고 있다.

8. 동적 균형 : 걷기 시작할 때, 보행 중, 정지할 때에 항상 균형을 유지할 수 있는 기능, 평형감각.

9. 체크성 동작 : 신변에 일어나는 물리적인 현상을 파악하는 능력. 이를 위해 필요한 동작은 움직임의 흐름 속에 통합되어 지각의 과정을 지원한다.

10a. 다른 동작으로부터 독립시켜 손을 사용하는 것 : 2개의 과제를 동시에 서로 의존시키지 않고 시행하여 수행하는 능력. 여기서는 보행을 하면서 손과 팔을 사용한 복합과제(dual task)를 가리킨다. 예컨대, 팔을 보행의 보조로서 사용할 수도 있고(팔을 흔들다 또는 보행 보조구를 들다), 다른 목적으로도 도움을 줄 수 있다(예컨대, 자동차를 향해서 걸으면서, 손에 쇼핑백을 들기).

10b. 체간 또는 사지를 좌우대칭 내지는 비대칭으로 움직이게 하는 것 : 과제에 따라서 팔을 번갈아 똑같이 움직이게 한다. 또는 예컨대, 운반할 때, 비대칭으로 움직일 수 있는 능력.

11. 선택적인 이완 : 근 수축을 효율적으로 이용하는 능력. 근육의 수축과 이완의 제어를 말한다.

12. 관성력의 이용 : 외부의 힘과 내부의 힘을 어떤 운동으로부터 다음의 운동으로 옮기는 데에 이용할 수 있고, 움직임을 통합할 수 있는 능력. 이것에 의해서 에너지 소비를 억제할 수 있다.

13a. 힘을 보다 크게 내는 것 : 과제에 대해서 얼마만큼의 힘이 필요한가 그리고 그 힘을 발휘할 수 있기 위한 전제조건을 사정할 수 있는 능력.

13b 힘을 빼는 것 : 예컨대, 계단을 내려갈 때 등, 내부의 힘과 외부의 힘을 제어할 수 있는 능력.

2.2 "정상"이란?

보행에 관한 정보는 한없이 많으며, 헤아릴 수 없을 정도의 연구가 진행되었다. 보행분석 장치의 급격한 증가에 따라서 잇달아 정보량이 증가할 것이 예상된다. 그러나, 어떤 정보가 검사와 물리치료에 중요한가, 물리치료사는 무엇에 의존하여 어떻게 해서 과도한 정보 속을 진행하면 좋을까?

로스엔젤리스에 있는 란초 · 로스 · 아미고 국립재활센터 병리운동학 연구실의 Jacquelin Perry 박사와 그녀의 팀은 논문(Perry 1992) 속에서 "정상"(평균을 취했을 때에 볼 수 있는 특징)이라 간주할 수 있는 사람의 보행 기능을 기술하였다. 그 때, 그녀들은 남녀 합쳐서 정상 사람 420명이 평활한 평지에서 자유보행을 한 것을 검사하였다. 피험자는 서양인이며 연령은 6~87세, 결과를 각 보행의 각 파라미터의 값이 아니라, 4개의 연령층의 정상영역으로서 나타냈다.

이 책의 보행의 특징에 관한 기술에는 보행속도(m/분), stride(한걸음의 길이, m), 분당보수(1분당의 보수), 관절각도, 관절 모멘트, 근육의 활동과 근 수축의 타이밍이라는 지표를 사용하고 있다〔이 책에서는 단서를 붙이지 않은 경우, 대부분은 Perry(1992)의 연구결과에 기초하고, 정상영역의 평균결과를 나타내고 있다).

물론 보행은 운동역학과 운동학형상적 요소에 의해서 표현되며, 설명이 이루어질 수 있는 측면을 상당히 포함하고 있다. 이것에 더해서 인간의 직립보행은 다양한 요소에 의해서 영향을 받는다. 이러한 것에 대해서 알아가기로 한다.

자세하게 관찰하면, 많은 사람이 이른바 "정상"이라 불리는 보행과는 조금 다르게 걷고 있음을 용이하게 알아차릴 수 있을 것이다. 물리치료사는 이러한 것으로부터 "정상"과 얼마만큼 다른가? 라는 것에만 착안한 보행분석은 피해야 한다. 왜냐하면, 개개인의 보행은 복합적으로 서로 영향을 주고 있는 요소를 고려해야 하기 때문이다. 개개인에게 적합한 가를 갖고, 정상이라 간주해야 한다. 마사이족에 대해 그렇게 무릎을 굽히고 걷지 않는 편이 좋다고는 누구라도 생각하지 않는다. 아프리카의 건조한 초원에서 생활하고 있는 사람들에게 무릎을 굽히면서 걷는 것은 보통이고, 게다가 중요한 일이다. 지면의 상태가 이 이동방법의 특별한 적합을 요구하고 있다.

주어진 환경이나 조건에 적합한 결과, 사람들은 각각 다르게 걷는다(Mulder 2001). 보행은 양 발의 활동에 의해서만 결정되는 것이 아니라, 주위의 상황과 자기 목적에 대한 몸 전체의 표현이다.

다양한 개체 차이는 특별히 아래의 요소에 의해서 일어난다.

- *연령 및 성별* : 유아(1세 정도)는 족관절 저굴자세 보행을 한다. 즉, 전족부로 걷는다. 고령자는 대부분의 경우, 신체 중의 몇 가지의 관절이 굴곡한 자세로 보행하고, 때로는 고관절의 신전제한이 관찰된다. 평균 보행속도는 74m/분(여성)에서 약 82m/분(남성)까지 그 폭이 넓다.
- *신장, 체중, 체격과 질량분포.*
- *노면의 성질, 상태* : 딱딱한 곳(콘크리트 또는 판판한 돌을 깐 곳)의 위를 걷는가?, 부드러운 지면(숲속, 모래 해변)을 걷는가?
- *신발의 종류* : 펌프, 샌들, 운동화.
- *생활상황* : 육체노동, 책상에서 하는 일, 직업스포츠.
- *생활환경* : 안심할 수 있는 가정 안, 분주한 연말 세일중인 백화점, 물리치료사가 환자를 치료하는 병원의 재활치료실.
- *정신 상태와 그때그때의 기분* : 치과진료 예약, 데이트 약속, 정신적 중압감.
- *패션, 착용하고 있는 복장의 상태* : 몸에 걸치고 있는 것에 의한 제한. 예컨대, 꼭 끼는 청바지, 무릎 높이까지 옆을 튼 바지, 헐렁한 복장.
- *그룹이나 교실 내에서의 소속의식과 개인적 표현* : 체간을 뒤로 젖히고, 좌우로 흔드는 보행〔뒤시엔느 증후군(Duchenne's syndrome)의 초기와 유사하다〕. 군대의 행진, 팔을 체간에서 크게 떼는 것 같이 흔드는 보행특히, 목적을 의식한 보행.
- *걷는 과제와 목적* : 과제와 목적에 따라서 걷는 방법은 다르다. 예컨대, 윈도쇼핑, 짐을 운반할 때, 또는 조금 지각할 것 같을 때의 속보.
- *보행의 과제의 복합성* : 보행은 어떤 장소에서 다른 장소에의 이동을 가능케 한다. 그러나 때로는, 동시에 해야 하는 과제에 의해서 크게 영향을 받는다. 손과 팔의 복합체는 이 때 중요한 역할을 수행한다. 손과 팔이 자유로운 경우, 서둘러서 걷고 있을 때, 등 팔을 적극적으로 흔듦으로써 보행을 지원할 수 있다. 손과 팔에 과제가 있으면 보행에는 다양한 작용이 일어난다. 예컨대, 다리에 더 부담을 준다. 큰 짐을 팔에 안고 있는 경우나, 뜨거운 커피 잔을 테이블까지 들고 갈 때 등.

이상의 요소에 의해서, 정상 보행에는 매우 폭넓은 변화가 일어난다. 이 때문에 물리치료사로서의 과제는 반드시 일반적인 표준에 연연하지 않고 개개의 환자의 병리를 이해하는 것과 그 환자에게 맞는 표준으로 회복시키는 것이다.

개개인이 그토록 다양하고 상이한 것이라면, 무엇 때문에 애당초 일반적으로 표준으로 되어있는 수치(표준치)를 학습해둘 필요가 있는 것일까? 그것은 표준치에 의해서, 보행의 기능적 흐름과 물리적인 전제조건을 아는 데에 의미가 있기 때문이다. 게다가 보행의 각 순간에서의 표준치 예로, 관절 모멘트, 각도, 가속도와 하중 등을 알 수 있다. 이들은 관찰에 의한 보행분석을 성공시키기 위한 결정적인 요소이다. 이 책에서 순차적으로 모든 요소를 소개하고 설명하기로 한다.

임상 힌트: 우선, 물리치료의 과제는 개개인에게 허용되는 표준치로부터의 일탈이 그 환자의 경우에는 어느 정도 가능한지를 환자와 함께 특정을 하는 것이다. 계속해서 아래의 것을 확인한다. 개개인에게 허용된 범위를 초과하고 있는 비정상 운동은 어느 것인가? 그리고 보행에 있어 기능적으로 중요한 특징이 확실하게 존재하는지 아닌지. 비정상 운동과 회피동작과 기능부족은 병리학적으로 관찰되고, 각각에 개별적 적응이 되는 재활 프로그램을 필요로 한다. 표준치는 물리치료사가 물리치료 중에 시행하는 다양한 검사에서 필요한 관련 수치가 되고, 이것에 의해서 물리치료의 진행상태의 체크를 시행한다.

이상을 정리하면, 표준치에 관한 지식은 물리치료사로서 우선 객관적으로 검사하고, 다음으로 개개의 증상사례에 맞춘 물리치료 프로그램을 만들고, 마지막으로 성과를 사실과 데이터로 나타내기 위해 필요하다. ■

여기서 개개의 증상사례에 맞춘 프로그램과 그 과제에 대해서 조금 더 상세하게 언급하여 둘 필요가 있다. J. Higgins/S. Higgins(1995)나 Winstein (1995), Umphred(1995), Mulder (2001) 등의 운동학자 및 신경학자는 논문 안에서 운동의 학습에 관해서 같은 의견을 갖고 있다.

환자에게 해결책으로서 기존의 물리치료를 시행하기 전에, 총괄적인 과제분석(예컨대, 운동분석 및 보행분석)이 환자의 평가와 아울러서 이루어져야 한다. 그리고 물리치료사는 환자와 함께 물리치료의 목표를 설정해야 한다. 이 때, 환경적인 요소의 중요성도 고려하여, 환자를 위한 물리치료 프로그램을 구성해 간다. 동작이나 동작의 해결책의 상세한 것만이 앞서가는 것은 좋지 않다. 이들은 후에, 환자가 물리치료사의 협력을 얻어 연습하면서 학습해 가는 것이다. 때로는 여러 가지로 시도해 보거나, 실패하거나 하면서 습득해 간다.

확실하게 구성되어 있고 동시에 정성스러운 치료란 환자가 습득한 방침과 지식을 스스로 활용해봄으로써 동작 패턴이 개선되어 가는 것이다. 물리치료사의 역할은 말하자면, 움직임, 환경과의 관계, 요구된 과제에 대한 해결책에 관해서, 스스로의 신체가 그것을 습득해가는 것을 환자 자신이 능동적으로 발견하도록 하는 것이다.

독자가 임상에서 환자와 겪는 경험이 여기서 언급한 방법의 의미를 뒷받침해 줄 것이다.

2.3 보행주기와 각 단계

2.3.1 보행주기, 보폭(STEP), 보행간격

보행주기의 개념은 같은 쪽 발의 초기 접지에서 다음의 초기 접지까지의 시간에 따라서 정의된다. 기타의 보행 중에 반복되는 몇 가지의 행위도 개념 정의를 위한 요소로서 고려할 수 있으나, 초기 접지가 가장 명확하게 관찰되기 때문에, 보행주기의 시작과 마지막으로 정해져 있다.

보행주기 시작의 0% 포인트를 신체 일부의 바닥에의 접지로 정의한다. 같은쪽 발(관찰하는 다리)의 다음의 바닥에의 접지로 보행주기의 마지막을 정의한다. 보행주기의 마지막은 다음 보행의 0% 포인트이기도 한다. 동시에 반대쪽 발은 1/2주기 늦게 관찰하는 다리와 같은 움직임을 한다. 전문서적에 따라서는 한걸음의 폭(stride)을 보행주기의 동의어로서 다루고 있는 경우도 있다. 그러나 한걸음의 폭은 거리를 나타내고, 보행주기는 시간을 나타낸다.

또한, 한걸음의 폭(stride)과 보폭(STEP)도 자칫 혼동하기 쉽다. 보폭(STEP)은 한쪽 발의 발꿈

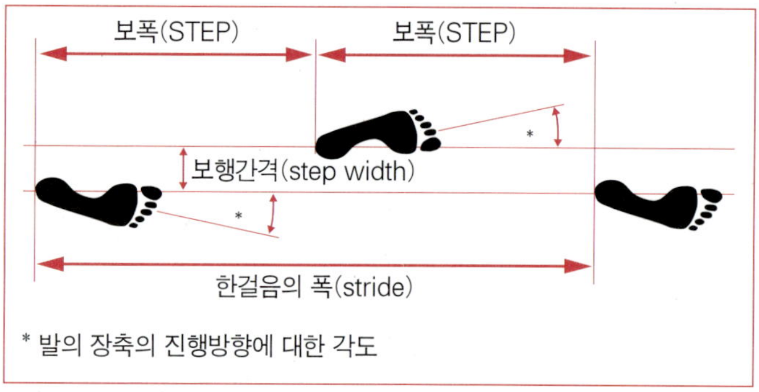

그림 2.1 한걸음의 폭, 보폭(STEP), 보행간격

치 접지 지점에서 반대측 발꿈치 접지 지점까지의 거리, 한걸음의 폭은 2보 분(몫)의 거리이다. 보폭(STEP)의 속성(우측 발의 보폭(STEP)인가? 좌측 발의 보폭(STEP)인가?)은 측정한 보폭(STEP) 앞에 있는 쪽(지금 막 유각기가 끝난 발)에 있다. 환자로서는 거리를 벌기 위해 좌우 비대칭의 보행을 하는데, 이것은 좌우의 보폭(STEP)을 비교함으로써 판명된다.

보행간격(step width)은 좌우 발꿈치의 중심 사이의 폭이다. 보행 시의 보행간격은 진행방향에 대해서 직각으로 측정되고, 표준치는 5~13㎝이다(그림 2.1 : Whittle 2001). 조용히 서 있을 때는 발의 장축은 진행방향에 대해서 각각 7° 외회전을 하고 있다. 이 발의 약간의 외회전(toe out angle)은 보행을 할 때에도 관찰된다.

2.3.2 다른 것 같으면서 같다 – 알아두어야 할 용어

이 책에서는 정상 보행과 병적 보행의 어느 것도 기술할 수 있는 전제조건을 충족하고, 통일적으로 이해할 수 있어 란초 · 로스 · 아미고 방식의 용어를 사용한다.

예: 예컨대, 발꿈치 닿기(heel contact)라는 개념은 발꿈치가 아니라 전족부로 접지하는 경우, 보행주기 시작의 단계(phase)를 나타내는 용어로서는 혼란을 일으킨다. 이에 반해서 초기 닿기라는 용어라면, 이 보행주기의 시작을 공평하게 표현하고, 정상 보행과 병적 보행의 양쪽에 활용할 수 있다. ■

란초 · 로스 · 아미고 국립 재활센터(RLANRC)에서는 종전부터 사용되고 있던 용어와는 달리, 초기, 중기, 말기(initial, mid, terminal)라는 중립적인 개념을 사용하고 있다. 더욱이 기능적으로 매우 중요한 의미를 갖고 있는 보행주기 중의 2개의 타이밍을 독창적인 방식으로 명명하고 있다[부하 반응기(loading response)와 전유각기(pre-swing)]. 종전의 용어와의 대비를 정확히 이해하기 위해 표 2.1의 좌측에 종전의 용어와 한국어 표기, 우측에 RLANRC 방식의 용어와 그 한국어 표기를 열거하였다(이 표는 국제 공용어로서의 영어의 표현을 명기하고 있다는 점에서 중요하다). 보행분석을 위한 소프트웨어를 개발하고 있는 회사도 대부분 이 표현을 사용하고 있다. 표 2.2에는 중요한 약어를 열거하였다.

2.3.3 보행주기의 각 단계 – 각각의 특징과 역할

보행주기는 우선 입각기와 유각기로 나뉜다.

표 2.1 종전의 용어와 란초 · 로스 · 아미고 방식

종전의 용어	란초 · 로스 · 아미고 방식
발꿈치 닿기(heel strike)	초기닿기(initial contact
발바닥 닿기(foot flat)	부하 반응기(loading response)
중간 입각기(mid stance)	중간 입각기(mid stance)
발꿈치 떼기(heel off)	말기 입각기(terminal stance)
발끝 밀기(toe off)	전유각기의 마지막, 초기 유각기의 시작(pre-swing, initial swing)
가속기(acceleration)	초기 유각기의 일부와 중간 유각기(initial swing과 mid swing)
중간 유각기(mid swing)	중간 유각기의 일부와 말기 유각기(mid swing과 terminal swing)
감속기(deceleration)	말기 유각기의 일부(terminal swing)

표 2.2 중요한 약어

약어	정의	한국어
IC	initial contact	초기 닿기
LR	loading response	부하 반응기
MSt	mid stance	중간 입각기
TSt	terminal stance	말기 입각기
PSw	pre-swing	전유각기
ISw	initial swing	초기 유각기
MSw	mid swing	중간 유각기
TSw	terminal swing	말기 유각기

- **입각기(stance)**
  - 보행주기 중의 발이 지면에 닿아있는 시기
  - 초기 닿기로 시작된다.
- **유각기(swing)**
  - 보행주기 중의 발이 지면에서 떨어져 있고, 스윙에 의해서 다리가 앞으로 가져가 있는 시기
  - 초기 유각기(initial swing) 즉, 발이 지면에서 떨어졌을 때(발끝 들기)에 시작된다.

입각기와 유각기는 다시 세밀한 단계로 나뉜다. 입각기는 5개, 유각기는 3개의 단계로 나뉘고, 이들의 모든 단계에서 아래의 세 가지 역할을 수행한다(16~17쪽의 "보행주기의 기능적 과제"를 참조).

- 체중부하 수용기
- 한쪽 다리 지지(single limb support)
- 유각기의 다리의 전방이동

체중부하 수용기는 입각기에 일어난다. 초기 닿기와 부하 반응기(loading response)가 이 역할을 담당한다.

입각기에서의 두 번째 과제, 한쪽 다리 지지는 중간 입각기(mid stance), 말기 입각기(terminal stance) 그리고 전유각기(pre-swing)에 의해서 수행된다.

전유각기는 특수한 지위를 차지한다. 그것은 한쪽 다리 지지를 종료시키기 위해 스윙동작으로의 옮겨가기를 시작한다. 그리고 유각기가 시작되고, 초기 유각기(initial swing), 중간 유각기(mid swing), 말기 유각기(terminal swing)로 유각지절(swing limb)의 전방 움직임을 이룩한다.

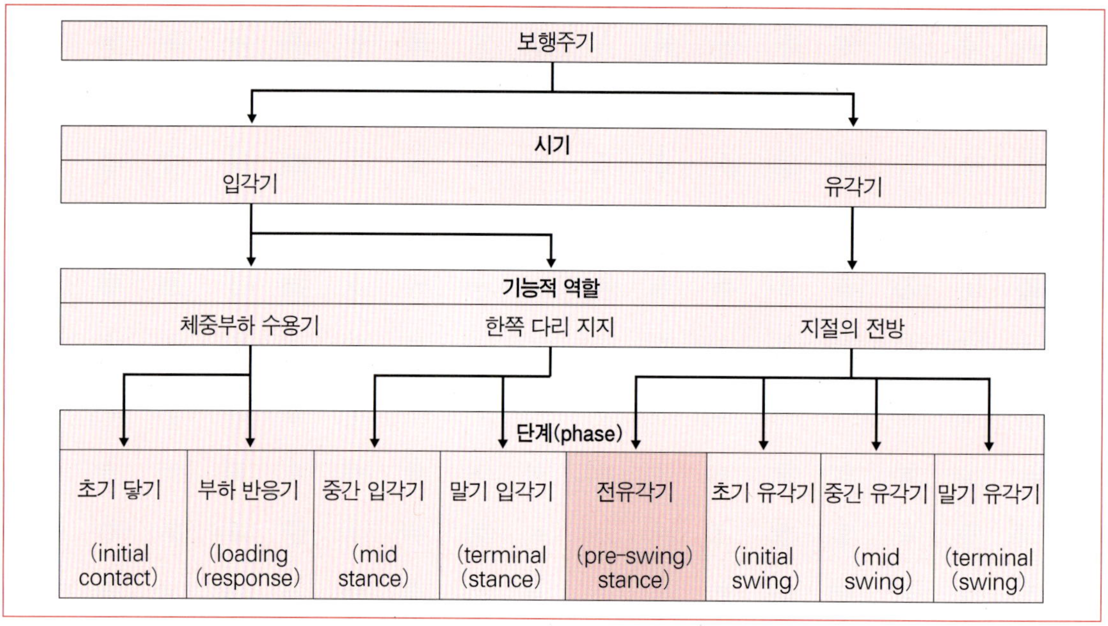

그림 2.2 보행주기의 세분화

RLANRC에 의한 8개의 보행 단계 (phase)의 정의 (그림 2.2) : 정상 보행의 경우

제1단계 초기 닿기 : 보행주기의 0% (그림 2.3)

- 보행주기의 마지막과 시작은 초기 닿기로 정의된다. 다리가 지면에 접촉하는 순간이다. 이 타이밍에서의 관절의 위치(position)가 충격 흡수의 정도를 결정한다.
- 이 단계의 역할 : 입각기를 발꿈치 흔들지레(31쪽)로 시작되는 다리의 위치로 해두는 것이다.

제2단계 부하 반응기(loading response) : 보행주기의 0~12%(그림 2.4)

- 시작 : 초기 닿기로 시작된다.
- 마지막 : 반대측의 다리가 지면에서 떨어진 순간. 이 단계에서는 체중이 신속하게 거의 똑바로 신장된 다리로 옮겨진다. 이것은 1회째의 양다리 지지기이다(initial double limb support : IDLS).
- 이 단계의 역할
  - 충격 흡수
  - 체중부하 수용기 안정성을 확보
  - 전방 움직임의 유지

제3단계 중간 입각기(mid stance) : 보행주기의 12~31% (그림 2.5a와 b)

- 시작 : 반대측의 다리가 지면에서 떨어진 순간 (toe-off)
- 마지막 : 관찰하는 다리의 발꿈치가 바닥에서 떨어진 순간(신체 중력중심은 전족부의 바로 위에 있다)
- 이 단계의 역할
  - 견고하게 바닥에 닿아있는 발을 받침점으로 한 전방 움직임
  - 다리와 체간의 안정성의 확보

제4단계 말기 입각기(terminal stance) : 보행주기의 31~50% (그림 2.6)

- 시작 : 관찰하는 다리의 발꿈치가 바닥에서 떨어진 순간.
- 마지막 : 반대측의 초기 닿기. 이 단계의 마지막과 함께 한쪽 다리 지지가 끝난다.
- 이 단계의 역할
신체를 지지하는 발보다 앞으로 가져가는 것.

제5단계 전유각기(pre-swing) : 보행주기의 50~62% (그림 2.7)

- 시작 : 반대측의 초기 닿기.
- 마지막 : 다리의 발끝이 바닥에서 떨어진 순간. 이 단계는 2회째의 양 다리 지지기이다(terminal double limb support : TDLS).
- 이 단계의 역할
관찰하는 다리의 초기 유각기(initial swing)의 준비

주목: 관찰하는 다리에서 반대측으로의 하중의 신속한 이동에 관해서, 많은 보행분석가는 이 시기에 하중이 적어진다는 것에 착안하여 왔으나, Perry(RLANRC : Perry 1992)에 의해서 정의된 전유각기라는 용어는 기능적 의미를 보다 정확히 파악하고 있다. 이미 하중이 걸리지 않은 발은 체중 이동에는 적극적인 관여를 하지 않고 단순히 유각(swing)에의 준비를 하고 있을 뿐이다. 모든 근육의 활동과 움직임은 그 목적을 위해 일어난다.

제6단계 초기 유각기(initial swing) ; 보행주기의 62~75% (그림 2.8)

- 시작 : 관찰하는 다리의 발끝이 바닥에서 떨어진 순간
- 마지막 : 양측의 족관절이 시상면(sagittal plane)에서 교차한 순간
- 이 단계의 역할
  - 바닥에서 발을 떼는 것
  - 관찰하는 다리를 앞으로 가져가는 것

제7단계 중간 유각기(mid swing) : 보행주기의 75~87% (그림 2.9)

- 시작 : 양측의 하퇴가 시상면에서 교차한 순간
- 마지막 : 유각지절(관찰하는 다리를) 하퇴가 바닥에 대해서 직각이 된 순간
- 이 단계의 역할
  - 관찰하는 다리를 연달아 앞으로 가져가는 것
  - 관찰하는 다리를 충분한 토우 클리어런스의 확보

제8단계 말기 유각기(terminal swing) : 보행주기의 87~100% (그림 2.10)

- 시작 : 관찰하는 다리를 하퇴가 바닥에 대해서 직각이 된 순간
- 마지막 : 관찰하는 다리의 발이 바닥에 닿은 순간(초기 닿기)
- 이 단계의 역할
  - 관찰하는 다리를 앞으로 가져가는 것의 종료
  - 관찰하는 다리 입각(stance) 준비

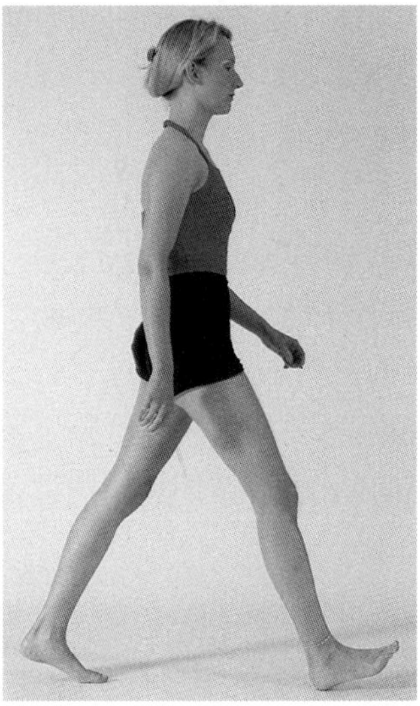

그림 2.3 초기 닿기

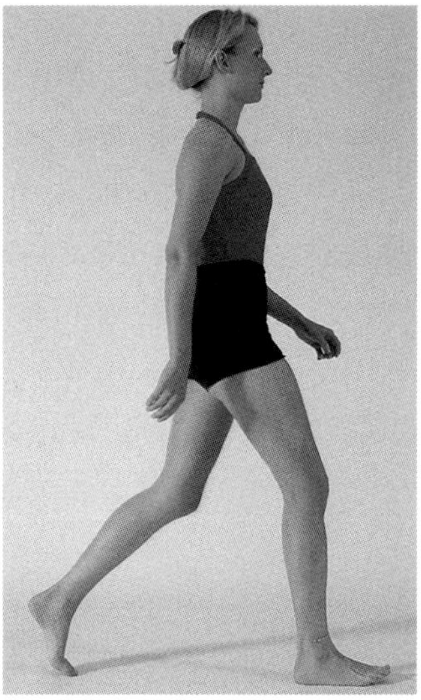

그림 2.4 부하 반응기
(loading response)

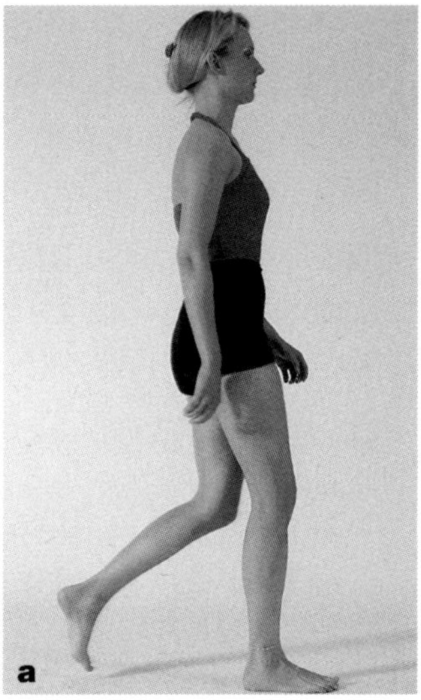

그림 2.5a 중간 입각기
(mid stance)

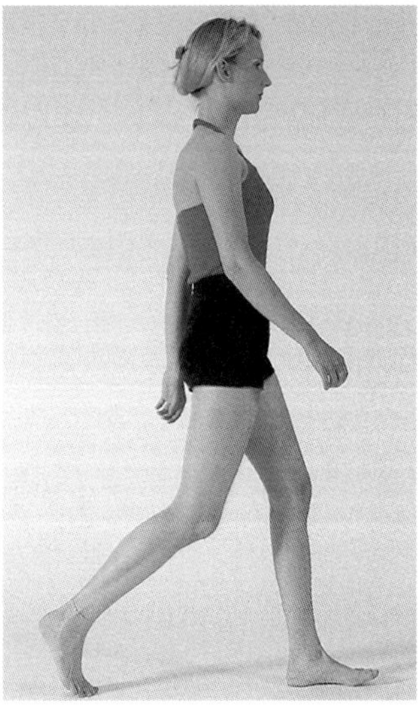

그림 2.7 전유각기
(pre-swing)

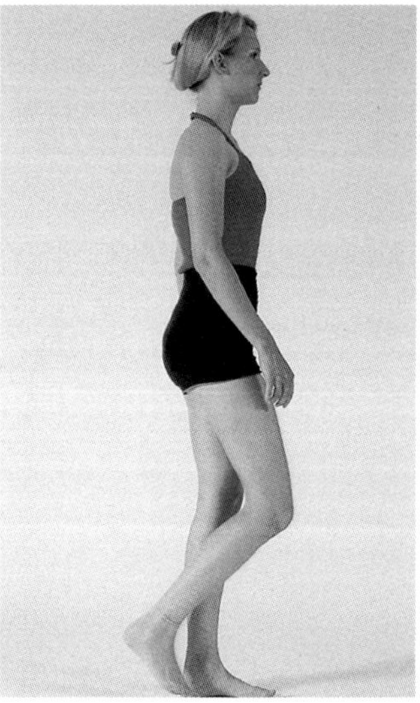

그림 2.8 초기 유각기
(initial swing)

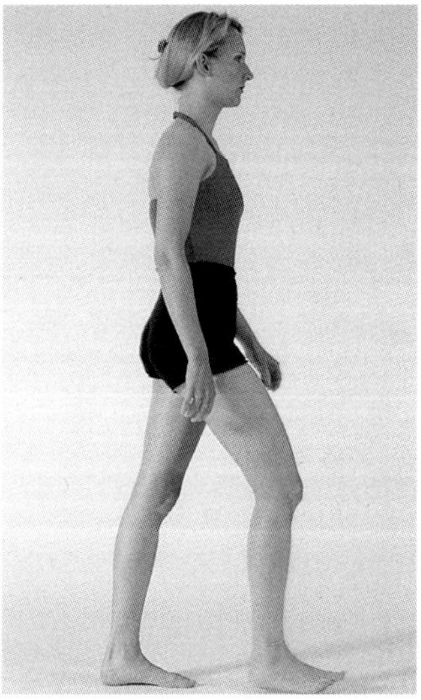

그림 2.9 중간 유각기
(mid swing)

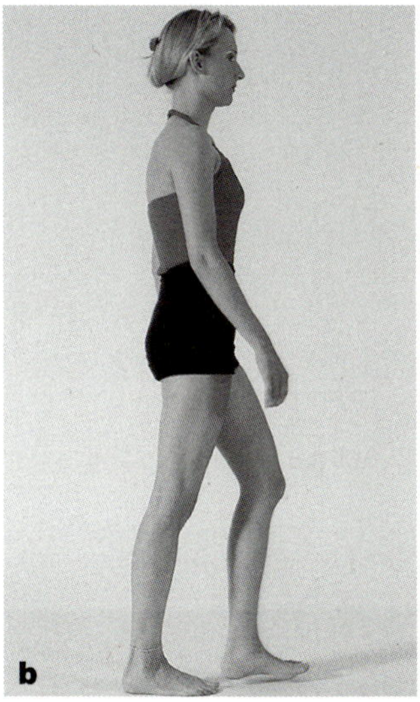

그림 2.5b 중간 입각기
(mid stance)

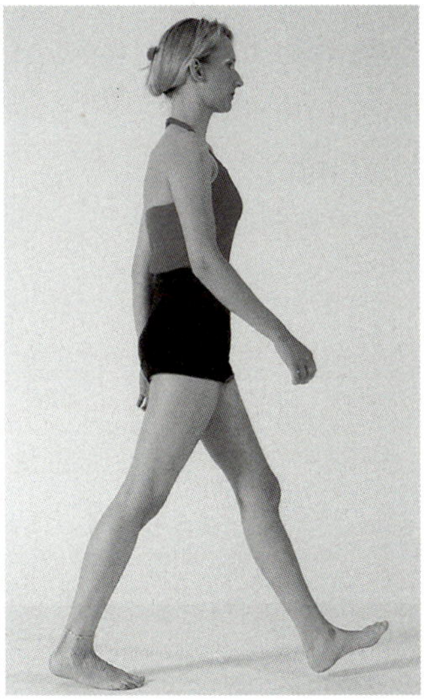

그림 2.6 말기 입각기
(terminal stance)

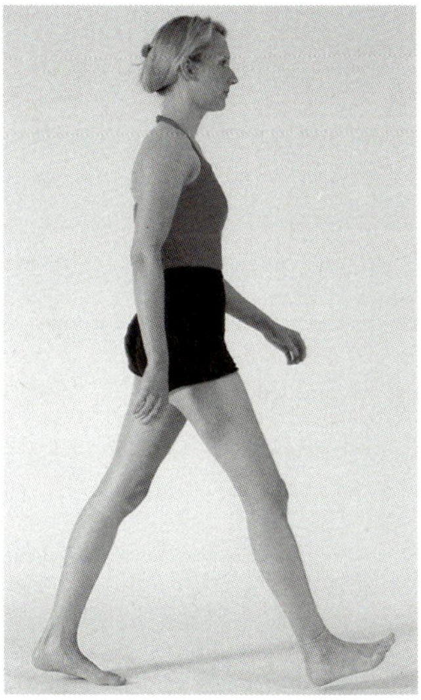

그림 2.10 말기 유각기
(terminal swing)

주목:
그림에 표시한 보행단계는 우측 하지가 기준이다.

한쪽 다리 지지기와 양쪽 다리 지지기

양 발이 바닥에 접하여 있으면 양 다리 지지기이고, 한쪽 발만이 바닥에 접하여 있으면 한쪽 다리 지지기이다(표 2.3).

표 2.3 입각기

초기 닿기	양 다리 지지
부하 반응기	양 다리 지지
중간 입각기	한쪽 다리 지지
말기 입각기	한쪽 다리 지지
전유각기	양 다리 지지

입각기 사이에 율동적인 한쪽 다리 지지와 양 다리 지지의 교대가 있다. 입각기는 지지방법에 의해서 결정적으로 아래의 3개 구분으로 나눌 수 있다(그림 2.11a-c).

- 초기 양 다리 지지(initial double limb stance) : 입각기는 이 구분부터 시작된다. 초기 닿기와 부하 반응기에서 양 발은 바닥에 접하여 있다(관찰지절 : 우측 다리).
- 한쪽 다리 지지(single limb stance) : 이 구분은 반대측의 발이 바닥에서 떨어져, 유각기에 들어갔을 때에 시작된다. 관찰지절(관찰하는 다리)는 중간 입각기부터 말기 입각기이다. 이 기간에는 한쪽 다리(여기서는 우측 다리)로 서 있다. 전체 하중은 한쪽 다리에 실려 있다.
- 말기 양쪽 다리 지지(terminal double limb stance) : 이 구분은 반대측의 발이 처음으로 지면에 접하였을 때 즉, 초기 닿기로 시작된다. 이 때, 관찰하는 다리(우측)는 전유각기에 들어가 있다. 이 마지막 구분은 지지하는 다리(관찰하는 다리)가 바닥에서 떨어지고, 유각기에 들어가면 끝난다.

주목: 양 다리 지지기는 정적인 안정도가 높은 기간이다. 보행속도가 내려가면 이에 수

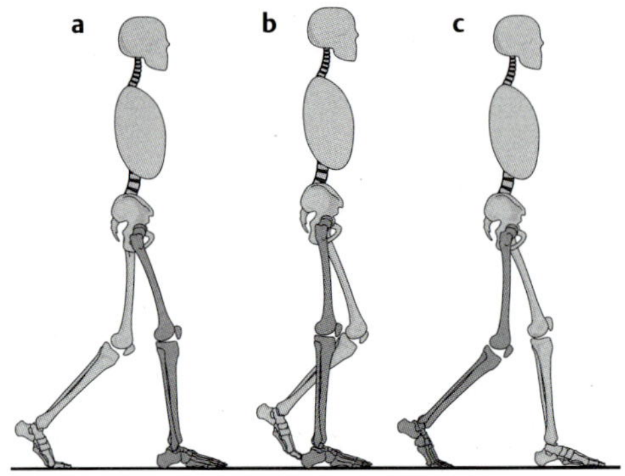

그림 2.11a-c
a : 초기 양 다리 지지, b : 한쪽 다리 지지,
c : 말기 양 다리 지지

반해서 양 다리 지지의 시간이 길어진다. 균형감각에 장애를 가진 환자나 안정성을 얻기 어려운 환자는 일반적으로 느린 보행속도로 보행하는 경향이 있다.

임상 힌트: 한쪽 다리 지지 시간은 다리의 지지성을 평가하는 데에 좋은 단서가 된다.

기능적 과제

입각기에는 세 가지 기능적 과제가 있다.

- 체중부하 수용기
- 한쪽 다리 지지
- 유각지절의 전방 움직임

상기 각각 보행을 위해 특별한 역할을 갖고 있다(표 2.4와 2.5).

체중부하 수용기

이것은 보행주기 안에서 요구도가 가장 높은 과제이다. 유각(swing)이 막 끝나 안정성이 충분히 높지 않은 다리에, 신속하게 체중부하를 옮긴다는 요구를 충족해야 한다.

표 2.4 각 단계 특유의 역할

단계	특유의 역할
초기 닿기	▶ 충격 흡수의 준비
부하 반응기	▶ 충격 흡수 ▶ 하중을 지지하면서 안정성을 보증 ▶ 전방 움직임의 유지
중간 입각기	▶ 지지하고 있는 발의 전족부의 위까지 신체를 가져가는 것 ▶ 다리와 체간의 안정성의 확보
말기 입각기	▶ 지지하는 발(입각지절)의 바로 위를 넘어서 신체를 앞으로 가져가는 것
전유각기	▶ 유각기의 준비태세
초기 유각기	▶ 발이 바닥에서 떨어지는 것 ▶ 다리를 앞으로 가져가는 것
중간 유각기	▶ 다리를 잇달아서 앞으로 가져가는 것 ▶ 발과 바닥의 충분한 클리어런스(clearance) 확보
말기 유각기	▶ 다리를 앞으로 가져가는 것의 종료 ▶ 초기 닿기의 준비

표 2.5 8개 단계의 시간적 비율과 기능적 역할

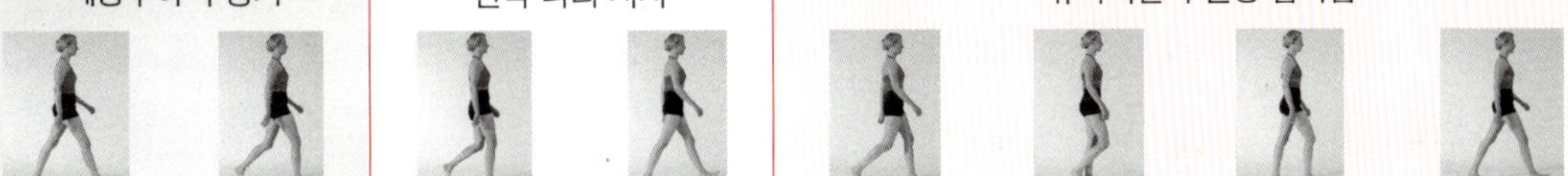

입각기 : 60%				유각기 : 40%			
체중부하 수용기		한쪽 다리 지지		유각지절의 전방 움직임			
0% IC	0-12% LR	12-31% MSt	31-50% TSt	50-62% PSw	62-75% ISw	75-87% MSw	87-100% TSw

한쪽 다리 지지

반대측 발의 바닥에서 떼기부터 초기 닿기까지가 관찰하는 다리의 한쪽 다리 지지이다. 신체가 지지각(관찰지절)의 위를 이동한다. 지지각은 신체를 지지하고, 전방 움직임을 유지하는 역할을 담당한다. 하중은 발의 MP관절 방향으로 이동하고, 이에 수반해서 발꿈치가 바닥에서 떨어진다.

유각지절의 전방 움직임

입각기가 끝날 무렵(전유각기), 이미 관찰지절이 유각으로 되기 위한 준비가 시작된다. 그리고 발은 바닥에서 떨어지고, 바닥 위를 신체의 전방을 향해서 스윙한다. 유각지절의 전방 움직임은 슬관절의 신전에 의해서 종료하고, 이어서 초기 닿기의 준비가 이루어진다.

정상 보행의 타이밍

보행주기는 발의 바닥에의 닿기에서, 다음에 일어나는 같은측 발의 지면에의 닿기까지의 시간이다. 이 사이의 시간을 보행주기의 100%로 한다. 보행주기를 대충 나누면, 60%가 입각기이고 40%가 유각기가 된다. 입각기는 2회의 양 다리 지지기(각각 10%)와 1회의 한쪽 다리 지지기(40%)로 나뉜다. 이 한쪽 다리 지지기의 시간은 반대측 유각기의 시간과 일치한다는 것에 주의가 필요하다.

각 단계의 비율(대략의 시간 배분)

- ▶ 입각기
  - 초기 양 다리 지지 : 10%
  - 한쪽 다리 지지 : 40%
  - 말기 양 다리 지지 : 10%
- ▶ 유각기 : 40%

주목: 입각기와 유각기의 실제 시간과 시간적 비율은 보행속도에 따라서 변화한다. 80 m/분의 약간 느린 보행에서는 시간적 비율은 입각기 62%, 유각기 38%이다. 더 천천히 걷는 보행에서는 양 다리 지지기의 시간이 길어진다(예컨대, 편마비 보행). 빠른 보행에서는 어떠할까? 빠른 보행에서는 양 다리 지지기가 짧아진다. 달리고 있을 때는 양 다리 지지기가 소멸된다.

반대측에서 대응하고 있는 단계

관찰하는 다리의 각 단계(phase)에 대응하고 있는 반대측의 단계가 있다. 반대측에서 대응하고 있는 단계를 확정하면, 관찰지절(관찰하는 다리)이 현재 어느 단계에 있는 지를 보다 잘 이해할 수 있다. 표 2.6은 관찰지절의 각 단계와 이에 대응하는 반대측의 단계를 나타냈다.

2.3.4 "정상적인" 보폭(STEP)의 요인

정상적인 보폭(STEP)은 7개의 요인에 의해서 실현된다. 그 중 3개는 말기 유각기에서 출현하고, 4개는 말기 입각기에 출현한다.

말기 유각기(유각지절)

- ▶ 20° 이하의 고관절 굴곡
- ▶ 5° 이하의 슬관절 약간 굴곡(눈으로 본 확인으로는 중립 0°)
- ▶ 5° 이하의 골반 정방회전

말기 입각기(입각지절, 정상적인 말기 입각기의 마지막 모든 요인)

- ▶ 족관절 10° 배굴
- ▶ 발꿈치 떨어짐
- ▶ 고관절 20° 신전(trailing limb ; 용어해설 참조)
- ▶ 약 5°의 골반 후방회전

임상 힌트: 편마비 환자에 대응할 때, 특히 주의해야 할 것은 말기 입각기(보행주기의 31~50%)의 모든 특징에 착안하여, 환자와 공동으로 그 요인을 획득하는 것이다. 환자의 체간의 중력중심은 지지하는 다리의 지지면을 넘어서 전방으로 옮겨지는 것이 중요하다.

그리고 다음의 스윙(유각)에서 필요한 굴곡이 일어나기 위해서는 충분한 고관절 신전이 이루어져야 한다. 말기 입각기는 많은 환자에게 불안한 재료이다. 그러므로 물리치료사에 대한 인간적 신

표 2.6 관찰지절(관찰하는 다리)의 각 단계에 대응하고 있는 반대측의 단계

관찰지절	반대측
초기 닿기/부하 반응기	전유각기
중간 입각기	초기 유각기와 중간 유각기
말기 입각기	말기 유각기
전유각기	초기 닿기/부하 반응기
초기 유각기	중간 입각기
중간 유각기	중간 입각기
말기 유각기	말기 입각기

뢰와 물리치료의 기능(skill)이 필요하다. ■

2.3.5 보행의 대칭성과 합리성을 위한 지표

아래의 지표는 보행의 대칭성과 합리성을 보여주고 있다.

보폭(STEP)

보폭(STEP)에 길이가 정해진 것은 없다. 보폭(STEP)은 개개인의 신장, 다리 길이, 보행속도에 따라 다르며, 좌우가 같아야 한다. 보행속도 즉, 단위시간 당 보행한 거리는 보폭(STEP)에 영향을 받는다.

좌우 입각시간 비율(stance ratio)

입각시간 비율은 관찰지절(관찰하는 다리)의 입각기의 시간과 반대측 입각기의 시간의 비율이다. 보통 양측의 입각시간은 같다.

팔의 흔듦

팔의 흔듦은 보행 중에 일어나는 보통의 팔의 흔듦이다. 이 팔의 움직임은 골반의 움직임(회전)과는 반대로 체간이 반사적으로 움직인 결과 일어난다. 팔의 흔듦의 크기는 개개인에 따라 다르며, 특징도 다르지만, 보통은 좌우 대칭이다.

머리의 위치

머리의 위치는 주위의 상황이 보이도록 똑바로 일으켜 있어야 한다.

2.3.6 보행속도-하나의 중요한 지표

보행속도는 보행의 기본적인 지표의 하나이다. 정상인 사람은 필요에 따라 순간적으로 보행속도를 바로 바꿀 수 있다. 이것은 보폭(STEP)이나 단위시간 당의 보폭(STEP)수(number of step)의 변경에 의해서 일어난다.

개인에는 각각 "자유보행"의 보행속도가 있으며, 이것은 각각의 신체적 상황에서의 기능적 균형이 최적이 되도록 정해져 있다. Perry(1992)에 따르면, 딱딱하고 평활한 노면에서의 다수의 "자유보행"의 보행속도의 평균은 어른에서 약 82~84 m/분이고, 어린이와 고령자의 보행속도는 이보다도 낮아진다. 남성의 평균은 86 m/분(+5%)이고, 여성은 77 m/분(-6%)이다. 자유보행의 보행속도가 60 m/분 이하의 경우, 고도의 보행 장애를 갖고 있을 가능성이 있다(Kirtley 1998). 표 2.7에 다양한 보행속도를 열거하였다.

보행속도 계측의 중요성

보행속도는 개개인의 보행능력을 알기 위한 열쇠가 되는 지표이다. 여기서는 양적인 파라미터로

표 2.7 다양한 보행속도

발(신발)을 질질 끄는 것처럼 하여 걷다	약 30 m / 분 (약 1.8 km/시)
어슬렁거리다	약 60 m / 분
보통의 속도	약 84 m / 분 (약 5 km/시)
부산하게 걷다, 빠른 걸음	약 100 m / 분
조깅	약 200 m / 분 (약 12 km/시)
구보(뛰어감)	약 300 m / 분
100m 세계기록	약 600 m / 분 (약 36 km/시)

서의 보행속도이지만, 보행속도의 구성요소인 보폭(STEP)과 단위시간 당의 보수가 동작의 질에 대한 중요한 단서가 된다.

예: 고관절의 전치환술을 받은 환자가 물리치료를 받기 전에는 10 m의 거리를 46.44 m/분의 보행속도로 걷고 있었다. 그 때의 보폭(STEP)은 0.43 m이고, 1분당의 보수는 108 보였다. 이 환자는 10 m를 걷는 것만으로 힘이 소진되었다. 한 차례의 물리치료를 받은 후, 이 환자는 10 m를 68.63 m/분으로 걷고, 보폭(STEP)과 1분당의 보수도 늘릴 수 있었다(각각 0.6 m와 114보). 보행속도가 올라갔음에도 불구하고, 체력적으로는 이전보다 힘들지 않았다. 이 환자는 이동이 단순히 빨라진 것만이 아니라, 동작의 질이 개선된 것이다. ■

따라서 보행속도를 계측하는 것은 물리치료적 치료효과를 검사할 수 있다는 의미에서도 의미가 있다. 이 정도의 계측이라면 간단히 할 수 있고, 진찰해야 할 많은 환자가 있는 가운데서 진료효과의 체크로서도 도움이 된다. 계측 결과는 치유의 전체 과정에서 일어난 생리학적 동시에 기능적 변화를 보여준다. 또한, 치유가 진행되고 있는 단계에서는 환자의 근골격계 재활의 진보에 대한 증표를 얻을 수 있다. 보행속도의 계측은 표준적인 기준에 의해서 이루어지기 때문에, 결과가 계측자에 따라 달라지는 일도 없다.

연구자에 의한 연구결과의 대부분이 보행속도가 보행의 개선의 정도와 직접 연관성이 있다는 것을 보여주었다. 왜냐하면 보행속도에 의해서, 그 중에서도 근골격계의 근력 특히, 족관절 저굴근군에 의한 추진력을 직접 추측할 수 있기 때문이다[그러나 이것은 하퇴삼두근에 경축(spasm)이 있는 편마비 환자에게는 적용되지 않는다).

그리고 보행속도의 검사결과는 Fugel-Meyer test, Barthel Index, Berg test 등의 검사결과와도 밀접한 관계가 있다(Richards 등 1995).

개념 정의

보행속도, 한걸음의 폭(stride)의 길이(좌우의 보폭(STEP)을 합친 길이), 그리고 분당 보폭(STEP)수(cadence, 1분 당의 보수)는 보행의 공간적 시간적 파라미터(temporal-spatial parameter of gait)라 호칭되고, 각각 정의가 내려져 있다.

보행속도

보행속도는 국제적인 계측의 표준(systeme international ; SI(Whittle 2001)에 입각한 과학적 법칙을 전제로, m/초로 표시된다.

그러나 임상에서는 m/분을 즐겨 사용하고 있다. 이것은 아마도 분당 보폭(STEP)수(보수/분)와의 호환성이 좋다는 것이나, 마찬가지로 보행거리를 m로 나타내고 있는 에너지 소비와 직접 연관시키기 위해서이다(Perry 1992). m/초로부터 m/분으로의 환산은 용이하게 할 수 있다. 평균 보행속도는 문헌에 따라서 다르지만, 1.4 m/초 내지 84 m/분을 평균으로 하고 있는 일이 많다.

한걸음의 폭 (stride)의 길이

이 개념은 좌우의 보폭(STEP)을 합친 길이, m로 표시된다(9쪽의 "보행주기의 정의"를 참조). 한걸음의 폭(stride)으로부터 근골격계의 기능능력과 관찰지절(관찰하는 다리) 및 반대측의 한쪽다리 지지기와 유각기의 시간적 길이에 대해서, 상황을 추측할 수 있다. 정상적인 한걸음의 폭의 길이의 평균은 약 1.4 m이다.

분당 보폭 (STEP) 수 (cadence)

이 용어는 1분 당 보수를 말한다. 다른 정의와 연관해 보면, 보수 대신에 한걸음의 폭의 수를 사용해도 좋을 것 같지만, 분당 보폭(STEP)수가 흔히 사용된다(한걸음의 폭보다도 보수가 세기 쉬우므로 시도해보면 좋다).

임상 힌트: 양 하지는 보행을 할 때, 진자(pendulum)와 같이 하지 길이와 반비례한 어떤 정해진 주기(분당 보폭 수)로 흔들린다. 이것은 일반적으로 몸집이 작은 사람은 큰 분당 보폭(STEP)수(보행 주파수)로 걷는 것을 의미한다. 그러나 표준치를 대폭적으로 밑도는 예도 웃도는 예와 마찬가지로 두드러진다. 문헌에 따르면, 표준 분당 보폭(STEP)수는 약 120보/분이다. 분당 보폭(STEP)수의 정상범위는 연령이나, 성별, 다리의 길이나, 기분에 의해서 폭넓게 변화하고, 100~130보/분 정도이다.

보행의 공간적 시간적 파라미터의 산출방법

가장 중요한 산출해야 할 파라미터는

- 보행속도
- 한걸음의 폭(stride)의 길이(좌우의 보폭(STEP)을 합친 길이)
- 분당 보폭(STEP)수(보수/분)

이들의 파라미터를 산출하는 방법은 몇 가지가 있다. 그리고 계산식의 선택은 얻어진 데이터에 따라서 다르다. 여기서 가장 중요한 것은 임상에 입각한 방법이 파라미터 산출을 위해 물리치료사에게 제공되는 것이다.

보행속도

환자가 보행한 거리(예, 계측거리 10 m)와 이에 소요된 시간(초)을 물리치료사가 계측하면, 아래에 나타내는 계산식으로 간단히 산출할 수 있다.

보행속도(m/초)=거리(m)/시간(초)
m/분으로의 환산 : m/초×60=m/분

한걸음의 폭의 길이

한걸음의 폭(stride)의 길이는 육안으로 보행을 관찰해도 어림잡을 수 없다. 이것을 산출하기 위해 물리치료사는 환자가 보행한 거리와 그 때의 보수를 알 필요가 있다.

한걸음의 폭(stride)의 길이=보행한 거리(m)×2/소요된 보수

분당 보폭 (STEP) 수 (cadence)

분당 보폭(STEP)수는 기준이 되는 보행거리를 잡을 수 없을 때나 시간이 없을 때, 환자가 1분간도 걸을 수 없을 때도 산출할 수 있다. 임의의 시간, 적어도 10초 이상 환자로 하여금 걷게 하여, 그 보수를 센다. 이 방법은 100% 정확하지 않지만, 충분히 사용할 수 있다(Whittle 2001).

분당 보폭(STEP)수(보수/분)=센 보수×60/보수를 세기 시작한 때부터 세기가 끝난 시간(초)

기타의 이용 가능한 보행의 파라미터 산출방법

보행속도는 분당 보폭(STEP)수에 한걸음의 폭(stride)을 곱한 값을 2로 나눈 것이다. 따라서 이들 3개 중 2개를 알면, 나머지 1개는 산출할 수 있다. 분당 보폭(STEP)수는 보통 "보수/분"으로 표시된다.

m/분으로 표시하는 경우

보행속도(m/분)=(분당 보폭(STEP)수×한걸음의 폭의 길이)/2

자연과학의 영역에서는, 현재 분당 보폭수라는 개념과 정의를, 사이클 타임(cycle time) 또는 한걸음의 폭 시간(stride time)으로 치환하는 일이 많아졌다(단위는 초). 한걸음의 폭(stride)의 길이는 우측의 보폭(STEP)과 좌측의 보폭(STEP)으로 성립되며, 1분간은 60초이므로, 분당 보폭수 즉, 〔보수/분〕을 120으로 나눠, 한걸음의 폭(stride)의 수/초로 환산하는 것이 가능하다.

한걸음의 폭시간(2개의 보수가 필요로 하는 시간을 초로 나타낸 것)
=120/분당 보폭수(보수/분)

대체방법으로 적어도 10초간 보수를 셈으로써 한걸음의 폭 시간을 계산하는 것이 가능하다. 결과를 아래의 식에 적용한다.

한걸음의 폭 시간(2개의 보수가 필요로 하는 시간을 초로 나타낸 것)
=보수를 세기 시작한 때부터 셈이 끝난 시간(초)×2/센 보수

표준 분당 보폭수는 약 120보/분이다. 이것은 1스트라이드(2보)가 1초 걸리는 것을 의미한다(Whittle 2001, Kirtley 2002).

케이던스 대신에 폭 시간(stide time)을 보행속도의 산출에 사용하는 경우는 다음 식에 적용한다.

보행속도(m/초)=스트라이드 길이(m)/한걸음의 폭 시간〔2보에 걸린 시간(초)〕

임상 힌트: 한걸음의 폭의 길이를 확정하기 위해서는 문헌 중에서 몇 가지의 방법이 소개되어 있다.

- 수성 사인펜을 환자의 양쪽 발꿈치에 테이프로 고정하여, 1보마다 바닥에 표식이 되도록 한다.
- 발바닥에 탤크 파우더(talc powder)를 물이든지, 잉크를 스며들게 한 양면테이프 부착한 펠트를 고정한다. 그리고 발자국을 계측한다. 종위 위를 걷게 하는 것이 좋을 지도 모른다. 보폭(STEP)에 관해서 정확하고 유용한 정보를 얻을 수 있다. ■

보행 파라미터의 계측

보행 파라미터의 계측과 산출의 임상응용을 위한 필요조건

- 정확하게 측정된 10m의 자유로이 보행할 수 있는 보행로(최저라도 5~6m). 계측을 시작하는 위치와 종료하는 위치는 색깔이 있는 비닐테이프 등으로 표식을 한다. 계측은 피험자가 같은 보행속도로 정해진 구간을 걷는 것을 전제로 하고 있기 때문에, 가속과 감속을 위해 계측 시작지점의 앞과 종료지점의 뒤에는 공간의 여유가 필요하다.
- 스톱워치
- 경우에 따라서는 탁상 전자계산기도 편리하다.
- O.G.I.G (observational gait instructor group : 관찰을 통한 보행 지도자 그룹)의 보행 분석 시트(권말부록 참조)

실행편

- 시작의 표식(marking)을 넘어선 1회째의 초기 닿기에서 스톱워치의 시작 버튼을 누른다.
- 동시에 보수를 센다.
- 종료의 표식(계측로의 마지막)을 넘어선 1회째의 초기 닿기에서, 스톱워치의 정지 버튼을 누름과 동시에 보수의 셈을 멈춘다.

이 방법은 보행거리에 관해서 완전히 정확한 것

은 아니지만, 결과적으로 별로 문제가 되지 않는다(Whittle 2001). 계측결과를 평가용지에 기록하여, 과거 또는 후에 시행할 계측결과의 비교 수치로 한다.

! 주목: 당신의 환자는 1분당 몇 보를 걷는가? 이미 그것을 측정하고, 보행속도를 산출한 일이 있는가?

물리치료사는 물리치료의 성과를 객관적이고 동시에 과학적 판단기준으로 기록해야 하는 상황이 되었다. 이러할 때 웹사이트에서 제공하고 있는 O.G. I.G.의 보행분석 시트가 도움이 된다. 이것은 임상에 활용할 목적이라면, 다운로드를 받아 복사하는 것이 허용되어 있다.

기타의 보조로서 효과적인 것은 환자의 보행을 녹화하고 재생하여, 시간 계측과 보수를 세는 것이다(3.5장).

2.3.7 작은 어린이의 정상 보행

작은 어린이는 생후 12~15개월에서 걷기 시작한다. 이 연령에서 두드러지는 것은 큰 보행간격이다. 작은 어린이는 아직 발꿈치로부터 닿기하지 않기 때문에, 초기 닿기는 발바닥 전체에 의한 닿기(foot flat)나, 전족부(forefoot)에 의한 닿기이다. 또한 번갈아 팔을 흔드는 것도 일어나지 않는다(Whittle 2001).

어린이의 다리는 짧으므로, 분당 보폭수(보수/분)도 현저하게 높아진다. 1세의 어린이에서 약 170보/분이고, 7세가 되면 약 140보/분으로 내려간다. 한걸음의 폭 길이는 거의 신장(키)에 해당한다. 신장이 약 0.6 m의 어린이의 한걸음의 폭은 약 0.6m이다. 또한 신장은 보행속도에도 거의 상당한다. 신장 약 0.6 m의 어린이의 보행속도는 약 0.6 m/초이다.

작은 어린이의 동작 패턴은 어른의 보행보다 큰 굴곡각도를 나타내고, 다리는 유각기에서 외회전한다. 7세 정도에서 고관절과 슬관절의 굴곡각도가 변화하여 어른에 가까워지고, 16~18세 무렵 장관골의 골 성장의 종료와 함께 보행 파라미터가 안정된다(Kirtley 1998).

2.3.8 고령자의 정상 보행

고령자의 보행은 두 가지의 요인에 영향을 받는다. 하나는 연령 그 자체에 의한 영향으로 해를 거듭하면서 변화하는 것이다. 또 하나는, 관절의 변형증이나 노령화(aging)에 의해서 발병빈도가 높아지는 파킨슨병 등 병리학적인 원인에 의한 영향이다.

병리학적인 변화를 고려하지 않으면, 성인과의 비교에서, 고령자의 정상 보행은 보행속도가 저하할 뿐인 것처럼 보인다. 건강한 고령자의 정상적인 걷는 모습은 병적 보행과 완전히 다르다(Murray 등 1969).

노령화에 의한 보행의 변화는 일반적으로 60~70세 무렵에 나타나기 시작한다. 전형적인 변화는 한걸음의 폭 길이가 짧아지는 것과 보행간격의 증대, 그리고 개개인에 편차가 있지만, 분당 보폭(STEP)수가 감소하는 경향이다.

더욱이 한걸음의 폭 길이와 보행간격과 분당 보폭수의 변화로부터 2차적으로 일어나는 입각기의 비율의 증대 등, 몇 가지의 변화가 있다. 이러한 것으로부터, 거의 모든 고령자의 보행속도는 저하한다.

몇 가지의 상이한 연구결과를 기초로 하여, 몇 사람의 연구자가 "고령자의 보행 변화는 안정성을 높이는 데에 도움이 된다"라고 주장하였다(Patla 1995). 여기서의 논거는 무엇보다도 한걸음의 폭

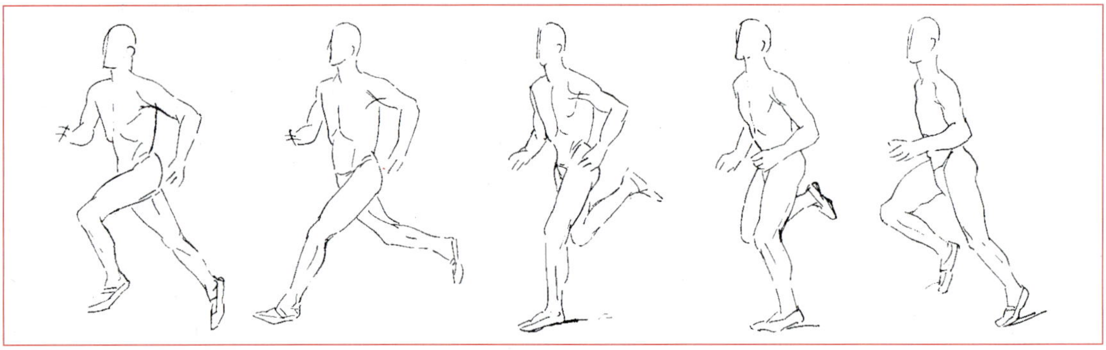

그림 2.12 달리고 있을 때의 유각기와 비상기, 입각기 (Benninghof 1985).

길이의 단축과 보행간격의 증대이며, 이들은 보행을 할 때의 균형을 안정시키는 데에 도움이 된다는 것이다. 분당 보폭(STEP)수(cadence)의 저하와 이에 수반하는 한쪽 다리 지지기의 비율의 감소는 입각기와 양 다리 지지기의 비율의 증대를 유도한다.

고령자는 유각기에서의 발가락의 궤적에도 변화가 관찰된다. 유각기의 전반은 토우 클리어런스가 증가한다. 이것은 보행 시의 안전성을 보다 확보하려고 하는 기능이라 생각된다(Whittle 2001).

관절의 움직임에도 제한이 관찰된다. 고관절에서 굴곡과 특히 신전의 움직임이 작아진다. 전유각기(pre-swing)에서 족관절의 저굴은 감소하고, 유각기에서 슬관절의 신전이 감소한다. 이들 모두는 한걸음의 폭 길이와 분당 보폭(STEP)수가 변화한 결과이며, 고령자가 연령에 상응한 범위에서 움직이고 있다면, 병적인 변화는 아니다(Nigg 등 1994).

주목: 많은 고령자에서 동적 균형기능이 저하하며, 이것이 걸려 넘어지는 원인으로 되어있다. 이와 연관해서 고령자의 물리치료에서는 주의가 필요하다. 근력훈련 또는 힘조절을 목적으로 한 연습이 가끔 환자의 동적인 안정성의 개선에는 효과가 없는 경우가 있다(Haines 1974).

이러한 것으로부터, 모든 물리치료적 중재은 눈앞의 환자가 가지는 각각의 문제에 대해서 신중하게 대처해야 한다. 이것은 특유의 연습 프로그램으로서의 물리치료만이 아니라, 공간인지와 환자 자신의 대처능력이나 기억을 훈련시키고, 정신적인 장애를 억제하기 위한 충분한 심적인 과제를 포함시켜둘 필요가 있다(cognitive spatial mapping : Patla 1995).

2.3.9 보행 (걷기)과 주행 (달리기)의 차이

달리고 있을 때의 보행주기는 입각기와 유각기의 양쪽에서 짧아지고, 양 다리 지지가 완전히 소멸한다(그림 2.12). 달릴 때는 신체의 어디도 바닥과 접촉하지 않는 시간, 비상기가 출현한다.

스포츠 과학자 Gollhofer(1994)에 따르면, 하지의 근육기능은 질주할 때 아래와 같이 변화한다.

- 가속하기 위해, 출발 직후부터 하지의 근육이 항상 활발하게 수축한다. 최고의 템포에 도달하면, 발을 착지하기 직전에만 단시간 수축한다. 거기서부터는 지면을 걷어찰 때마다 신체를 일정한 높이로 유지하기 위해, 다리를 용수철과 같이 유연하게 하는 것으로 충분하다.
- 굴근군도 신근군도 상기의 역할에 관여한다. 보통 시행되는 방법으로서, 하퇴를 전방으로 몰아

대는 것 같은 작용을 의도한 신근군의 훈련은 별로 효과가 없다.

Brüggemann 등(2002)에 따르면, 발이 지면에 접하고 있을 때, 족관절 주위의 족관절 저굴근군이 크게 활동하는 것은 주행 시에 하중이 집중하여 있는 이 기간에서, 중요한 역할을 수행하고 있다. 이것은 하퇴삼두근과 족관절의 이상적인 활용과 연동을 의미한다. 착지단계에의 준비를 위해 족관절 저굴근군과 슬괵근(hamstrings)이 약간 일찍 활동하는 것이 중요하고, 전경골근의 활동시간이 너무 길면 비생산적이 된다. 또한 원심성 수축과 같은 완충기능으로서의 슬괵근의 훈련을 자칫 소홀히 하기 쉽다.

2.4 "패신저"와 "로코모터"-보행을 하는 신체의 기본적인 관점

보행 중, 신체는 2개의 기능적 단위인 "패신저"(passenger, 승객 : 상반신과 골반)와 로코모터(locomotor, 기관차 : 골반과 하반신)로 나뉜다. 연결부분으로서의 골반은 "패신저"에도 속하여 있다.

보행에 의해서 2개의 기능단위의 움직임과 근육의 활동이 일어난다. 그러나 각 근육에 따라서 기능과 집중의 정도는 크게 다르다. "패신저"는 기본적으로 자기의 자세유지에만 책임을 갖는다. 이 때문에 보행의 정상적인 기전(mechanism)은 "패신저"에의 부하가 최소한이 되면 성능이 좋다고 할 수 있다. "패신저"는 "로코모터"에 의해서 운반되는 자립한 단위가 되어야 한다. 이것에 의해서, "패신저"는 전방으로의 이동에 의존함이 없이 상반신이나 팔(또는 손), 머리를 사용한 각종의 활동(multi task ; 중복과제)을 시행할 수 있다.

"패신저"가 "로코모터"의 위에서 자세를 바로잡는 것은 하나의 중요한 역할을 수행하고 있다. "로코모터"가 어느 근육을 어느 정도 작동시켜야 하는 것은 "패신저"의 자세로 결정되는 것이다(Perry 1992).

2.4.1 "패신저"

"패신저"는 두부, 경부, 체간, 골반 그리고 상지로 구성된다. Elfman(1954)은 "로코모터"에 실려 있는 "패신저"라는 단위를 표현하는 개념으로서, HAT(Head, Arms, Trunk - 머리, 팔, 체간)를 제창하였다.

"패신저"는 스스로의 자세를 유지하는 것이 유일한 기능이라 해도 좋다. 체간과 경부의 근육은 보행 중에 거의 예외 없이 최소한의 자세변화로 중립위로 하기 위해 작동한다.

팔도 보행의 근본적인 움직임에는 아무것도 공헌하지 않지만 보행을 지원한다. 팔을 흔드는 것에는 몇 가지의 적은 능동적인 부분과 수동적인 부분이 있다. 그러나 이들은 정상 보행 패턴으로서는 중요한 것은 아니다. 실험적으로 팔을 흔드는 것을 제한하여 보행의 에너지 소비를 측정하여도, 측정 가능한 변화는 관찰되지 않았다(Perry 1992). "패신저"는 전신의 질량의 약 70%를 차지하고 있다. "패신저"의 질량의 중력중심(COG)은 제10흉추의 앞에 있다(LeVeau 1992). 예컨대, 신장 184 cm의 남성에서는 33 cm 길이의 지레가 "패신저"의 중력중심(COG)과 고관절간 중심의 사이에 존재한다. 제어된 하지의 움직임에 의해서 HAT의 아래에 지지면이 만들어진다. 이와 같이 항상 자세를 바로잡고 있는 것이 직립보행을 가능케 하고 있다.

예컨대, 고관절이나 슬관절의 구축(contracture)이라는 장애는 대상운동(evasive movement)으로서의 HAT의 과도한 움직임의 원인이 된다. 보행을 할 때에, HAT는 진행방향의 직선에 대해서 3개의

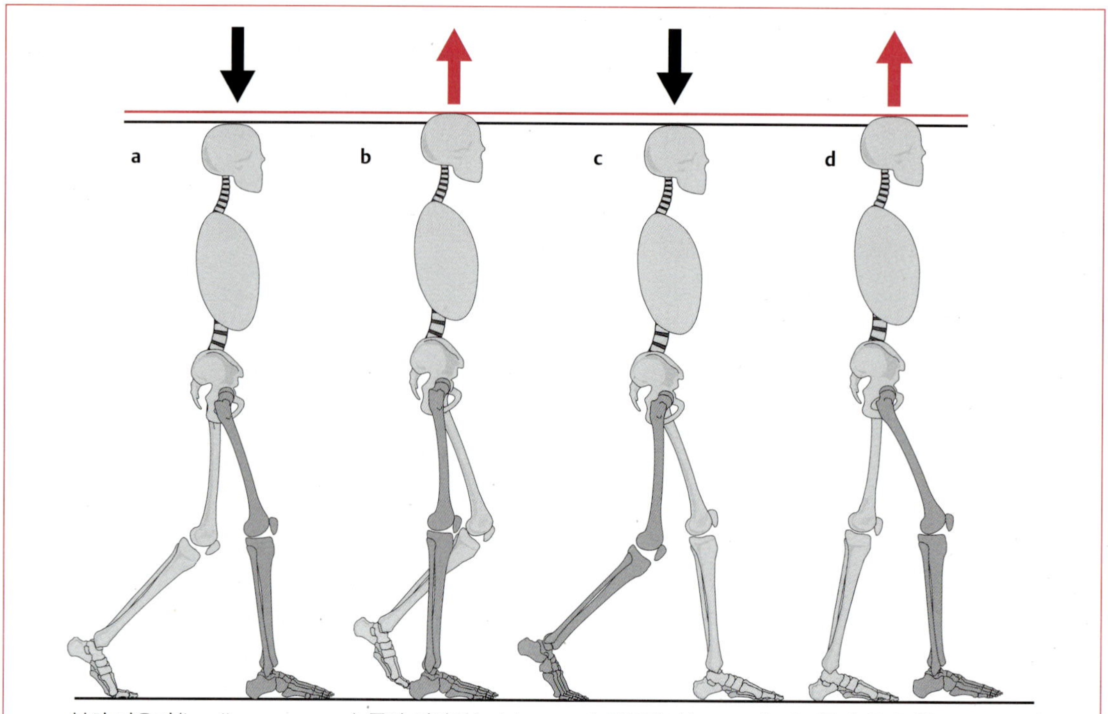

그림 2.13a-b 보행주기의 HAT의 상하이동
여기서는 두부의 움직임에 착안하고 있다. 한쪽 다리 지지기(중간 입각기, 반대측은 중간 유각기)에서 최고가 되고, 양 다리 지지기(부하 반응기, 반대측은 전유각기)에서 최저가 된다.

관찰면으로 이동한다. 상하, 좌우이동과 진행방향의 가속과 감속이다. 이들의 동작 패턴은 각각 정현곡선(sine curve)을 그리지만, 각각에 특징이 있다.

상하 움직임

천골(sacrum)과 체간과 두부의 상하 움직임은 일치하고(그림 2.13a-b), 최저지점(부하 반응기, 반대측은 전유각기)부터 최고지점(중간 입각기, 반대측은 중간 유각기)의 차이의 평균치는 약 2.5 cm이다(Perry 1992).

1보행주기에서는 상방으로의 움직임과 하방으로의 움직임이 각각 2회 있다. 이들은 우측의 스텝(step)과 좌측의 스텝을 반영하고 있다. 부하 반응기(loading response)와 전유각기(pre-swing) 때에 하방으로의 최대의 움직임이 일어난다. 양쪽 모두 양 다리 지지기이다. 각각이 가라앉은 후, "패신저"는 전방으로 이동하면서 들어 올려진다. 이 시점은 한쪽 다리 지지기이다. 즉, 말기 입각기와 중간 유각기 후기이다. 이 상하로의 움직임의 궤적은, 2연속의 정현곡선이 된다. 상하로의 움직임의 크기는 보행속도에 따라서 변화한다(Thorstensson 등 1984).

좌우 움직임

상하 움직임과 마찬가지로, HAT의 모든 분절(segment)은 좌우로도 움직인다(그림 2.14). 이 움직임의 궤적의 최대 좌우 폭은 평균치 4.5 cm이다(Inman 1981). 1보행주기에서 일어나는 좌우로

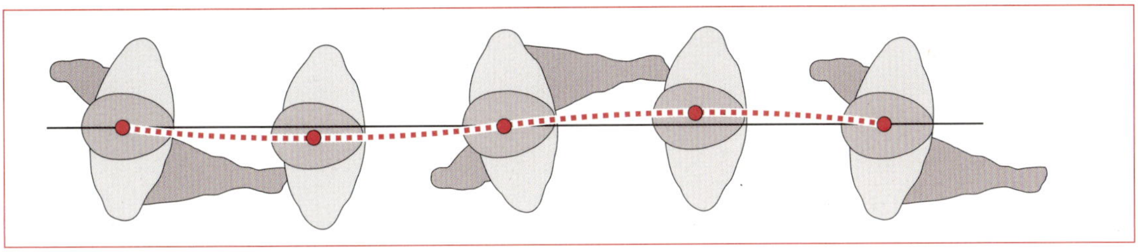

그림 2.14 1보행주기 중에 일어나는 HAT의 좌우로의 움직임
우측 발의 한쪽 다리 지지기에서 우측방향으로의 벗어남은 최대, 좌측 발의 한쪽 다리 지지기에서 좌측방향으로의 벗어남은 최대가 된다(Perry 1992, 부분수정)

의 움직임은 1회의 정현곡선(sine curve)이 된다.

HAT는 언제나 한쪽 다리로 지지하는 다리의 방향으로 움직인다. HAT의 측방으로의 최대의 이동은 중간 입각기의 마지막에 일어나고, 그것은 보행주기의 31% 시점이다.

보행주기의 50% 시점(말기 입각기의 마지막)에, HAT는 다시 가공의 중심선의 바로 위가 된다. 그리고 반대측으로의 이동이 시작된다. 반대측으로의 최대의 이동은 보행주기의 81% 시점에서 관찰지절(관찰하는 다리)의 중간 유각기 때이다. 이 때, 반대측은 중간 입각기의 마지막 내지는 말기 입각기의 시작이다.

전방으로의 가속과 감속

보행 중, 전방으로의 가속도는 변화하고, 또한 신체의 각 분절에 따라서 다르다. 트레드밀 위에서 이 현상이 계측되어 있다. 이 보행속도와 관계되는 전방으로의 가속도는 그 변화를 그래프에 나타내면, 2회 연속된 정현곡선(sine curve)이 된다.

각 보폭(STEP)의 시작의 1/3에서는 HAT의 각 분절은 가속하여, 보행속도는 평균 보행속도보다 빨라진다. 보행주기의 15%의 시기(중간 입각기)와 55%의 시기(전유각기)에서는 HAT의 속도와 평균 보행속도의 차이가 최대가 된다. Perry (1992)에 따르면, 이 때 천골(sacrum)의 속도와 평균 보행속도와의 차이가 가장 커서 23 cm/초이다. 제10흉추의 점에서는 14 cm/초로 중간의 양을 나타내고, 두부는 가장 적은 차이 2 cm/초를 나타낸다.

보행주기의 45% 시점(말기 입각기)과 95% 시점(말기 유각기)에서, HAT의 각 분절은 감속하여 속도는 평균 보행속도보다 작아진다. 평균 보행속도와의 차이는 각각 -15 cm/초(천골), -8 cm/초(흉추), -2 cm/초(두부)가 된다.

요약하면, 전방으로의 가속도의 변화는 천골에서 가장 크고, 두부에서 가장 작다고 할 수 있다. 두부를 가급적 "조용히" 전방으로 가져감으로써, 인지기관의 조준을 보다 잘 맞출 수 있으며, 인지(recognition)에 관한 보다 높은 성과를 얻을 수 있다. 보행속도의 변화는 분절 간의 속도의 벗어남에 영향을 준다. 천천히 하는 보행에서는, 평균속도의 보행에 대해서 각 분절의 속도의 벗어남이 약 30% 커진다. 빠른 보행에서는 약 20% 적어진다.

2.4.2 "로코모터"의 4개의 기능

"로코모터"의 해부학적 분절은 골반과 하지이다. 이것에 천장관절, 고관절, 슬관절, 거퇴관절, 거골하관절, 중족지절간관절이 포함된다. "로코모터"의 골(bone)의 부분은 지레로서 동작기능에 도움이 된다. 이들은 골반, 대퇴골, 경골과 비골, 족부와 족지(발가락)이다.

Tittel(1985)에 따르면, 한쪽 다리에서 57개의 근육이 각각의 활동방법으로 움직임의 시간적 흐름과 동작범위를 제어하고 있다. 각각의 다리가 번갈아 독자적인 역할을 수행하고, "패신저"를 지지하여 운반한다. 하중이 한쪽 다리로 지지되어 있는 동안, 반대측의 다리는 전방, 새로운 위치로 운반되고(유각기), 다음에 일어나는 체중부하 수용기의 준비가 이루어진다. 그리고 하중은 다시 양 다리로 지지된 후, 한쪽 다리로 옮겨간다. 하중을 넘겨준 다리는 전유각(pre-swing) 태세로 들어가고, 하중을 이어받은 다리는 중간 입각기(한쪽 다리 지지)의 자세를 취한다.

Perry(1992)에 따르면, 골반은 "로코모터"에도 "패신저"에도 속한다. 골반은 양쪽 단위의 연결마디로서의 역할을 수행하고 있음과 동시에, 양 하지를 연동시키고 있다. 이것에 의해서 "패신저"는 "로코모터"에 "올라탈" 수 있는 것이다. 그러므로 보행학습에서의 골반의 의미는 크다(36쪽의 "보행의 결정요인"을 참조).

주목: 많은 환자에서, 하중의 옮겨감과 지지가 주된 문제로 되어있다. 체중부하기가 옮겨감이 불충분한 경우, 유각기로 옮겨가는 다리의 전유각(pre-swing)이 상당히 곤란해지든지, 불가능하게 된다.

"로코모터"의 4개의 기능

- 입각 안정성 : 끊임없는 자세의 변화에도 불구하고, 직립자세의 안정성이 보증된다.
- 이동 : 구동력을 발생시킨다.
- 충격 완충 : 신체 중량으로부터 발생하는 바닥에의 충격을 완화한다.
- 에너지 절약 : 기능적 움직임에 의해서 근육의 에너지 소비를 적게 한다.

입각 안정성

근육이나 인대가 제어하지 않는다면, 신체의 각 분절은 자기중량에 의해서 바닥에 떨어져 버릴 것이다. 직립자세에서 안정성을 얻기 위해 각 분절의 직립자세와 각 관절 주위의 근육 활동의 기능적 균형이 필수불가결하다.

각 분절의 중력중심은 신체 중력중심의 경우와 마찬가지로, 분절의 중력중심이 그것을 지지하고 있는 관절의 바로 위에 있을 때 기능적인 안정성이 얻어지고, 에너지 소비도 억제된다. 이것은 수동적인 안정성이라 이름 붙여져 있다(Volker 1992). 다음에 열거하는 3개의 해부학적인 실태는 안정성 확보를 위해서는 오히려 매우 불리한 조건이라 할 수 있다(Perry 1992).

- "패신저"와 "로코모터"의 크기와 중량의 차이 : 전체 중량의 30%인 "로코모터"에 전체 중량의 70%인 "패신저"가 올라타 있다.
- 지지를 하는 많은 분절의 하지
- 골단이 둥근 하지의 골

신체를 똑바로 지지하는 것은 무엇보다도 우선되는 과제이다. 서있을 때와 걷고 있을 때의 안정성에 대한 신체중량의 영향은 지면 반응력 벡터(vector)에 의해서 결정된다. 신체중량에 의한 힘이 바닥에 작용하면, 반대방향으로 같은 크기의 반작용이 일어난다(뉴턴의 제3법칙). 이 힘은 그 나름의 장치가 있으면, 계측되어 정리된 벡터로서 나타낼 수 있다. 이것은 지면 반응력 벡터라 불리고, 지면 반응력 벡터의 연장선이 지면 반응력 작용선이다. 이 지면 반응력 작용선의 방향에 의해서 즉, 관절중심과의 관계에서, 관절주위의 회전 모멘트의 방향과 크기가 결정된다(불안정성). 그리고 안정성을 얻기 위해, 필요한 근육이나 인대의 장력이 발생한다(제4장, 123쪽의 보충설명을 참조).

인대로 연결된 골격 시스템의 구성은 기계적으로 보면 안정되어 있다고 하기보다는 오히려 불안정한 균형 상태이다. 하지의 골의 대부분은 장관골이고, 관절면은 둥글게 되어있으므로 안정성에는 공헌하지 않는다. 오히려 반대로 안정성을 얻는 것을 매우 곤란하게 하고 있다. 각 분절의 중력중심이 일직선상에 없을 때, 상위에 있는 분절은 바닥을 향해서 무너진다. 그러므로 제어하는 힘이 반드시 필요하다.

관절에는 3개의 힘이 작용한다.

- ▶ 바닥을 향하는 분절의 자기중량
- ▶ 인대의 장력
- ▶ 근력

고관절과 슬관절은 인대의 장력과 분절의 자기중량의 균형을 이용하여, 수동적인 안정을 얻고 있다. 이것은 과신전위치에서 일어난다. 과신전 때, 슬관절은 후십자인대에 의해서, 고관절에서는 장골대퇴인대에 의해서 움직임이 정지한다. 이들의 관절이 과신전하면, 선 자세에서 지면 반응력 벡터는 고관절의 후방과 슬관절의 전방을 통과한다. 이 자세에서 이들의 관절은 2개의 대립하는 힘(지면 반응력 작용선의 위치에 따른 힘과 인대의 장력)에 의해서 안정된다.

거퇴관절과 거골하관절은 같은 수동적인 안정성을 얻을 수 없다. 그 이유는 중간위치에서 양 방향으로 크게 움직이는 가동범위와 족관절이 발의 중간이 아니라, 중족지절간관절에서 멀리 발꿈치의 가까이에 있기 때문이다. 그러므로 지면 반응력 벡터는 족관절의 약 5㎝ 전방을 통과한다(그림 2.15). 안정성을 얻기 위해 5° 배굴과 가자미근의 활동이 필요하다.

그러나 가만히 서있는 자세는 완전히 안정되어 있는 것은 아니다. 1초간에 4~6회, 균형을 잡기 위한 약간의 움직임이 끊임없이 일어난다. 이 때, 신체 중력중심은 좌우로 5㎜, 전후로 8㎜ 움직인다. 이 약간의 신체의 흔들림에는 두 가지 원인이 있다〔심장의 고동(펌프의 움직임에 수반하는 질량의 이동=중력중심의 이동)과 심부감각이 이를 위해서는 충분하지 않기 때문이다〕(Murray 1975).

동적인 안정성

동적으로 안정하여 있을 때 즉, 보행 중에는 정적

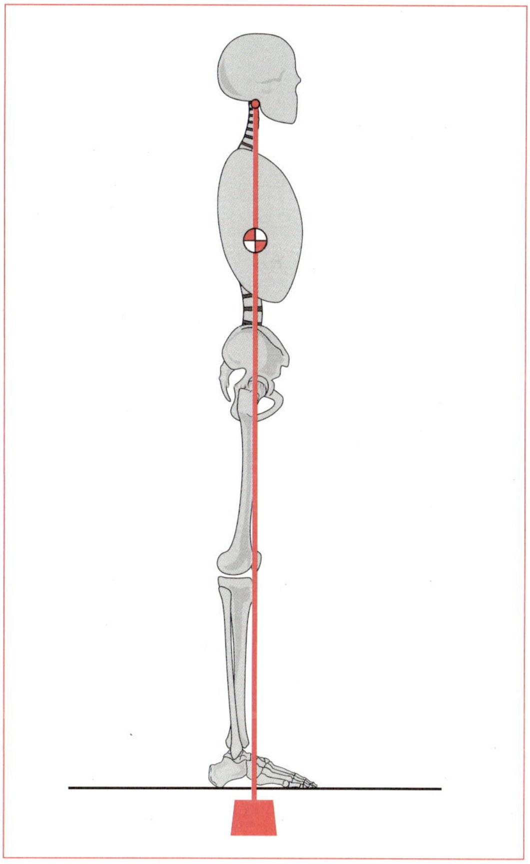

그림 2.15 가만히 서있는 자세 때에 지면 반응력 벡터의 작용선은 족관절의 1.5~5 cm 전방, 슬관절의 앞, 고관절의 약간 뒤, 제4요추의 1 cm 전방, 두부의 중심(귓불)을 통과한다.

으로 안정하여 있을 때(선 자세)와는 달리, 신체 중력중심은 지지면의 바로 위에서 벗어나 전방으로 움직여진다. 발은 신체를 유지하고 지지하지만, 이 때, 신체는 발의 뒤에 있는 위치에서 앞으로 운반된다. 이 때, 발바닥의 지지면은 발꿈치로부터 발바닥 전체를 지나, 발끝으로 이동한다.

이상의 이유에 따라, 보행 중의 입각기에서는 신체에 수동적인 안정성이 부족하다. 중간 입각기에만 극히 약간의 시간, 수동적인 안정성과 유사한 것이 발생한다. 보행 중의 입각 안정성은 외부 힘의 작용에 대해서 확보되어야 한다. 이들은 관절주위에서 회전 모멘트를 발생시키는 관성력과 중력과 지면 반응력이다. 외부 힘에 반작용을 일으켜 그것에 의해서 안정성을 유지하기 위해, 근육의 수축력과 건이나, 인대나, 관절낭 그리고 기타의 연부조직의 수동적 긴장력이 항상 방향을 바꾸는 신체 벡터(vector)에 상응해서 작용한다.

이것에 의해서 균형을 상실함이 없이, 가고 싶은 방향으로 좋아하는 움직임으로, 안정된 상태로부터 동적 안정의 상태로 또는 보다 제어된 이동의 상태로 옮겨갈 수 있다.

한쪽 다리 지지의 안정성

양 발이 바닥에 접하여 있을 때, 체간은 양측으로 지지된다. 한쪽 다리를 바닥에서 떼면 이 균형은 상실된다. 이 때문에 "패신저"의 중력중심은 외측(지지하는 다리)으로 옮겨져야 한다. 이 때 발생하는 힘은 고관절을 통해서 전달된다. 한쪽 다리에 의한 안정성을 보증하기 위해, 두 가지 준비운동이 필요하다.

- 신체질량의 가로방향으로의 이동
- 골반과 체간의 자세를 유지하기 위한 고관절의 안정화

전방 움직임과 흔들지레 기능

"로코모터"의 주된 과제는 신체를 전방으로 운반하는(가져가는) 것이다. 동시에 두부와 손은 각각의 다양한 과제를 방해받지 않고 수행할 수 있어야 한다. 전방 움직임에는 신체중량이 전방으로 낙하하는 힘이 구동력으로서 이용된다. 이 움직임은 그 때의 주된 시스템인 발꿈치와 족관절 및 중족지절간관절에 의해서 야기된다. 신체를 지지하고 있는 체절의 가동성이 중요한 요소로 된다 (Perry 1992). 이것에 의해서, 슬관절을 신전위치로 유지한 채로 "패신저"가 전방으로 가는 것이 가능해진다. 발생하는 전방 움직임은 근육의 활동에 의해서 제어된다.

반대측 다리의 스윙은 전방으로의 가속에 의해서 제2의 전방 구동력이 된다. 이때의 필요조건은 입각지절의 슬관절과 고관절의 수동적인 신전이다. 전방으로 낙하하는 신체중량은 직전에 유각기를 거쳐 전방으로 운반된 다리에 의해서 받아 낸다 (부하 반응기). 이 다리는 그 시점에서 지지기능을 담당하여 지탱다리(supporting leg)가 된다. 그리고 양 발의 교호활동에 의해서, 이 전방 움직임의 주기가 반복된다(Tittel 1985).

전방 움직임을 지지하는 기타의 요소는 전유각기(pre-swing) 때에 거의 수동적으로 일어나는 슬관절 굴곡 및 고관절 굴곡 그리고 유각기에서의 슬관절의 신전이다.

임상 힌트: 특히, 고령이고 체력이 쇠약하여 있는 환자에서는 고관절 신전의 가동범위와 근력을 훈련하는 것이 중요하다. ■

흔들지레 기능(Rocker function)

아래를 향해서 가려고 하는 신체중량은 전방 움직임으로 변환되어야 한다. 이를 위해서는 발꿈치와 족관절과 중족지절간관절이 대응할 필요가 있다. 변환할 때의 복합적인 행정은 Perry가 흔들지

레 기능(Rocker function)이라 부르는 '흔들 지레"의 기전에 기초하고 있다. 근육의 활동이 이 과정을 제어하고, 차례로 일어나는 3개의 단계(phase)에서 신체중량의 제어된 구름(rolling)을 가능케 한다. 각각의 단계에서 수행해야 할 역할에 관련해서, 각 단계의 각 시각에 특유한 "흔들 지레"의 기전의 회전중심과 움직임의 축이 존재한다. 그리고 신체 중량은 "흔들 지레"의 도움을 받아, 각각의 "흔들 지레"의 회전중심을 받침점으로 하여 전방으로 움직인다.

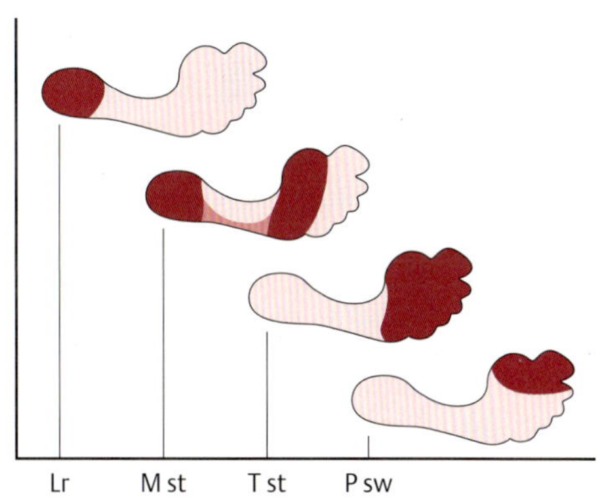

그림 2.16 보행 시의 발의 바닥 접촉패턴(Perry 1992. 부분수정)

보충설명 1 : 발꿈치 닿기에서 발끝 밀기까지 족저(발바닥)의 4개의 바닥에의 접촉 패턴이 관찰되며(그림 2.16), 이 때 3개의 흔들지레 기능(Rocker function)이 작동한다. 이 움직임은 초기 닿기 때에 종골의 둥근 표면을 받침점으로 하여 구르도록 시작된다. 이것은 칼카네오그레이드(kalkaneograde : 발꿈치 흔들지레의 활동)라고도 한다. 이 움직임은 발꿈치와 전족부가 바닥에 평탄하게 접지하는 플란티그레이드(plantigrade : 족관절 흔들지레의 활동)로 이어지고, 중족골두를 받침점으로 하여 굴러가는 디기그레이드(digigrade : 전족부 흔들지레의 활동)를 거처, 마지막에는 발끝이 바닥에서 떨어져(떠나서) 끝난다.

보충설명 2 : 발에는 상이한 2개의 장축이 있다.

- 기능적인 발의 장축 : 정상 내측 종궁(longitudinal arch)은 종골 융기에서 무지의 중족지절간관절의 중심까지 이어진다.
- 해부학적인 발의 장축 : 후방의 발꿈치의 중심에서 제2지의 중족골을 지난다.

구르기 운동은 기능적인 발의 장축을 따라서 일어난다(원전 : Lanz, Wachstum 1999).

회전중심이 바닥과 발꿈치의 접점에 있을 때가 뒤꿈치 흔들지레이다. 족관절이 회전중심일 때가 족관절 흔들지레(ankle rocker)이고, 중족지절간관절일 때가 전족부 흔들지레이다. Perry(1992)는 이 행정을 알기 쉽게 설명하기 위해, 흔들의자(rocking chair)의 그림을 즐겨 사용하였다. 이것에 의해서 신체중량이 3개의 흔들지레 기능(Rocker function)에 의해서, 흔들의자와 같이 앞으로 이동해가는 상태를 확실히 알 수 있다.

발꿈치 흔들지레의 기능 (발꿈치의 "흔들 지레" : 그림 2.17)

체중부하수용기를 할 때, 전방으로 낙하하여 가는 신체중량에 의해서 발생한 내딛는 힘은 발꿈치 흔들지레의 기능에 의해서 받아내어진다. 이것에는 초기 닿기부터 부하 반응기에서 일어난다(보행주기의 0~12%).

기전

지면 반응력 작용선(용어해설을 참조)은, 초기 닿기와 부하 반응기의 사이, 족관절의 후방을 통과하고, 족관절의 무게에 의해서 증강된 족관절 저굴

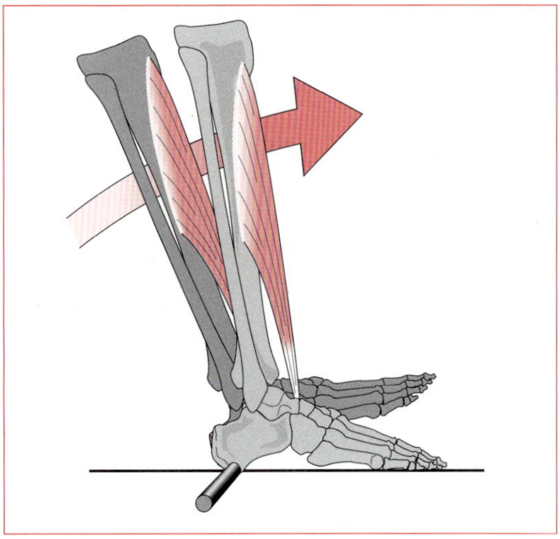

그림 2.17 발꿈치 흔들지레

방향의 외부 모멘트가 발생한다. 종골 융기의 둥근 표면에 의해서 바닥에의 닿기가 이루어진다. 이 단계에서의 "흔들 지레"의 기전의 받침점은 발꿈치와 바닥의 접촉점이다. 이 때, 바닥과 족관절 사이의 골 구조(종골)는 체중부하기 초기 닿기를 한 발로 이어 받아지자마자 바닥을 향해서 회전운동을 하는 불안정한 지레의 팔(lever arm)이 된다. 이 움직임은 충격의 완충에도 공헌한다. 이 움직임의 축은 종골의 움직임의 회전중심이다.

근육의 활동

전경골근군의 원심성 수축이 발의 "낙하"에 대해서 브레이크를 건다. 여기서 일어나는 근 긴장은 하퇴를 전방으로 끌어당기는 벨트와 같이 작용하고, 슬관절은 약 15° 굴곡한다. Tittel(1985)에 따르면 이 때, 대퇴사두근도 마찬가지의 역할을 담당한다. 대퇴사두근은 원심성 수축에 의해서 슬관절 굴곡을 제어하면서, 전방으로 넘어져가는 하퇴에 대퇴를 끌어당겨간다(그림 2.18 : Inman 1981, Perry 1992).

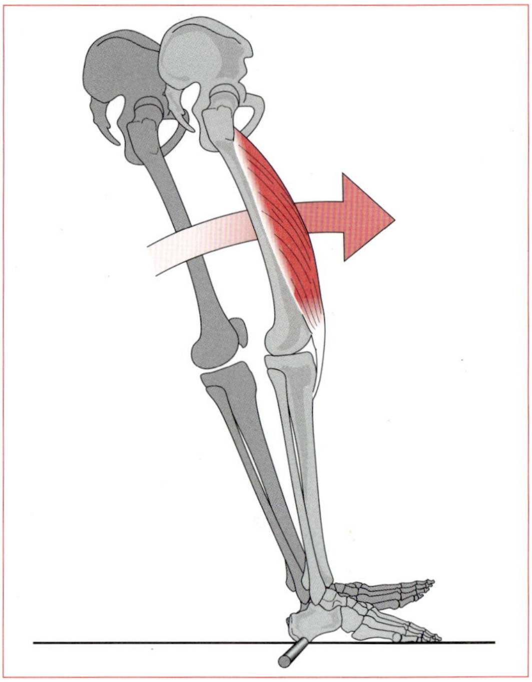

그림 2.18 발꿈치 흔들지레에 의해서 유발된 하퇴의 전방 움직임은 대퇴사두근을 활동시킨다.

요약

발꿈치 흔들지레의 기능은 다리 전체가 전방으로 이동하는 것을 가능케 하고 있다. 신체는 말기 유각기의 마지막에서 1 cm의 높이에서 자유 낙하하고, 바닥으로 향하는 힘의 대부분이 전방으로의 내딛는 힘으로 변환된다.

임상 힌트: 족관절이 약간 저굴(plantar flexion)하여 있는 환자의 발꿈치 흔들지레의 기능을 끌어내기 위해, 굽이 약간 있는 신발을 권장한다. 이것에 의해서 환자는 다시 발꿈치로 바닥에 닿게 된다.

고령의 환자에게 가동성이 부족한 약간의 족관절 저굴구축이 자주 관찰되지만, 이 경우, 굽이 거의 없는 신발 또는 스포츠화를 신은 훈련은 적합하지 않다. 적당한 굽이 있는 것이 일반적인 경우에 효과적이다.

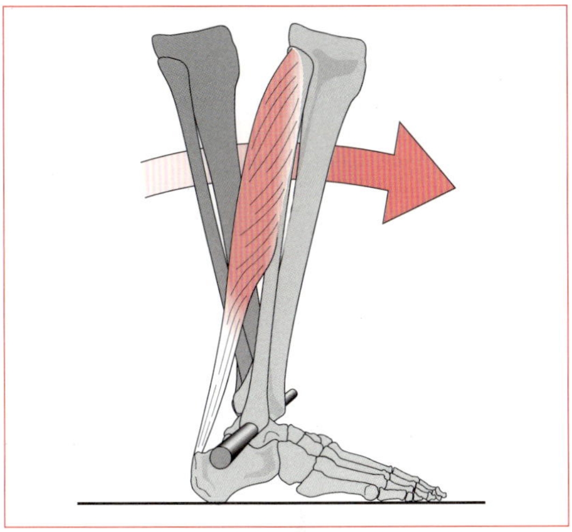

그림 2.19 족관절 흔들지레

족관절 흔들지레의 기능 (족관절의 "흔들 지레" : 그림 2.19)

족관절 흔들지레는 선택된 근육에 의해서 제어되는 족관절 배굴(dorsiflexion)을 말한다. 하퇴삼두근의 활동에 의해서, 하퇴는 슬관절 신전을 위한 안정된 토대가 된다. 동시에 하퇴는 전방으로 기울고, 다리 전체도 전방으로 기우는 것이 가능해진다. 족관절 흔들지레는 중간 입각기에서 일어난다 (보행주기의 12~31%).

기전

지면 반응력 작용선은 이 단계에서 족관절의 앞으로 이동하고, 이것에 의해서 족관절에 배굴방향의 외부 모멘트가 발생하여 증가해 간다. 이 움직임의 축은 족관절이고, 족저가 바닥에 접한 시점부터 족관절은 회전중심이 된다. 중간 입각기에서 족(발) 전체는 바닥에 고정되고, 족관절은 배굴하며, 하퇴는 이때의 기세에 상당한 전방 움직임을 계속한다(Inman 1981, Winter 1983, Perry 1992).

근육의 활동

가자미근이 하퇴의 전방 움직임을 안정시켜, 비복근과 함께 원심성 수축에 의해서 발의 제어된 배굴을 일으킨다(Inman 1981, Tittel 1985, Perry 1992).

요약

족관절 흔들지레는 잇달아서 일어나는 다리의 전방 움직임을 제어한다(그림 2.19).

임상 힌트: 하퇴삼두근의 기능은 중간 입각기(한쪽 다리 지지)에서의 입각 안정에 반드시 필요하다. 환자가 중간 입각기에서 불안정성을 보이면, 가자미근과 비복근의 기능장애 또는 근력부족을 생각할 수 있다. 불안정성은 중간 입각기에서 일어나는 무릎의 작은 굴곡과 신전의 작은 움직임(전후로의 흔들거림)으로 확인할 수 있다.

전족부 흔들지레의 기능 (전족부의 "흔들 지레" : 그림 2.20)

전족부 흔들지레의 기능은 더욱 증가해가는 제어된 배굴에 의해서, 잇달아 일어나는 다리의 전방 움직임을 가능케 한다. 이것에 의해서 발꿈치는 바닥에서 떨어진다. 전족부 흔들지레는 말기 유각기에 일어난다 (보행주기의 31~50%).

기전

지면 반응력 작용선이 중족골두까지 오면, 발꿈치가 바닥에서 들어 올려진다. 이 단계에서 전족부 흔들지레의 움직임의 축은 중족지절간관절이 된다. 족관절과 중족지절간관절 사이의 중족부는 하퇴삼두근에 의해서 안정된 지레의 팔(lever arm)이 된다. 이것이 없으면, 발꿈치가 바닥에서 뜨는 것이 어려워진다. 중족골두의 둥근 표면을 받침점으로 하여 구르기 운동이 일어난다. 신체 중력중심이 이 받침점을 넘어서 앞으로 오면, 신체의 전방 움직임의 가속이 일어난다(그림 2.21).

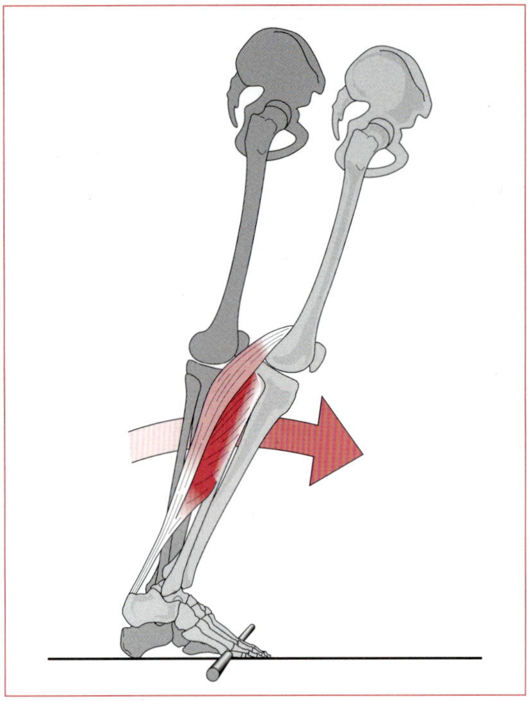

그림 2.20 전족부 흔들지레

근육의 활동

비복근과 가자미근이 최대근력의 약 80%의 힘으로, 족관절이 배굴하여 하퇴가 전방으로 넘어져 가는 속도를 감속하도록 작용한다(Rohen 1984, Perry 1992). 이 때 이들 근육의 활동은 중간 입각기 때의 3배가 된다.

요약

신체는 지지면의 앞으로 더욱 밀려나고, 신체에 가장 강한 구동력이 발생한다. 전족부 흔들지레의 정상적인 기능은 말기 입각기의 다른 모든 구성요소와 함께 전유각기에 가속되는 다리의 전방 움직임의 기본적인 필요조건이다.

임상 힌트: 환자의 보폭(STEP)이 작은 경우나 보행속도가 느릴 때, 전족부 흔들지레의 기전과 이에 속하는 근육기능과 근력을 검사한다. 왜냐하면 가자미근과 비복근은 원래 이 단계에서 최대로 활동하기 위해, 그 곳에 문제가 기인하고 있을지도 모르기 때문이다.

주의: 일반적으로 시행되는 저굴근의 근력검사는 불충분하다(115쪽의 "저굴근군의 테스트", 61쪽의 "저굴근의 역할"을 참조). 경우에 따라서는 물리치료사는 환자의 하퇴삼두근에 대해서 신속하고 원활하게 근육 수축형태(구심성 수축, 원심성 수축, 등척성 수축)를 바꿀 수 있도록 훈련할 필요가 있다. 이를 위해서는 PNF 개념의 근육의 동적 수축 조합훈련이 매우 효과적이다. 이때 여느 때와 같이 개별 환자에 있어서의 적당한 목표 설정에 주의한다. ■

충격 흡수

신체중량을 뒤에 있는 다리로부터 앞으로 내민 다리로 이동시키는 것은 신속한 하중의 옮겨감을 의미한다. 중간 입각기의 마지막에, 신체 중력중심은 분명히 지지면(뒤에 있는 다리의 전족부)보다 앞에 위치한다. 이 불균형에 의해서 "패신저"가 전방으로 넘어지는 현상이 일어난다. 이 순간, 이미 입각지절의 기능을 수행하기 위해 자리매김이 된 유각지절의 발(앞으로 흔들어 내민 발)은 아직 바닥에서 1㎝ 위에 있다. 이것은 다음에 신체가 자유 낙하하는 것을 의미한다. 낙하 직후의 초기 닿기로 발꿈치가 바닥에 닿으면, 신체 중량의 약 60%가 0.02초라는 짧은 시간에 급격하게 앞으로 흔들어 내민 다리에 하중이 걸린다는 결과가 된다(Saunders 1953, Whittle 2002). 족관절과 슬관절과 고관절의 반응적인 충격 흡수에 의해서 이 충격을 받아낸다.

아래의 세 가지 동작 패턴이 부하 반응기에서 관찰된다.

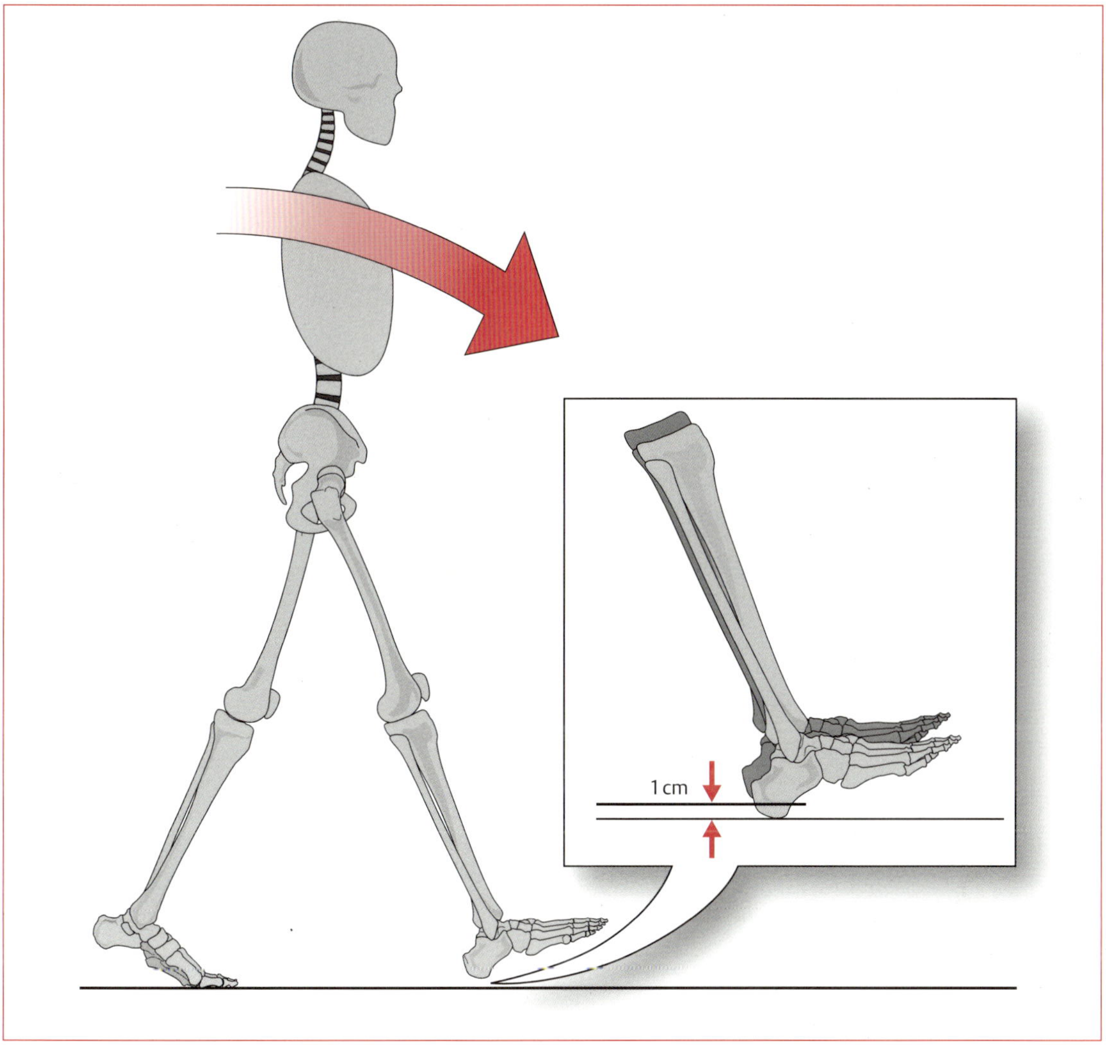

그림 2.21 신체 중량은 말기 유각기의 마지막에, 약 1cm의 높이(바닥과 발꿈치 사이의 거리)에서 자유낙하 한다. 이 그림에서 좌측 다리가 말기 입각기이다.

족관절에 의한 충격흡수

족관절에 의한 충격흡수가 세 가지 충격흡수 기전의 첫 번째 부분이다(그림 2.22). 발꿈치의 바닥 접촉은 바로 족관절의 약 5°의 저굴을 발생시킨다(발꿈치 흔들지레). 이 움직임의 일부는 전족부의 바닥으로의 짧은 자유 낙하에 의해 일어난다(Murray 1973). 이어서 저굴의 움직임은 전경골근군에 의해서 확실하게 브레이크가 걸리고, 전족부의 지면닿기를 지연시킨다. 신체 중량이 바닥에 낙하하는 속도는 이에 상응해서 감속한다.

슬관절에 의한 충격흡수

슬관절의 굴곡은 두 번째의, 그리고 가장 중요한 충격흡수 기전이다(그림 2.23). 이것은 발꿈치 흔들지레의 움직임에 대한 반응이다. 전경골근은 발의 낙하에 대해서 브레이크를 건다. 동시에 전경골근군은 떨어져가는 발에 경골과 비골을 결부시키는 벨트처럼 작용하고, 하퇴를 족부의 움직임에 연

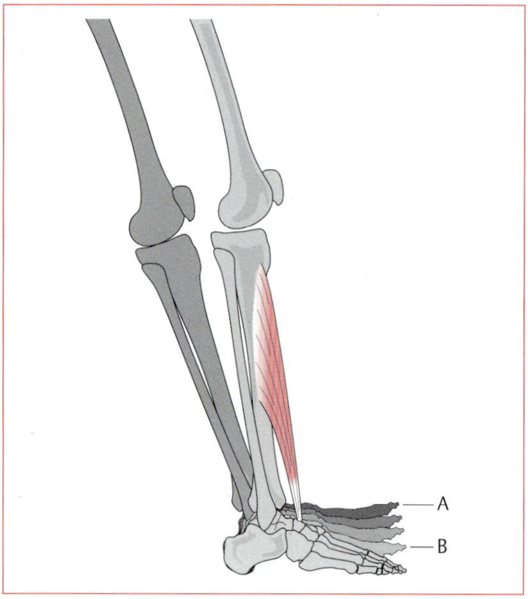

그림 2.22 발의 충격흡수 기전 발의 "낙하"는 전경골근군에 의해서 제어된다.

동시킨다(Tittel 1985, Perry 1992).

하퇴의 전방 움직임은 대퇴를 위한 지지를 감소시키고, 체간이 전방으로 가라앉는 것을 가능케 한다. 그리고 이것은 부가적으로, 지면 반응력 작용선이 슬관절의 후방을 통과하는 것에 의한 슬관절 굴곡의 원인이 된다(Inman 1981, Perry 1992).

대퇴사두근의 원심성 수축은 과도한 슬관절 굴곡을 억제함과 동시에, 바닥으로부터의 충격이 근육에 전달되는 것에 의해서 하중의 일부를 부담한다. 이에 상응해서 슬관절에의 하중은 경감된다.

고관절에 의한 충격흡수

신체 체중부하 수용기는 다리가 급격하게 하중을 받은 것처럼, 반대측의 다리는 급속하게 하중이 제거되어 유각지절이 된다. 이 때, 골반은 유각지절측의 지지를 상실하여, 유각지 측으로 가라앉게 되는 즉, 측방경사가 일어난다. 골반의 한가운데에 올라타 있는 "패신저"도 마찬가지로 가라앉는다.

Tittel(1985)에 따르면, 입각지절측의 외전근군이 우선 원심성, 이어서 등척성 수축을 함으로써 골반이 과도하게 가라앉는 것을 방지한다. 골반이 가라앉는 각도는 약 4° 이다. 여기서도 발을 바닥

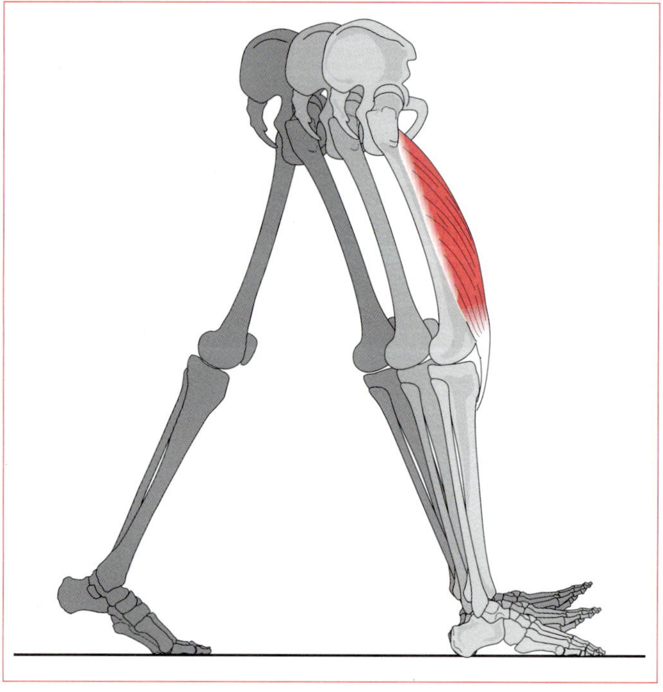

그림 2.23 슬관절의 충격흡수 기전. 대퇴사두근의 원심성 수축에 의해서 제어되는 슬관절 굴곡

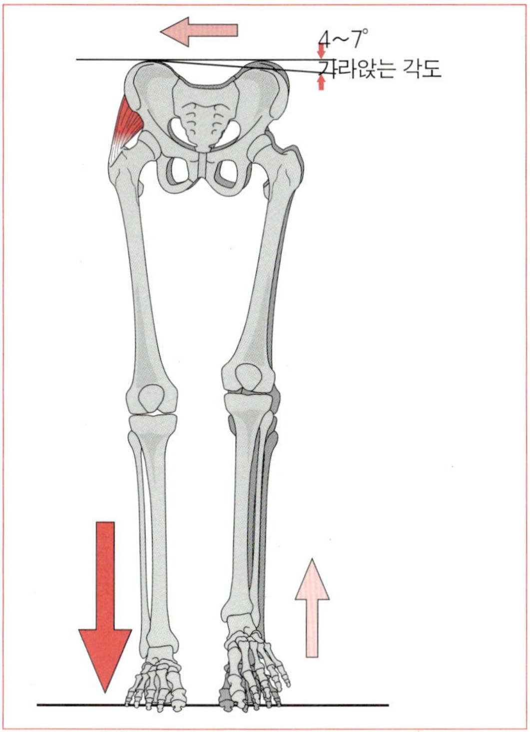

그림 2.24 고관절의 충격흡수 기전
반대측(유각지절측)으로의 골반의 측방경사, 고관절 외전근군(입각지절측)의 원심성 수축에 의해서 브레이크가 걸린다.

에 내리치는 것에 의해서 발생하는 충격이 근 수축에 의해서 흡수된다(그림 2.24). 결과적으로 입각지절의 고관절에의 하중이 경감된다.

임상 힌트: 적절한 충격흡수는 다리와 체간의 관절을 돌본다는 의미에서 매우 중요하다. 만성적으로 통증을 수반하는 경추, 흉추, 또는 요추증후군의 원인이 불충분 또는 전혀 이루어지지 않은 충격흡수에 있는 경우가 있다. 그러므로 위에 열거한 통증에 고통을 받고 있는 환자에게는 "로코모터"의 모든 충격 흡수의 작동상태를 상세하게 점검할 것을 권장한다. ■

에너지 소비의 억제와 이를 위한 보행의 결정요인

개개의 활동 효과는 이루어진 일과 이에 소요된 에너지의 관계에 의해서 결정된다(Marees/Mester 1991). 보행 중에는 우선 선택된 근육이 활동하고, 항상 전방으로 넘어져가는 신체를 제어한다. 그리고 유각지절을 신체의 앞으로 옮기기 위해 에너지가 필요하다. 이들의 요인(factor)에, 보행한 거리를 곱하여 일의 양을 결정한다.

생리학적 관점에서 말하면, 근육 안의 에너지 변환이 초래되는 것은 모두 일로 간주된다. 물리학에서 의미하는 일〔단위 J=줄(joule)〕은 어떤 중량(단위는 N=뉴턴)을 어떤 거리(단위 m=미터)까지 운반하는 것이다.

생리학적으로는 두 가지 견해가 있다. 최대 수축력의 일부로서 근육이 이룬 일의 양은 그 사람이 눈앞의 과제를 해결할 수 있는 능력을 나타낸다. 근육의 활동을 위해 필요로 하는 에너지양은 신체의 지구력을 나타낸다. 보행 시의 높은 지구력은 심폐기능이 최대로 생산할 수 있는 에너지양의 중간수치를 웃돌지 않는 것이 전제가 된다(Silbernagel 1996).

경계 수치는 *50% VO_2*로서 표시된다. 약 80 m/분의 정상 보행속도에서는 최대 심폐기능의 대략 38%밖에 필요로 하지 않기 때문에 결과적으로, 정상 보행에서는 피로해지는 일은 없다(Waters 1978).

보행 시의 총합 에너지 소비를 가능한 억제하기 위해, 신체 중력중심의 조절과 선택된 근육의 억제의 두 가지 에너지 절약 기전이 있다. 양쪽 모두 필요로 하는 근육의 활동량과 시간을 감소시키는데 공헌한다(Perry 1992).

신체 중력중심의 조절

신체 중력중심은 조절기능에 의해서, 이상적이

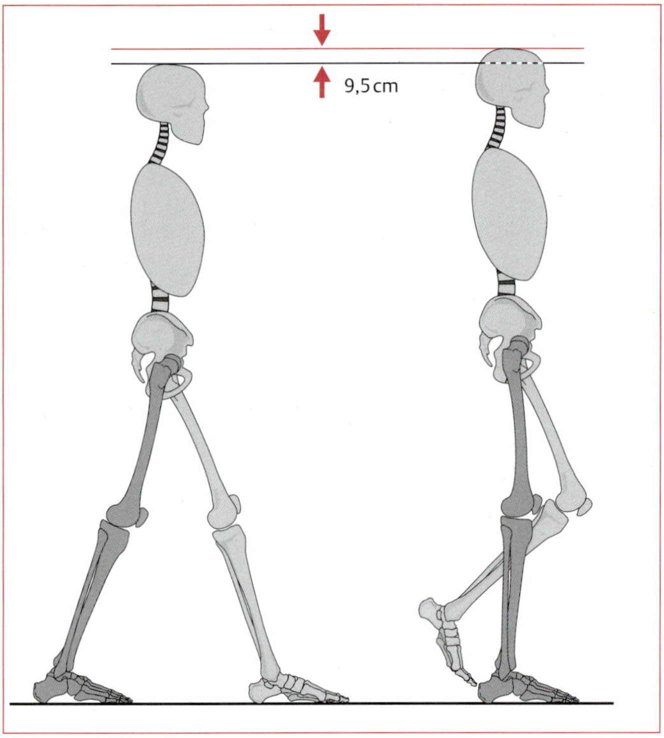

그림 2.25 신체 중력중심의 조절 기전이 없다면, 신체는 9.5 ㎝ 들어 올려지고 바로 지쳐버리는 원인이 된다.

라 하는 똑바른 진행방향에서 극히 약간 벗어난다. 이것은 근육의 활동을 줄이기 위해 주축이 되는 기전이며, 에너지 절약에 크게 도움이 된다. 만일 "로코모터"에 올라타 있는 신체중량의 높이가 일정하고 똑바로 운반할 수 있다면, 에너지 소비는 약간으로도 가능하다. 그러나 Inman(1981)에 따르면, 인간의 2족 교호보행에서는 불가능하다.

인간의 2족 보행에서는 1보행주기에 2회 에너지를 필요로 하는 상황을 관찰할 수 있다. 좌우의 다리가 번갈아 "패신저"를 지지하는 역할을 담당하므로, 신체중량은 끊임없이 한쪽에서 또 한쪽으로 왕래한다. 그리고 각각의 다리가 양 다리 지지로부터 한쪽 다리 지지에 걸쳐서 연직(수직)선에 대한 각도를 크게 바꿈으로써 골반의 높이를 변화시켜, 신체중량의 상하로의 움직임의 원인으로 되어있다(Murray 1975).

신체 중력중심은 양 다리 지지기에서 가장 낮아지고, 중간 입각기(지지하는 다리의 무릎은 뻗고, 다리가 똑바른 상태)에서 신체 중력중심은 가장 높아진다. 상하로의 움직임과 좌우로의 움직임을 조절하는 기전이 없다면, 고관절의 상하 동요는 약 9.5㎝가 되고, 신체의 좌우 동요는 약 8㎝가 된다. 보행 시에 끊임없이 신체 중력중심을 상하로 9.5㎝ 움직이고, 좌우로 동요하고 있다면, 바로 지쳐버릴 것이다(그림 2.25).

6개 동작의 흐름의 조합에 의해서 도움을 받아, 이 수평방향과 연직(수직)방향의 동요는 약 50% 이하로 억제된다(Inman 등 1981, Perry 1992). 이것은 보행에 최저로 필요한 에너지 소비를 크게 감소시킨다.

보행의 결정요인 (determinants of gait)

보행의 결정요인은 Saunders에 의해서 1953년에 처음으로 기술된 신체 중력중심의 동요를 경감하고, 에너지 소비를 억제하기 위해 중요한 6가지의 운동이다. 이 개념은 현재도 존재하고, Inman 등(1981), Rose/Gamble(1994)만이 약간 수정하였다.

최근의 몇 가지 논문에서는 입각기에서의 반대측으로의 골반의 측방경사와 슬관절 굴곡(슬관절의 기전)은 경우에 따라서는 에너지 소비를 억제하는 것에 약간밖에 또는 전혀 공헌하지 않는다는 것이 발표되어 있다(Gard/Childress 1997). 이들의 움직임은 그 밖의 원인이 밑바탕에 있는지도 모른다.

그러나, Saunders의 개념은 그래도 아직 유효하며 특히, 진단이나 보행의 효율개선에서 특정 병적 기전을 보다 잘 이해하는 것을 가능케 하는 정보를 포함하고 있다.

6 가지의 특유한 운동

- ▶ 반대측 골반의 측방경사
- ▶ 수평면에서의 골반의 회전
- ▶ 골반의 측방으로의 이동과 슬관절의 생리적 외반자세
- ▶ 족관절과 슬관절의 협동운동 기전
- ▶ 중간 입각기에서의 제어된 발의 배굴
- ▶ 말기 입각기의 발꿈치 들고 건기와 초기 닿기의 발꿈치 닿기

이 6가지 운동의 흐름의 조합에 의해서 아래의 것이 일어나고, 보행효율의 큰 개선이 이루어진다.

- ▶ 신체 중력중심의 상승의 경감
- ▶ 신체 중력중심의 하강의 경감
- ▶ 신체 중력중심의 좌우 동요의 경감
- ▶ 신체 중력중심의 원활한 방향전환

3차원 공간에서의 신체 중력중심의 동요는 6가지 운동의 조합에 의해서 크게 감소한다. 그리고 상하 동요는 9.5 cm에서 불과 2.3 cm로, 좌우 동요는 4.6 cm가 된다(그림 **2.26**).

또한 기타의 에너지 절약으로서 불의의 방향전환의 감소가 있어 이들의 효과에 의해서, 정상 보행에서의 에너지 소비는 50% 이하로 억제되어 있다.

처음의 3가지 결정요인은 골반의 움직임과 연관되어 있다. 반대측으로의 골반의 측방경사와 수평면에서의 골반의 회전은 골반이 유각지절의 움직임에 따른 결과, 수동적으로 발생한다. 골반의 측방으로의 이동은 신체중량의 지지각으로 옮겨감에 상응하여 일어난다.

4~6가지의 결정요인은 다리의 운동패턴과 연관되어 있다. 보행주기의 단계(phase)에 따라서 상이한 이들의 기전은 보행 중의 신체 중력중심의 상하 동요를 적게 하는 것에 기여하고 있다(Inman 1981, Winter 1988, Perry 1992, Whittle 2001).

반대측 골반의 측방경사

중간 입각기에서 신전된 지지각은 신체 중력중심의 상승을 초래한다. 그러나 같은 시기에 반대측 골반의 측방경사에 의해서, "패신저"의 토대는 하강한다. 입각기가 시작되고 하중이 입각지절로 옮겨가면, 골반의 지지도 반대측으로부터 입각지절로 옮겨간다. 그 결과, 전두면에서 골반은 유각측으로 4~7° 경사가 진다(그림 2.**27**a).

신체 중력중심은 양방의 고관절의 중앙에 위치하여 있기 때문에, 골반의 유각측 경사의 양의 절반이 신체 중력중심의 상승을 억제하는 데에 기여한다. 이 효과는 한쪽 다리 지지기에 골반이 4° 전경(anterior tilt)함으로써 더욱 커진다(그림 2.**27**b). 따라서 골반의 전경도 신체 중력중심의 상승을 억제하는 데에 공헌하고 있다.

수평면에서의 골반의 회전

골반의 전후의 회전은 전체로서 약 10° 이고, 중간 입각기에서의 중립위치로부터 말기 입각기에서 후방으로 5° 회전, 유각지절에 따라서 전방으로 5° 회전한다(그림 2.**27**c).

이 골반의 회전은 결과적으로 양 다리 지지기에

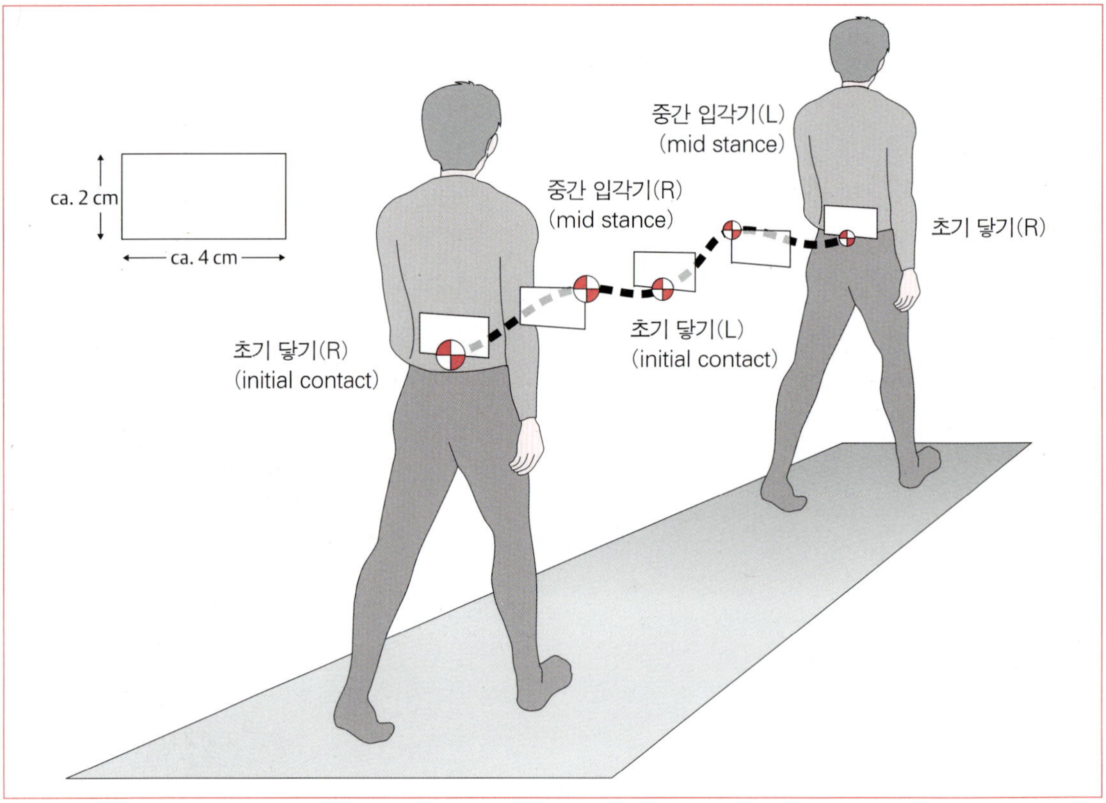

그림 2.26 신체 중력중심의 조절기전에 의해서, 1보행주기에 일어나는 신체 중력중심 동요는 상하방향과 수평방향에서 각각 2㎝와 4㎝로 억제된다(Perry 1992, 부분수정).

서 신체 중력중심의 하강을 감소시킨다. 이 때, 다음의 두 가지 요소가 중요한 작용을 한다.

▶ 다리의 기능적 길이의 증대 : 골반이 비스듬한 위치로 회전하면, 양 발의 바닥 접촉점의 거리가 연장되어, 체간의 토대가 넓어진다.
▶ 고관절의 중심선으로의 접근과 이에 수반하는 보행간격의 감소 : 보행간격이 좁아짐으로써 지지면이 보다 신체 중력중심의 바로 아래로 접근하여 "패신저"가 좌우로 크게 동요하는 것을 방지한다.

양방의 요소는 보폭(STEP)을 확보하면서, 고관절이 진로에서 벗어나는 것을 경감시키고 있다. 시험적으로 같은 보폭(STEP)을 확보하면서 골반을 회전시키지 않고 보행을 하면, 고관절은 보다 크게 굴곡신전을 해야 한다. 결과적으로 고관절의 회전은 양 다리 지지기에서 신체 중력중심이 아래로 처지는 것을 경감시키고 있다(그림 2.28a-c).

임상 힌트: 파킨슨병 환자는 골반의 회전을 검사해야 한다. 자주 회전이 감소하여 있다, 또는 전혀 없는 일이 있다. 골반의 회전은 보폭(STEP)을 높이는 것과 에너지 소비를 억제하는 것에 공헌하기 때문에, 적절한 골반회전이 일어나도록 훈련해야 한다.

골반의 측방으로의 이동과 슬관절의 생리적 외반 자세

골반의 측방으로의 이동은 신체 중력중심의 좌우 동요를 최소한으로 억제한다. 이에 더해서 두

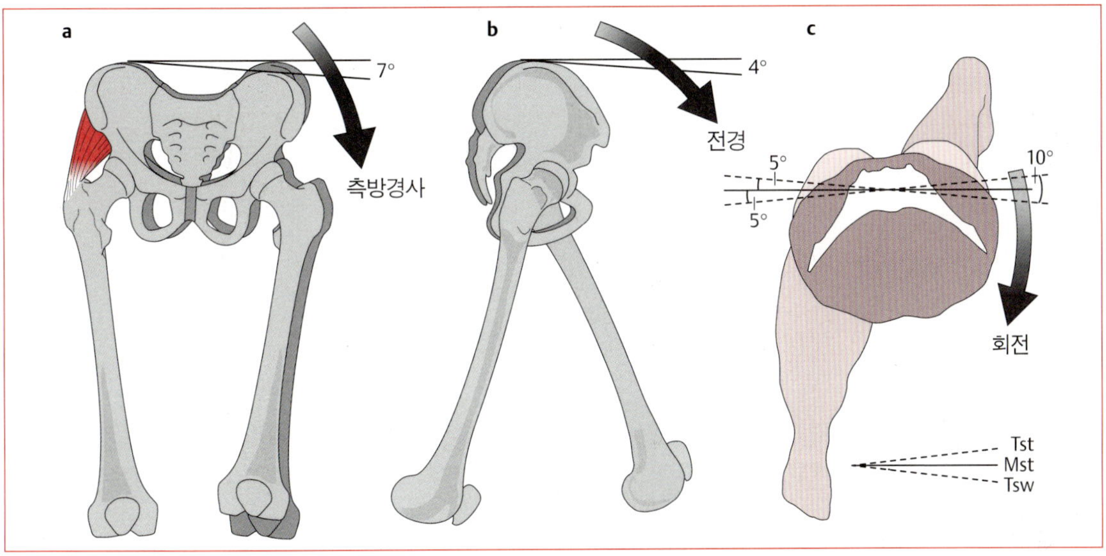

그림 2.27a-c 골반의 3차원의 움직임은 신체 중력중심의 동요를 경감시킨다.

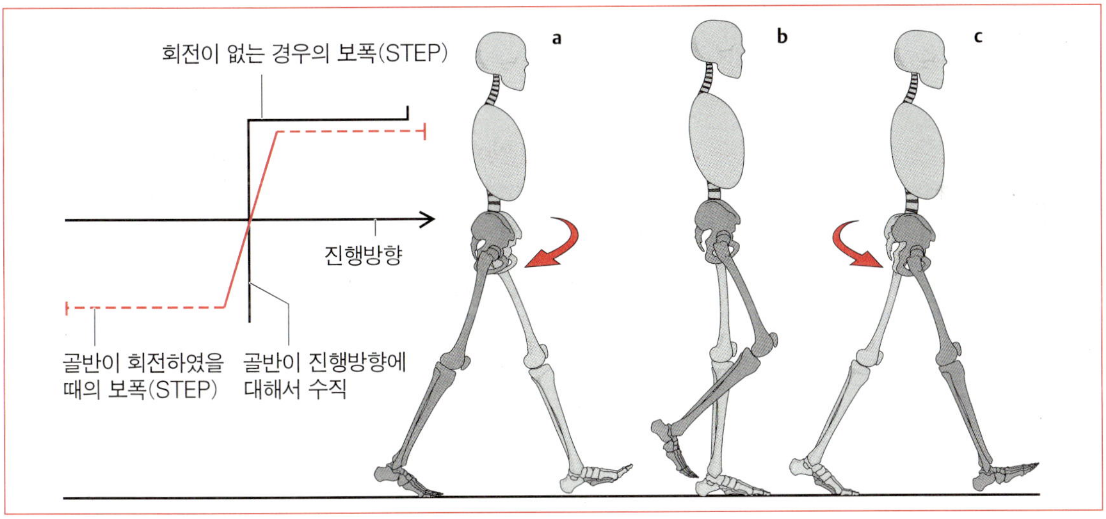

그림 2.28 골반의 회전은 보폭(STEP)을 크게 한다.

가지 요소가 공헌을 한다.

- 대퇴골에 대한 경골의 자연스런 외반자세(그림 2.29)
- 하중을 가하였을 때의 슬관절 약간 내전

해부학적인 좌우의 고관절 사이의 거리는 20~25cm이다. 대퇴와 하퇴의 자연스런 각도에 의해서 슬관절과 하중을 지지하는 발은 고관절로부터 바닥으로 연장되는 연직선에 접근한다. 이 슬관절의 외반각에 의해서, 양 발로 섰을 때에 다리는 교차하지 않고, 보행 시에 약 8 cm의 보행간격을 유지한다. 부하 반응기에서 입각지절에 하중이 가해짐으로써 슬관절이 약간 내전하는 것이 관찰된다. 이것에 의해서 신체 중력중심은 지지면으로 접근한다.

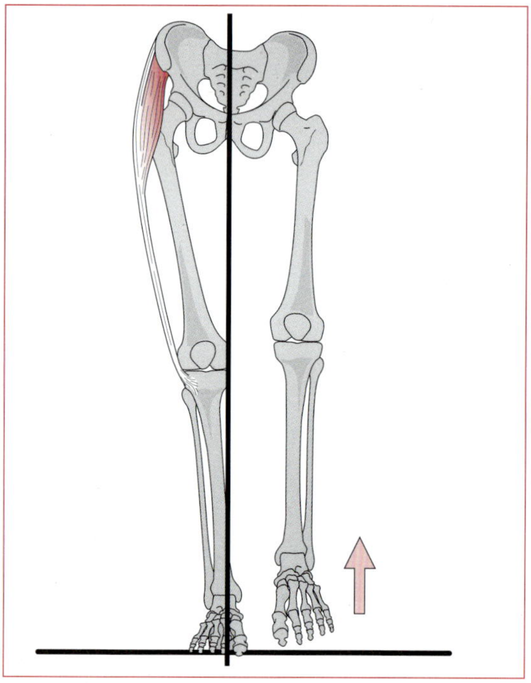

그림 2.29 슬관절의 생리적 외반은 보행간격을 좁힌다.

족관절과 슬관절의 협동운동 기전

초기 닿기와 부하 반응기에서 지지하는 다리(지지각)로의 하중이동이 시작되고, 족관절 저굴과 슬관절 굴곡은 증가하여, 이 협동동작이 신체 중력중심의 상승을 억제한다. 부하 반응기의 마지막에 하퇴가 거의 연직(수직)이 되었을 때, 슬관절은 15° 굴곡하여 있다.

중간 입각기에서의 제어된 배굴

중간 입각기에서 슬관절은 신전한다. 이에 수반해서 상승하는 신체 중력중심은 족관절의 배굴에 의해서 최저한으로 억제된다.

말기 입각기의 발꿈치 들고 걷기와 초기 닿기의 발꿈치 닿기

말기 입각기에서의 족관절 배굴에 의해서 신체 중력중심은 하강한다. 이 때, 발꿈치 들고 걷기에 의한 기능적 길이의 연장이 신체 중력중심의 하강에 대해서 반대로 작용한다. 초기 닿기에서도 마찬가지로 슬관절의 신전과 발꿈치 닿기에 의한 다리의 연장이 관찰된다. 이들에 의해서 신체 중력중심의 아래로 처짐이 감소하고, 보행 중의 신체의 상하 움직임이 억제된다(그림 2.30a와 b).

요약

6가지의 모든 보행의 결정요인은 신체 중력중심의 동요를 경감하는 것에 도움이 된다. 한쪽 다리 지지기에서의 신체 중력중심의 상승은 반대측 골반의 측방경사와 4° 전경, 아울러서 족관절 저굴과 슬관절 굴곡이 협동하여 일어남으로써 경감된다. 양쪽 다리 지지기에서의 신체 중력중심의 하강은 수평면에서의 골반의 회전과 함께 말기 입각기에서의 발꿈치 들고 걷기와 초기 닿기에서의 발꿈치 닿기에 의해서 경감된다. 신체 중력중심의 좌우 동요는 골반의 회전과 대퇴골의 골반에 대한 각도 변화에 의해서 감소한다.

선 자세와는 달리, 보행 시에 신체 중력중심은 지지면의 바로 위에는 없다. 거기서 발생하는 불균형은 부가적으로 관성력에 의해서 제어된다.

이들의 기전은, 모두 함께 신체 중력중심이 3차원 공간에서 약간의 상하 동요와 좌우 동요를 곁들여서 정현곡선(sine curve)을 그리면서 이동하는 것에 기여한다. 그리고 신체 중력중심의 움직임을 제어하기 위한 근육의 활동을 감소시킬 수 있고, 에너지 소비를 상당히 경감시킬 수 있다.

선택된 근군에 의한 제어와 에너지 소비의 절약

보행 중에 내딛는 힘과 수동적 안정성을 이용함으로써 항상 가능한 한 근육의 활동은 억제되어, 에너지 소비는 최소한으로 유지된다. 입각기와 유각기의 양쪽에서, 근육은 활동의 크기와 시간을 변화시켜 이 목적을 달성한다.

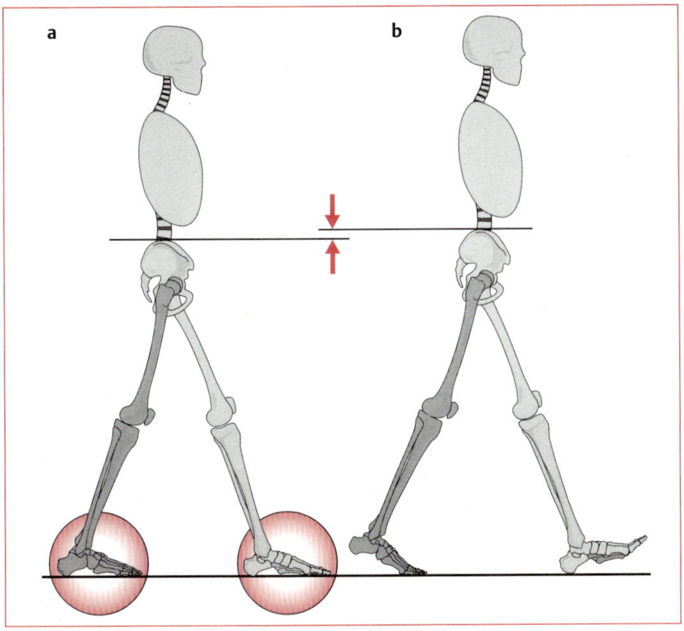

그림 2.30a와 b 말기 입각기의 발꿈치 들고 걷기와 초기 당기의 발꿈치 당기는 신체 중력중심의 과도한 하강을 감소시킨다.

입각기에서의 선택된 근군에 의한 제어

입각기의 전체 영역에서, 체중이 전방으로 넘어지는 것에 의해서 균형을 상실할 때에 근육이 활동한다. 지면 반응력 벡터에 의해서 각 관절에 불안정이 발생하고, 이에 대항하기 위해 근육이 활동한다. 이 때, 관절에 발생하는 회선력은 회선 모멘트라 불린다(Marees와 Mester 1991).

시상면에서 고관절 굴곡방향과 슬관절 굴곡방향, 그리고 족관절 저굴방향과 배굴방향으로 지면 반응력에 의한 회전 모멘트가 작용하고, 이들은 근육의 활동에 의해서 제어된다. 전두면에서는 고관절의 내외전과 족관절의 회내외가 제어되어야 한다. 수평면에서도 각 관절에 발생하는 회전 모멘트는 제어된다.

Mester(1991)에 따르면, 길항하여 작용하는 근육의 활동은 모든 경우에서 관절에 발생하는 회전 모멘트의 크기와 직접적인 관계가 있다. 근육활동 이외의 방법에 의해서 관절이 제어되자마자 이에 따라서 근육의 활동은 휴지한다. 이와 같이 하여, 한편에서는 회전 모멘트, 또 한편에서는 근육의 활동과 관성의 이용과 인대나 관절낭의 수동적 긴장에 의한 제어기전의 작용이 번갈아 발생한다(제4장, 123쪽의 보충설명을 참조 : Winter 1990, Perry 1992).

고관절 제어

고관절 신근군은 하중을 이어받는 초기에만 수축한다. 그 후 이 근군은 휴지(休止)한다. 고관절은 발꿈치 흔들지레에 의한 내딛는 힘과 슬관절 주위의 대퇴사두근의 활동에 의해서, 대퇴는 골반보다도 빨리 앞으로 움직이므로, 거의 수동적인 신전이 가능해진다(Lyons 등 1983).

슬관절 제어

부하 반응기에서, 지면 반응력 벡터가 슬관절의 후방을 통과하고, 슬관절에 굴곡방향의 외부 모멘트가 발생하였을 때, 슬관절 주위에서 대퇴사두근의 최대 활동이 일어난다. 지면 반응력 벡터가 슬관절의 전방을 통과하면, 슬관절이 완전히 신전하지 않아도 대퇴사두근의 활동은 휴지한다. 나머지의 슬관절 신전은 내딛는 힘에 의해서 일어난다.

족관절 제어

다른 관절과 달리, 족관절 제어는 항상 근육의 활동을 필요로 한다. 족관절 주위의 근육활동은 부하 반응기에서 시작하여, 전유각기의 초기까지 계속된다. 이 때, 길항근의 동시수축을 최저한으로 억제함으로써 에너지 소비가 억제된다. 이 밖에 족관절 저굴근군이 각 단계에서 수축강도를 바꿔 활동함으로써, 에너지 소비는 억제된다. 중간 입각기에서는 발바닥이 바닥에 확고하게 밀어붙여진 상태에서 다리가 전방으로 이동하므로, 근육의 활동은 적다. 말기 입각기에서는 전족부가 신체를 지지해야 하기 때문에, 족관절 저굴근군의 활동은 최대가 된다.

유각기에서의 선택된 근군에 의한 제어

유각기에서의 다리의 움직임은 유각지절의 내딛는 힘과 중력, 직접적인 근육제어의 조합에 의해서 일어난다.

유각기에의 준비는 전유각기에 시작되고, 이것은 불안정한 지지면과의 관계에서의 활동을 휴지한 족관절 저굴근군의 잔존하는 힘에 기초하여 있다. 골반의 회전에 의해서 고관절은 신전/외전위치에 있으므로, 고관절 굴곡은 장내전근의 활동에 의해서 지원된다. 그리고 슬관절은 슬관절 굴근군의 활동이 없이 40° 굴곡한다.

초기 유각기에서, 슬관절은 고관절 굴곡과 하퇴의 관성력에 의해서 60° 굴곡한다. 근소한 근육의 활동이 이 움직임을 지원하고 있다.

중간 유각기에서 슬관절은 수동적으로 신전한다. 중간 유각기의 후기에 발끝이 지면을 비비는 "위험성"을 회피한 후에 족관절 배굴근군은 활동을 휴지한다. 말기 유각기에서만, 고관절과 슬관절의 신근군, 족관절 굴근군의 활동이 강력히 요구된다. 이들 신근(배굴근)군의 활동은 다음에 일어나는 체중부하 수용기와 지지를 안전하게 확실히 이룰 수 있도록 준비하기 위함이다.

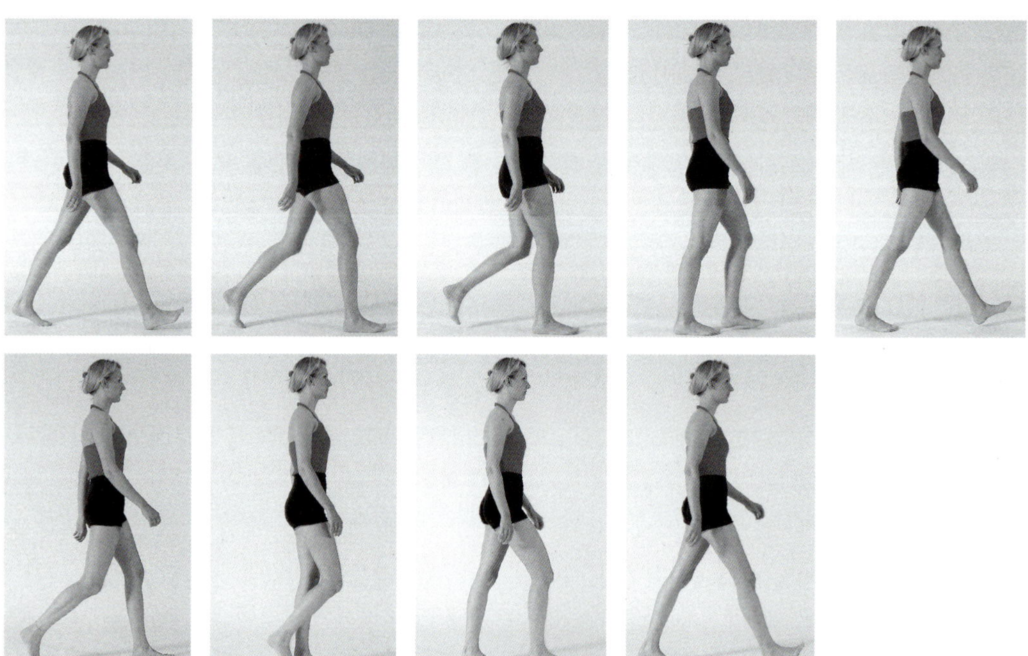

2.5 보행의 각 단계의 운동형상학과 운동역학 – 기본개념

다음으로 각 관절의 기능을 상세하고 정확하게 기술한다. 보행을 위해 중요한 필요조건과 기능에 관한 모든 정보는 다리의 기능의 기본개념으로서 요약할 수 있다. 이 정상 보행의 "기본개념"은 보행의 각 단계에서의 특징적인 관절각도와 중요한 근육의 활동을 명확히 하고, 중요한 이벤트를 나타내고 있기 때문에, 검사와 물리치료를 위한 지표로서 이용할 수 있다. 보행의 각 단계의 기능적 과제를 충족하기 위해, 기술하고 있는 이들 관절의 위치와 운동은 관찰에 의한 보행분석에 있어 반드시 필요한 것이다.

기본개념에 포함되어 있는 보행의 생리학에 관한 정보는 정상 보행으로부터의 벗어남(비정상 운동)을 관찰에 의해서 인식하기 위한 본질적인 기초가 된다. 물리치료사는 이 본질적인 기초를 습득하여, 관찰의 훈련과 연습을 쌓음으로써 많은 병적 보행을 식별할 수 있다. 그리고 더욱 연습을 쌓아 가면, 잘 알려진 비정상 운동[예, 트렌델렌부르크 징후(Trendelenburg's symptom) 또는 뒤시엔느 파행(Duchenne's limping)]만이 아니라, 거기서부터 더 심층의 주된 문제를 확인할 수 있게 된다.

체중 부하 수용기 (초기 닿기와 부하 반응기)

특유의 기능
- 전방 움직임
- 안정
- 충격 흡수

초기 닿기(IC) : 보행주기의 0% (그림 2.31)

초기 닿기의 개념은 발이 바닥에 닿는 순간이다. 그 순간 직전의 약 1cm 높이로부터의 자유 낙하에

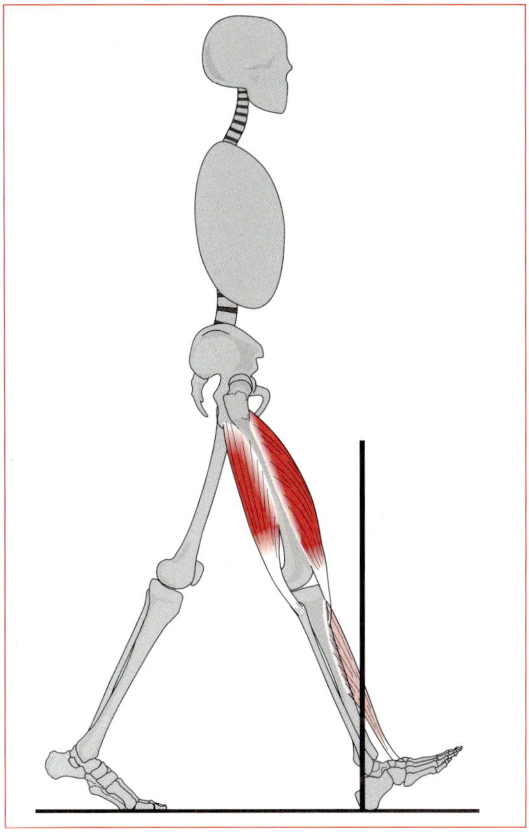

그림 2.31 초기 닿기

의해서, 단시간에 격렬한 지면 반응력이 발생한다. 거기서부터 발생하는 지면 반응력 벡터는 3개의 관절에 불안정한 상황을 발생시킨다.

- 족관절 : 저굴방향의 모멘트
- 고관절 : 굴곡방향의 모멘트
- 체간 : 굴곡방향의 모멘트

슬관절에서는 신전방향의 모멘트에 의해서 안정성이 높은 상황이 일어난다. 이 단계에서 다리는 안정하면서 전진할 수 있는 태세를 취해야 한다. 반대측의 다리는 전유각기이다.

IC 에서의 주요 이벤트

발꿈치 흔들지레(발꿈치의 "흔들 지레")의 이상적인 기능을 보장하기 위한 바닥에의 발 접지를 나타낸다(표 2.8).

표 2.8 초기 닿기

고관절	▶ 20° 굴곡 ▶ 신근군의 활동
슬관절	▶ 5° 굴곡 ▶ 대퇴직근 이외의 대퇴사두근이 활동
족관절(거퇴관절)	▶ 중립위 ▶ 전경골근군이 활동
족관절(거골하관절)	▶ 중립위 내지는 약간의 내반 ▶ 전경골근이 활동 ▶ 장지신근이 활동 ▶ 장무지신근이 활동

부하 반응기(LR) : 보행주기의 0~12% (그림 2.32)

이 단계의 구간은 보행주기의 0~12%이다. 바닥 닿기와 관찰하는 다리에 하중이 옮겨감으로써 발생하는 충격이 흡수되기 때문에, 신체중량이 바닥에 충돌해도 신체를 격렬하게 흔들리지 않도록 되어있다〔앞에서 언급한 것처럼 체중의 60%가 불과 0.02초 사이에 관찰하는 다리로 옮겨간다〕.

발꿈치 흔들지레에 의해서 발바닥이 바닥에 접근한다. 이 운동이 슬관절과 족관절 및 거골하관절의 충격흡수의 기전을 작동시킨다. 지면 반응력 벡터의 크기와 방향은 각 관절에서 큰 회전 모멘트가 된다. 그리고 충격흡수를 위해, 보행주기 중, 근육의 활동이 가장 크게 요구되지만, 이때에 필요한 동적 안정성을 위해, 슬관절이 중요한 역할을 수행한다. 이 때, 대퇴사두근과 슬괵근(hamstrings)의 단시간의 동시수축이 일어난다. 반대측 다리는 전유각기이다.

LR 에서의 주요 이벤트

- ▶ 제어된 슬관절 굴곡이 충격흡수와 슬관절의 안정을 가져온다.
- ▶ 발꿈치 흔들지레의 기능
- ▶ 고관절의 안정성이 체간의 직립자세에 도움이 된다(표 2.9).

한쪽 다리 지지기 (중간 입각기와 말기 입각기)

특유의 기능

- ▶ 안정
- ▶ 전방 움직임의 유지

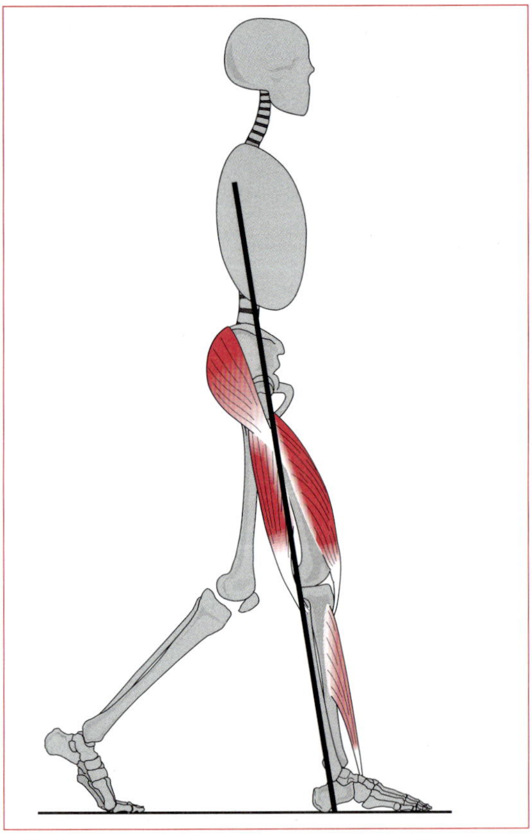

그림 2.32 부하 반응기

표 2.9 부하 반응기

고관절	▶ 20° 굴곡 ▶ 신근군과 외전근군이 활동
슬관절	▶ 15° 굴곡 ▶ 대퇴직근 이외의 대퇴사두근이 활동
족관절(거퇴관절)	▶ 5° 저굴 ▶ 전경골근군이 활동
족관절(거골하관절)	▶ 종골의 5° 외반은 거골하의 회내의 원인이 된다. ▶ 후경골근과 전경골근이 활동
중족지절간관절	▶ 중립위

중간 입각기(MSt) : 보행주기의 12~31% (그림 2.33)

이 단계의 구간은 보행주기의 12~31%이다. 전체 하중이 한쪽 다리에 실리고, 지지하고 있는 발 위에서 신체가 제어되면서 움직이고 있다. 중간 입각기 동안에, 동적 안정성이 슬관절에서 족관절로 옮겨진다. 부하 반응기 때에 일어난 고관절과 슬관절 주위의 강한 근육활동은 명백히 감소하고, 중간 입각기의 조기에 휴지한다. 여기서는 하퇴삼두근의 원심성 수축이 다리의 안정성을 제어한다. 이것은 특히 슬관절에서 현저하다. 그리고 족관절 흔들지레에 의한 제어된 하퇴의 전방 움직임을 가능케 한다.

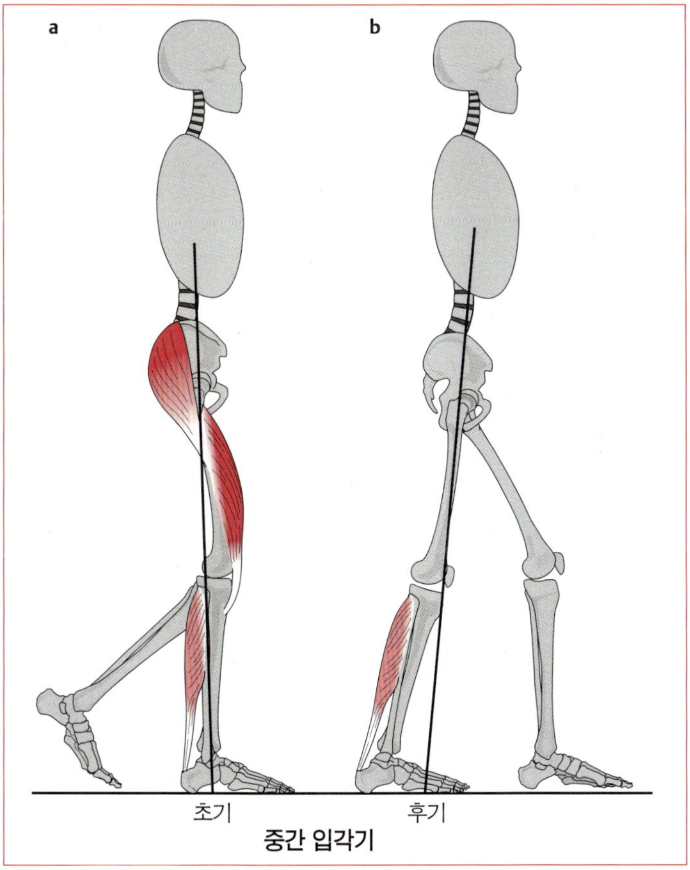

그림 2.33 중간 입각기의 초기와 후기

이 단계에서는 슬관절과 고관절 주위에서 지면 반응력 벡터에 의한 모멘트의 방향이 바뀌는 것이나, 반대측의 유각지절에서 발생하는 내딛는 힘이 중요한 의미를 갖는다. 이 단계의 초기에 지면 반응력 벡터가 슬관절의 후방을 통과하고 있는 동안, 안정화를 위해 대퇴사두근의 활동이 필요하다. 이 단계의 후기에서 지면 반응력 벡터가 슬관절의 전방을 통과하면, 대퇴사두근의 활동은 종료한다. 반대측의 다리는 초기 유각기에서 중간 유각기로 움직인다.

MSt 에서의 주요 이벤트

▶ 하퇴의 제어된 전방 움직임(표 2.10)

말기 입각기(TSt) : 보행주기의 31~50% (그림 2.34)

이 단계의 구간은 보행주기의 31~50%이다. 발이 중족지절간관절을 받침점으로 하여 움직인다. 그리고 신체 중력중심은 전족부의 지지면의 바로 위에서 벗어나, 멀리 전방으로 이동한다(trailing limb). 이 단계에서 발꿈치는 바닥에서 떨어지고, 이 때, 저굴근의 강력한 원심성 수축이 족관절을 동적으로 안정시킴으로써 슬관절과 고관절은 수동적으로 안정하게 된다. 거골하관절의 외반의 감소에 의해서, 발은 딱딱한 "흔들 지레"를 형성하고, 신체

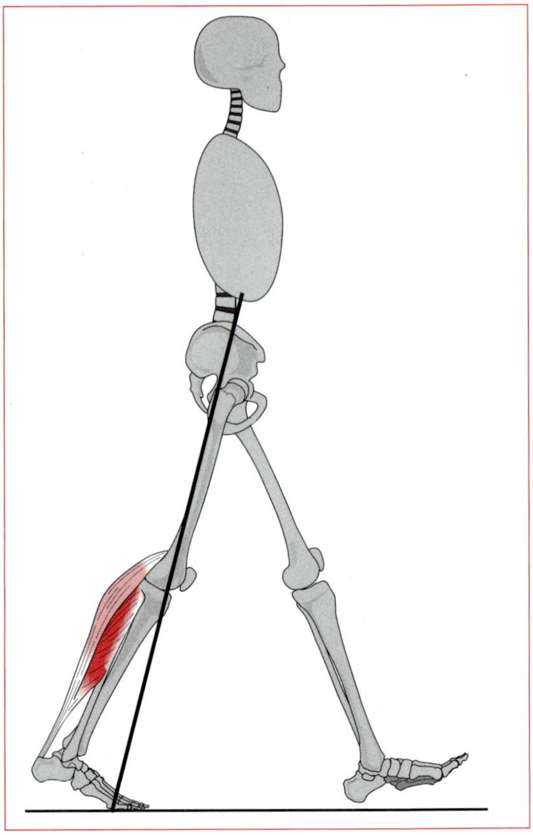

그림 2.34 말기 입각기

중량은 중족지절간관절을 받침점으로 하여 움직일 수 있다["전족부 흔들지레의 기능"(34쪽) 참조].

이 단계에서는, 신체 질량의 가속에 의한 두 가

표 2.10 중간 입각기

고관절	▶ 중립위 ▶ 외전근군의 활동 ▶ 5° 굴곡
슬관절	▶ 대퇴직근 이외의 대퇴사두근이 초기에서만 활동 ▶ 이 단계의 마지막에는 근육의 활동은 없다.
족관절(거퇴관절)	▶ 5° 배굴 ▶ 저굴근군이 원심성 수축 ▶ 외반이 감소
족관절(거골하관절)	▶ 내반근군이 활동(가자미근, 후경골근, 장지굴근, 장무지굴근) ▶ 측방 안정을 위해 장비골근과 단비골근이 활동
중족지절간관절	▶ 중립위

표 2.11 말기 입각기

고관절	▶ 20° 명백한 신전 ▶ 근육의 활동은 없다
슬관절	▶ 5° 굴곡 ▶ 근육의 활동은 없다
족관절(거퇴관절)	▶ 10° 배굴 ▶ 저굴근군이 최대한으로 활동 ▶ 외반이 2°로 감소
족관절(거골하관절)	▶ 내반근군이 최대한으로 활동(가자미근, 후경골근, 장지굴근, 장무지굴근) ▶ 측방 안정을 위해 장비골근과 단비골근이 활동
중족지절간관절	▶ 30° 신전 ▶ 장무지굴근과 장지굴근이 활동

지 요소가 전방 움직임을 발생시킨다.

▶ 신체 중력중심은 지지면의 바로 위보다 앞에 있으므로, 신체는 이른바 호(arc)를 그리는 자유낙하와 같이 전방으로 낙하한다. Perry(1992)에 따르면, 이것이 전방 움직임의 중요한 구성요소이다.

▶ 전방으로의 가속은 말기 유각기에 있는 반대측 다리의 전방으로의 내딛는 힘에 의해서 지원되고 있다.

TSt 에서의 주요 이벤트

▶ 발꿈치 들고 걷기의 시점에서 족관절이 배굴하여 있다.

▶ trailing limb(표 2.11), 즉, 고관절의 과신전(용어해설을 참조).

유각지절이 전방으로 움직이는 단계 (전유각기, 초기 유각기, 중간 유각기, 말기 유각기)

특유의 기능

▶ 발이 바닥에서 떨어진다.

▶ 다리의 전방 움직임

▶ 입각기에의 다리의 준비

전유각기(PSw) : 보행주기의 50~62% (그림 2.35)

이 단계의 구간은 보행주기의 50~62%이다. 다리는 하중이 제거되고, 슬관절의 신속하고 큰 굴곡

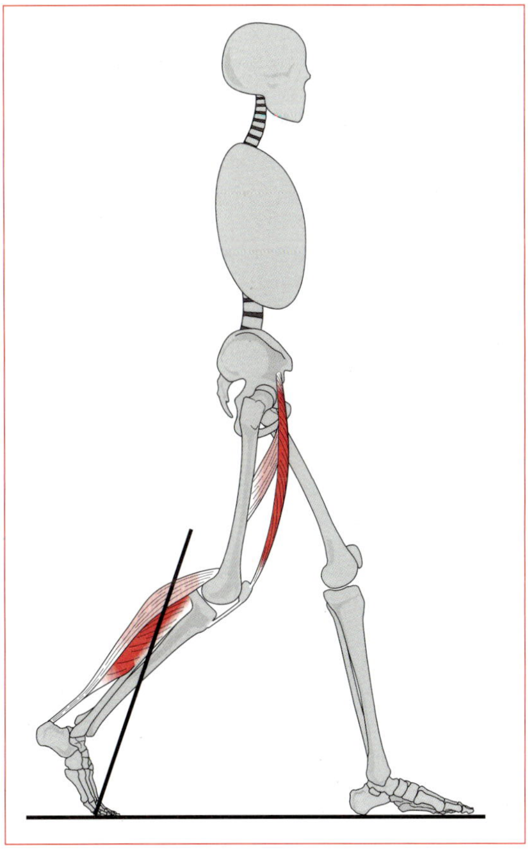

그림 2.35 전유각기

에 의해서 유각기에의 준비가 이루어진다. 신체 중량은 전족부의 바로 위에서 벗어나, 전방으로 이동한다. 이 때 발가락은 아직 바닥에 접하여 있으나, 체중부하는 반대측의 다리가 이어받는다. 이 단계에서는 양 발이 바닥에 접하여 있다. 이것이 말기 양 다리 지지이다. 반대측 다리는 초기 닿기 또는 부하 반응기이다.

이 전유각기는 입각기에 포함되어 있으나, 여기서 초기 유각기에 필요한 슬관절 굴곡각도의 절반 이상이 발생하므로, 기능적으로 보면 유각기에 속한다(Perry 1992). 이 굴곡의 주로 수동적이다. 여기서는 "분절 간의 동역학"이 작용하고, 고관절의 굴곡운동이 슬관절 굴곡의 원인으로 되어있다(Powers 1999).

전유각기는 가끔 발끝밀기 또는 박차고 나감이라 불린다. 이것은 신체를 전방으로 가져간다는 사고에서 출발하고 있다. 정확이 관찰하면, 여기서는 다리의 전방으로의 가속이 주된 현상이다. 이 단계에서는 다리를 스윙시키기 위해 힘을 사용하고 있다(Perry 1992, Kirtley 2001).

PSw 에서의 주요 이벤트

- ▶ 수동적 슬관절 굴곡 40°
- ▶ 족관절 저굴(표 2.12)

초기 유각기(ISw) : 보행주기의 62~75% (그림 2.36)

이 단계의 구간은 보행주기의 62~75%이다. 발이 바닥을 떠난다. 대퇴는 신속하게 전방으로 스윙하기 시작한다. 다리는 0.1초 동안에 약 20㎝ 앞으로 움직이므로(Perry 1992), 초기 유각기는 가속기라고도 불린다.

전유각기를 마친 족관절은 아직 약간 저굴위치이다. 발을 바닥에서 떼고 전방으로 움직이기 위해서는 족관절의 배굴방향의 움직임만으로는 불충분하고, 기본적으로 고관절과 슬관절의 굴곡에 의해서 비로소 가능해진다.

단관절근인 장내전근과 장골근 이외에, 2관절근인 박근과 봉공근이 구심성으로 수축하고, 고관절과 슬관절을 동시에 굴곡한다. 슬관절 굴곡은 또한 대퇴이두근 단두(short head)의 활동에 의해서 지원된다. 슬괵근 중, 2관절근은 고관절의 신전에도 관여하므로 활동하지 않는다. 반대측의 발은 중간 입각기의 초기이다.

ISw 에서의 주요 이벤트

- ▶ 고관절 굴곡 15°
- ▶ 슬관절 굴곡 60° (표 2.13)

표 2.12 전유각기

고관절	▶ 10° 관찰 가능한 신전 ▶ 내전근군의 활동개시
슬관절	▶ 40° 굴곡 ▶ 근육의 활동은 없다 ▶ 15° 굴곡
족관절(거퇴관절)	▶ 저굴근군의 잔존적 활동만 한다. ▶ 이 단계의 시작 직후에는 근육의 활동이 휴지
족관절(거골하관절)	▶ 중립위 ▶ 60° 신전
중족지절간관절	▶ 장무지굴근과 장지굴근이 이 단계의 처음에 잔존적 활동 ▶ 이 단계의 시작 직후에 근육의 활동이 휴지

표 2.13 초기 유각기

고관절	▶ 15° 굴곡 ▶ 굴근군이 활동
슬관절	▶ 60° 굴곡 ▶ 굴근군이 활동
족관절(거퇴관절)	▶ 5° 굴곡 ▶ 전경골근군이 활동
족관절(거골하관절)	▶ 중립위 ▶ 전경골근군이 활동
중족지절간관절	▶ 중립위 ▶ 전경골근군이 활동

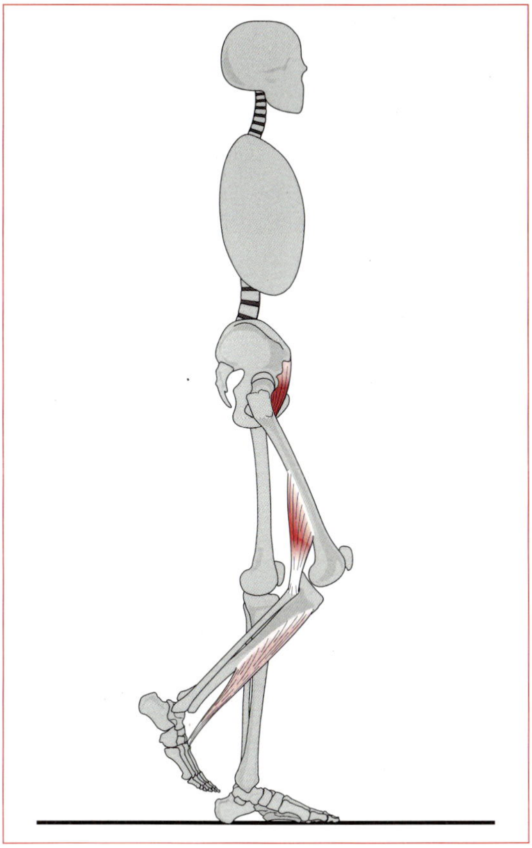

그림 2.36 초기 유각기

중간 유각기(MSw) : 보행주기의 75~87% (그림 2.37)

이 단계의 구간은 보행주기의 75~87%이다. 골반은 중립위치에 있고, 대퇴는 굴곡운동을 계속한다. 슬관절은 신전하기 시작하고, 하퇴는 바닥에 대해서 직각을 이룬다. 발은 바닥에서 떨어진 채로이고, 바닥과 발과의 간격(약 1㎝)은 고관절과 족관절의 각도에 의존한다.

대퇴의 전방으로의 내딛는 힘에 의해서 굴근군의 활동은 최소한으로 되고, 슬관절은 거의 수동적으로 신전한다. 이 단계의 마지막에는 슬괵근(hamstrings)이 활동한다. 반대측의 다리는 중간 입각기의 후기이다.

MSw 에서의 주요 이벤트

- 고관절 굴곡이 25° 로 증가
- 족관절이 중립위(neutral zero position)까지 배굴(표 2.14)

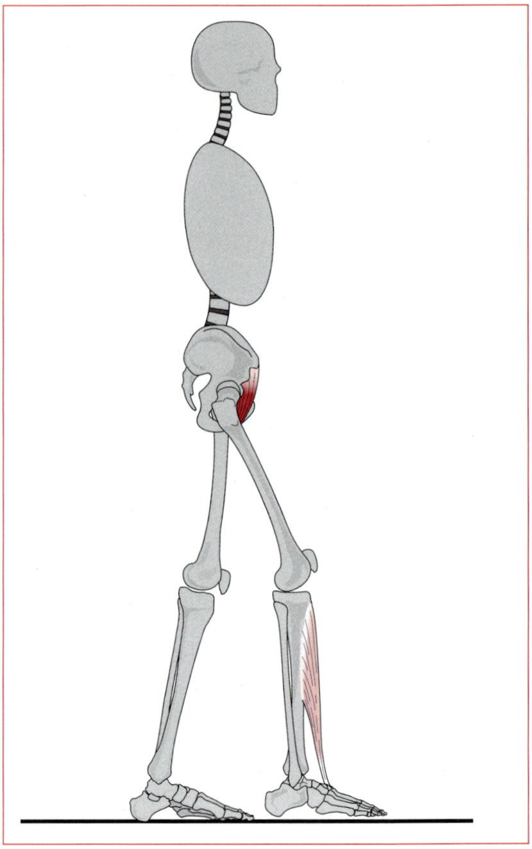

그림 2.37 중간 유각기

표 2.14 중간 유각기

고관절	▸ 25° 굴곡 ▸ 이 단계의 처음에 굴근군이 활동 ▸ 이 단계의 마지막에 슬괵근이 활동
슬관절	▸ 25° 굴곡 ▸ 이 단계의 처음에만 대퇴이두근의 단두가 활동
족관절(거퇴관절)	▸ 중립위 ▸ 전경골근군이 활동
족관절(거골하관절)	▸ 중립위 ▸ 전경골근군이 활동
중족지절간관절	▸ 중립위 ▸ 전경골근군이 활동

말기 유각기(TSw) : 보행주기의 87~100% (그림 2.38)

이 단계의 구간은 보행주기 87~100%이다. 이 단계는 유각기에서 입각기로 옮겨가는 단계이다. 고관절은 굴곡한 채이고, 슬관절은 중립위까지 신전한다. 발은 체간에서 떨어진 전방이고, 다음에 대기하고 있는 발꿈치 닿기로서는 이상적인 위치에 온다. 족관절은 중립위 그대로이다.

말기 유각기에서 다리는 입각의 준비를 하기 위해, 대퇴사두근과 슬괵근이 동시에 활동한다. 슬괵근의 원심성 수축은 대퇴의 전방 움직임에 브레이크를 건다. 고관절과 슬관절은 이 단계의 마지막에, 각각 전방으로 최대로 움직인 상태에서 약간 원래로 되돌아오는 일이 있다(0~5°). 그러나, 이 약간의 변화는 육안으로는 관찰할 수 없다.

고관절 굴곡(20°)과 슬관절 신전과 골반의 회전(5°)은 보폭(STEP)의 확보에 있어 필요하다(18쪽의 "『정상적』인 보폭(STEP)의 요인"을 참조). 반대측의 다리는 말기 입각기이다.

TSw 에서의 주요 이벤트

슬관절이 중립위까지 신전(0~5° 굴곡위치 ; 표 2.15)

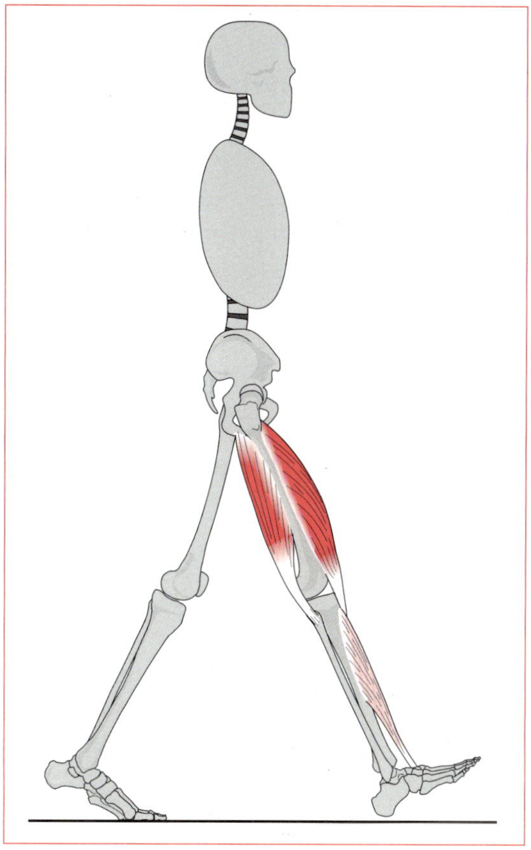

그림 2.38 말기 유각기

책의 부록에 모든 단계(phase)에서의 각 관절의 각도의 일람을 나타냈다.

표 2.15 말기 유각기

고관절	▶ 20° 굴곡 ▶ 슬괵근의 활동
슬관절	▶ 0° (~5° 굴곡위치) ▶ 대퇴사두근이 활동
족관절(거퇴관절)	▶ 중립위 ▶ 전경골근군이 활동
족관절(거골하관절)	▶ 중립위(약간 내반) ▶ 전경골근군이 활동
중족지절간관절	▶ 0~25° 신전 ▶ 전경골근군이 활동

2.6 각 관절에 대한 설명

각각의 관절의 전형적인 각도와 움직임은 각 단계에서의 특유의 성과(accomplishments)와 직접적인 관계가 있고, 세 가지 기능적 과제를 충족시키는 데에 필요하다. 각각의 특유의 성과를 위해 중요한 의미를 가진 이들의 관절 각도와 움직임은 주요 이벤트라 불린다.

보행의 각 단계의 시상면에서, 족관절, 슬관절, 고관절의 각각에 하나 또는 2개 이상의 주요 이벤트가 있다. 이 밖에 3개의 모든 관찰면에서, 비교적 정교한 움직임이 발과 슬관절과 고관절과 골반에 일어난다. 시상면에서의 족관절과 슬관절과 고관절의 움직임은 주요 이벤트와의 연관성에서도 매우 중요하기 때문에, 관찰에서의 보행분석에서는 여기에 가장 중점을 두고 있다.

보행주기의 8개의 각 단계에서 족관절, 슬관절, 고관절, 골반 그리고 체간의 각각을 표 2.16에 열거한 4개의 관찰항목에 따라서 서술할 것이다.

운동의 범위

일반적으로 관절가동범위라 정의되어 있는 ROM (range of motion)이지만, 여기서는 관절에 얼마만큼 가동범위가 있는 지가 아니고, 어디까지나 보행을 하고 있을 때에 관절이 얼마만큼 움직이고 있는지에 주목하기 위해, 운동의 범위라는 정의를 사용한다. 관절의 위치는 보행 중, 항상 변화하고, 움직임은 신속하게 일어나므로, 관찰하는 것이 곤란하다. 관찰을 통한 보행분석을 간단히 시행하기 위해, 각 단계에서 특징적인 관절각도와 움직임만을 선택하여 그 포인트를 기술한다(그래픽에서 소개하고 있는 다리의 자세는 평균적인 것이다).

발생하는 모멘트

이제까지는 입각기만의 관절 모멘트를 표현하여 왔으나, 이들은 지면 반응력계를 사용해서 계측된 지면 반응력의 데이터를 기초로 추정하고 있다. 그러나, 이 방법에서는 유각기에 관절에 발생하는 모멘트를 추정할 수 없으므로, 역동역학을 사용해서 외력에 의해서 유각기에서도 관절에 작용하는 회전 모멘트를 확인한다. 앞으로는, 유각기에서 발생하는 관절 모멘트도 서술할 것이다.

근육의 활동

간략하게 하기 위해 근육의 활동을 "활동하고 있다" 또는 "활동하고 있지 않다"로 기술한다. 근육이 최대로 활동하는 시점을 작은 삼각 표시로 나타냈다. 최대 등척성 수축의 5% 이하의 근육 활동은 무시한다.

! 주목: 이제부터의 일을 보다 잘 이해하기 위해, 관절에 발생하는 모멘트와 이와 관련되는 근육활동의 정확한 이해가 필요하다(제4장 "계측장치를 이용한 보행분석"을 참조).

표 2.16 보행주기의 8개의 단계를 기술하기 위한 관찰항목

영어	이 책의 표현
range of motion (ROM)	운동의 범위
torque demand (TD)	발생하는 모멘트
muscle action (MA)	근육활동
functional significance (FS)	기능적 의미

2.6.1 족관절과 중족지절간관절 (거퇴관절과 MTP관절)

기능적 과제 – 체중부하수용기(1)

초기 닿기(IC) :
보행주기의 0% (그림 2.39)

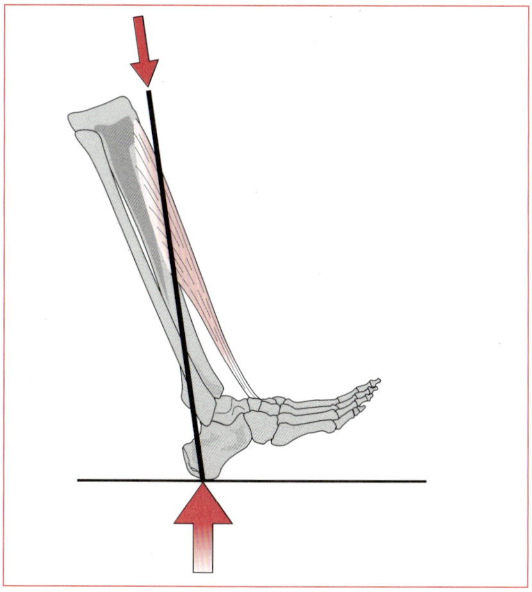

그림 2.39 초기 닿기
지면 반응력 벡터는 족관절의 후방을 지나고, 저굴 방향의 모멘트를 야기한다.

IC 에서의 운동의 범위

▶ 족관절은 중립위
▶ MTP관절은 0~25° 배굴(그림 2.44a)

IC 에서 발생하는 모멘트

저굴방향의 모멘트가 아래에 의해서 발생한다.

▶ 지면 반응력 벡터가 족관절의 후방을 지난다.
▶ 발꿈치와 바닥의 접점은 족관절의 후방이다.

IC 에서의 근육활동

배굴근군인 전경골근과 장지신근 및 장무지신근이 활동하고, 부하 반응기를 위한 족부의 준비를 한다.

IC 에서의 기능적 의미

부하 반응기에서 발꿈치 흔들지레 기능을 수행하기 위한 족부의 포지셔닝(positioning).

주목: 종전의 용어에서는 이 단계는 발꿈치 닿기(heel strike)라 불리고 있었다. 그러나 호칭은 전족부로부터 앞으로 바닥에 접하는 것 같은 경우에는 모순이 발생한다.

기능적 과제 – 체중부하 수용기(2)

부하 반응기(LR) : 보행주기의 0~12% (그림 2.40)

LR 에서의 운동의 범위

▶ 족관절에서 중립위에서부터 5° 저굴위치까지의 움직임이 신속하게 일어난다.
▶ MTP 관절은 충격 흡수기의 마지막에 25° 배굴위치로부터 중립위가 된다.

LR 에서 발생하는 모멘트

지면 반응력 벡터가 족관절의 후방에서 발꿈치의 범위를 통과하고 있고, 저굴방향의 모멘트가 발생한다. 이 모멘트는 부하 반응기가 마지막에 가까

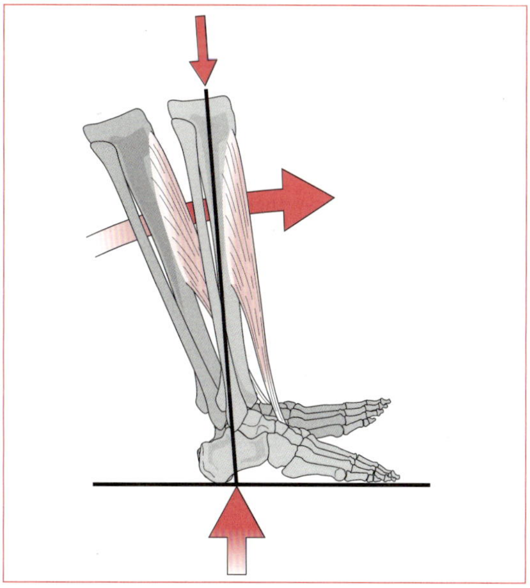

그림 2.40 부하 반응기
전경골근군이 저굴방향의 모멘트에 대해서 원심성 수축을 한다. 그리고 하퇴는 전방으로 움직인다.

위짐에 따라 작아진다.

LR 에서의 근육활동

- ▶ 움직임의 초기에는 수동적인 근소한 저굴이다.
- ▶ 전경골근군이 원심성 수축을 하고, 신속한 저굴에 브레이크를 걸어, 발바닥 닿기의 충격을 완화한다.
- ▶ 이 시점에서, 전경골근군은 최대로 활동한다.
- ▶ 비복근과 가자미근이 충격흡수기의 마지막에 활동하여 하퇴의 전방 움직임을 제어한다.

LR 에서의 기능적 의미

발꿈치 흔들지레의 기능을 야기한다. 전경골근군은 발바닥 닿기의 충격을 완화하고, 하퇴를 전방으로 끌어당긴다. 이것에 의해서 전방으로의 내딛는 힘과 슬관절 굴곡이 유발된다.

! 주목: 종전의 용어에서 이 단계는 발바닥 닿기라 불리고 있다.

기능적 과제 – 한쪽 다리 지지(1)

중간 입각기(MSt) : 보행주기의 12~31% (그림 2.41)

MSt 에서의 운동의 범위

족관절은 5° 저굴위치에서부터 5° 배굴위치까지 움직인다. MTP관절은 중립위이다(그림 2.44b).

MSt 에서 발생하는 모멘트

유각지절의 전방 움직임과 신체중량의 전방으로의 내딛는 힘에 의해서, 지면 반응력 벡터의 작용점은 발꿈치에서 전족부로 옮겨간다. 그리고 족관절 주위에 배굴방향의 모멘트가 발생하여 급격하게 증가한다.

MSt 에서의 근육활동

- ▶ 보행주기의 7%시점에서, 배굴방향으로의 무너짐을 방지하기 위해 가자미근이 원심성 수축을 시작한다. 슬관절 신전의 증가에 수반하여, 비복근이 마찬가지로 원심성 수축을 하여 가자미근의 역할을 지원한다. 양쪽의 근육의 원심성 수축에 의해서 하퇴와 대퇴의 전방으로의 가속이 제어된다.

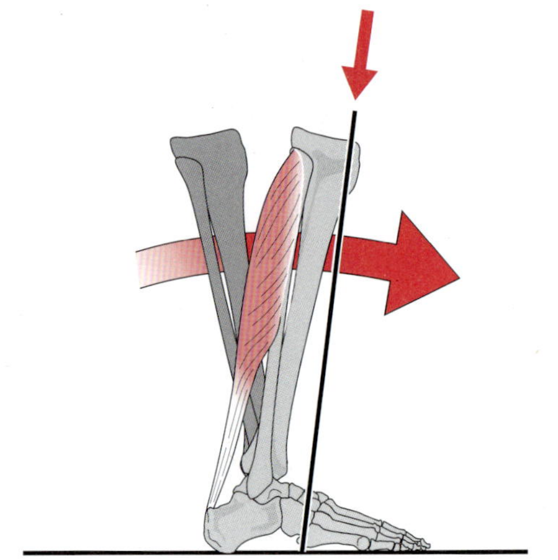

그림 2.41 중간 입각기
지면 반응력 벡터는 족관절의 전방을 지나가고, 배굴방향의 모멘트를 야기한다. 하퇴의 전방 움직임은 비복근과 가자미근에 의해서 제어된다.

- ▶ 내측 종궁(longitudinal arch)을 지원하는 장무지굴근이 발꿈치 들고 걷기의 준비를 위해 중간 입각기의 종료부근에서 활동한다. 이 근육은 체중부하에 대비해서 제1MTP 관절을 안정화시킨다.
- ▶ 내측 종궁을 지원하고, 내반, 외반에 관여하는 장지굴근은 이 단계를 통해서 근력 수축을 높인다.

MSt 에서의 기능적 의미

확고하게 바닥에 닿은 발의 위를 신체가 전방으로 이동한다. 동적으로 안정하여 있는 하퇴도 전방으로 움직인다. 하퇴삼두근이 하퇴의 움직임을 제어하고, 슬관절에 안정성을 가져온다. 전방으로의 기세는 유지되며, 족관절은 5° 저굴위치에서부터 5° 배굴위치가 된다(족관절 흔들지레).

기능적 과제 – 한쪽 다리 지지(2)

말기 입각기(TSt) : 보행주기의 31~50% (그림 2.42)

TSt 에서의 운동의 범위

- 족관절은 5° 배굴위치에서부터 10° 배굴위치까지 움직인다.
- MTP 관절은 중립위에서부터 30° 신전위치까지 움직인다(그림 2.44c).

TSt 에서 발생하는 모멘트

배굴방향의 모멘트가 최대가 된다. 그리고 보행주기 중에 근육의 활동이 최대로 요구된다.

TSt 에서의 근육활동

- 하퇴삼두근의 활동이 이 단계에서 최대가 되고 족관절의 과도한 배굴과 하퇴의 전방으로의 무너짐을 방지하여, 발꿈치의 들기를 가능케 한다. Perry(1992)와 Sutherland(1980)에 따르면, 이 단계에서 하퇴삼두근에 요구되는 근력은 중간 입각기의 약 3배이다.
- 말기 입각기의 마지막 무렵에 우선 장지굴근이 그리고 이에 이어서 장무지굴근이 내측 종궁을 지지하기 위해 최대로 활동한다.

TSt 에서의 기능적 의미

하퇴삼두근이 족관절의 배굴을 제어하는 것에 의해서 발꿈치는 지면에서 떨어지고, 전방으로의 최대의 움직임이 가능해진다. 이 운동은 반대측의 보폭(STEP)을 크게 한다(전족부 흔들지레).

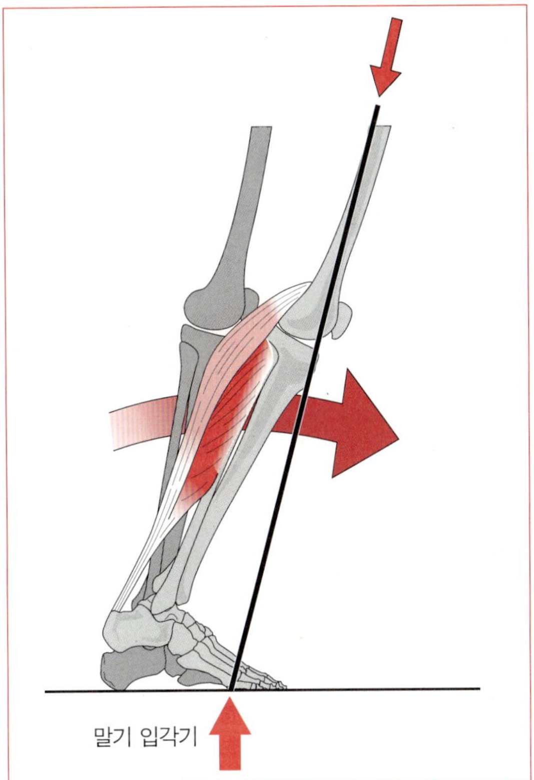

그림 2.42 말기 입각기
지면 반응력 벡터는 MTP관절을 지나고, 최대의 배굴방향의 모멘트를 야기한다. 족관절을 동적으로 안정시키고, 발꿈치를 들어올리기 위해 비복근과 가자미근이 최대로 활동한다.

주목: 이 단계는 종전의 용어에서는 발꿈치 들고 걷기(heel off)라 불리고 있으나, 발꿈치가 들리지 않는 환자에서는 부적절한 표현이다.

기능적 과제 – 유각지절의 전방 움직임 (1)

전유각기(PSw) : 보행주기의 50~62% (그림 2.43)

PSw 에서의 운동의 범위

- 족관절은 10° 배굴위치에서부터 15° 저굴위치까지 매우 신속하게 움직인다.
- MTP 관절은 약 30° 신전위치에서부터 60° 신전위치까지 움직인다(그림 2.44d).

PSw 에서 발생하는 모멘트

하중이 반대측으로 옮겨감으로써, 발의 하중이 신속하게 제거되고, 이에 수반해서 지면 반응력 벡터는 감소한다. 또한 족관절 주위의 배굴방향의 모멘트도 감소한다.

PSw 에서의 근육활동

- 하퇴삼두근의 활동은 이 단계의 초기에 종료한다. 잔존적인 하퇴삼두근의 구심성 수축과 수동적인 긴장이 족관절을 저굴시켜 하퇴를 전방으로 가져가고, 슬관절을 굴곡시키는 데에 기여한다.
- 전유각기의 마지막 무렵, 다음에 대기하고 있는 배굴을 위해 전경골근군의 활동이 시작된다.

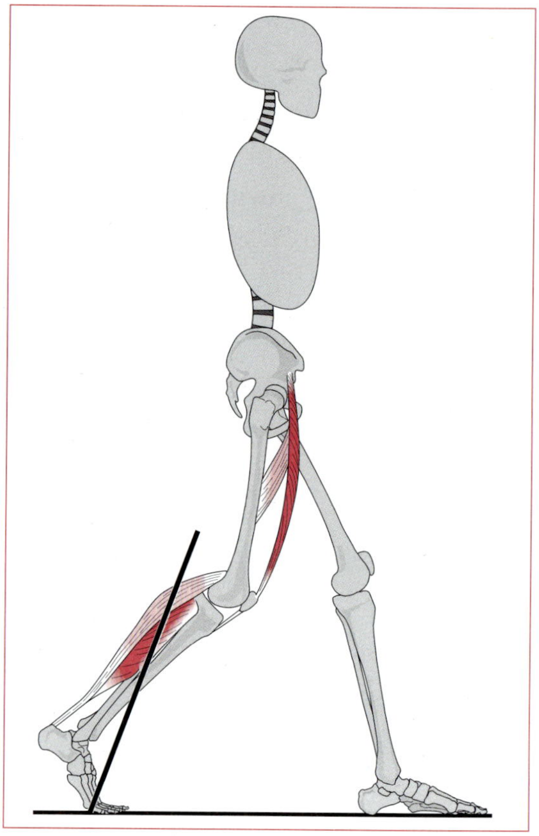

그림 2.43 전유각기
반대측으로 하중이 옮겨가기 때문에, 지면 반응력 벡터는 급속히 감소한다. 이에 상응해서 배굴방향의 모멘트가 감소한다.

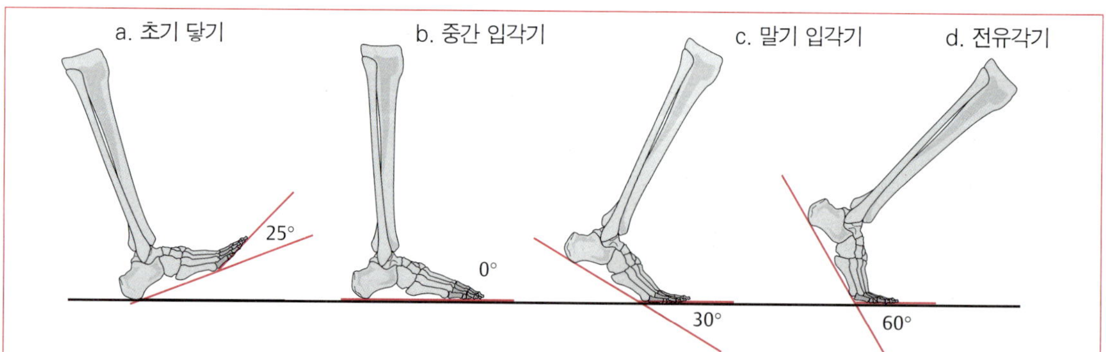

그림 2.44a-d 입각기에서의 중족지절간(MTP)관절의 움직임

PSw 에서의 기능적 의미

- 발가락은 아직 바닥에 접하여 있고, 균형 유지에 기여한다.
- 저굴의 움직임과 약간 하중이 걸린 발이 슬관절 굴곡과 이제부터 유각지절이 되는 다리의 전방 움직임을 지원한다.

! 주목: 이 단계는 발의 일부가 아직 약간 바닥에 접하여 있으므로, 입각기에 포함된다(그림 2.44d). 그러나 다리는 이미 유각 준비에 들어가 있으므로, 기능적인 관점으로 보면 유각기에 포함된다.

! 주목: Perry(1992)는 이 단계 안에서 roll-off 에 대해서 이야기하고, Winter(1983)와 같이 push-off 에 대해서 강조하고 있지 않다. ankle push-off는 여전히 연구와 논의의 여지를 남겨놓고 있다. 이 단계의 호칭의 차이는 일단 그대로 두고, 이 단계에서의 운동형상학적 및 운동역학적인 족관절의 움직임은 하퇴를 전방으로 움직이고, 다리를 유각기로 옮겨가게 하는 데 도움이 된다(61쪽 "저굴근의 역할"을 참조).

기능적 과제 – 유각지절의 전방 움직임 (2)

초기 유각기(ISw) : 보행주기의 62~75% (그림 2.45)

ISw 에서의 운동의 범위

- 족관절은 15° 저굴위치에서부터 5° 저굴위치까지 배굴방향으로 움직인다.
- MTP 관절은 약 60° 신전위치에서부터 중립위를 향해서 움직인다.

ISw 에서 발생하는 모멘트

약간 저굴방향의 모멘트가 발생한다.

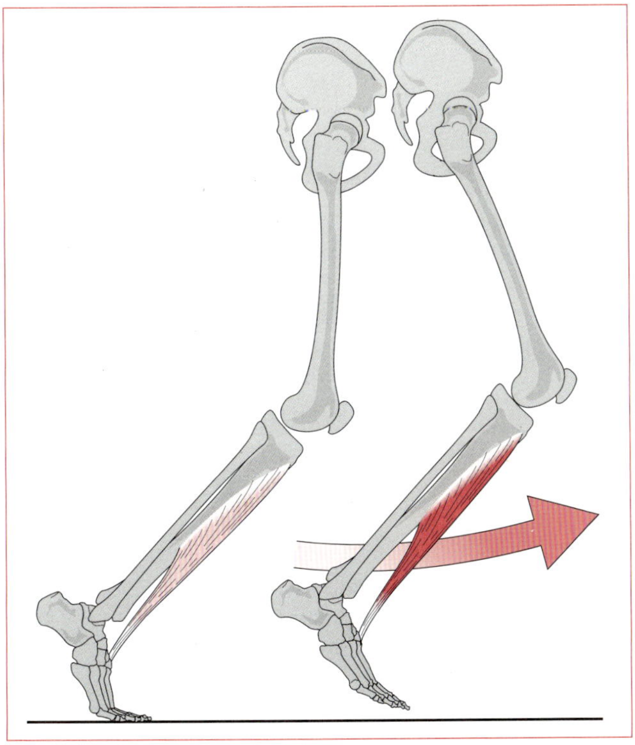

그림 2.45 초기 유각기
전경골근군이 족관절 주위에 일어나는 근소한 저굴방향의 모멘트를 제어한다.

ISw 에서의 근육활동

전경골근군이 족관절을 배굴시키기 위해 구심성 수축을 한다. 이 때, 장무지신근과 장지신근이 각각 최대로 활동한다.

ISw 에서의 기능적 의미

이 단계에서 발을 바닥에서 떼기 위해 필요한 족관절 배굴이 시작된다. 그러나 족관절은 아직 중립위까지 가지 않는다.

기능적 과제 – 유각지절의 전방 움직임 (3)

중간 유각기(MSw) : 보행주기의 75~87% (그림 2.46)

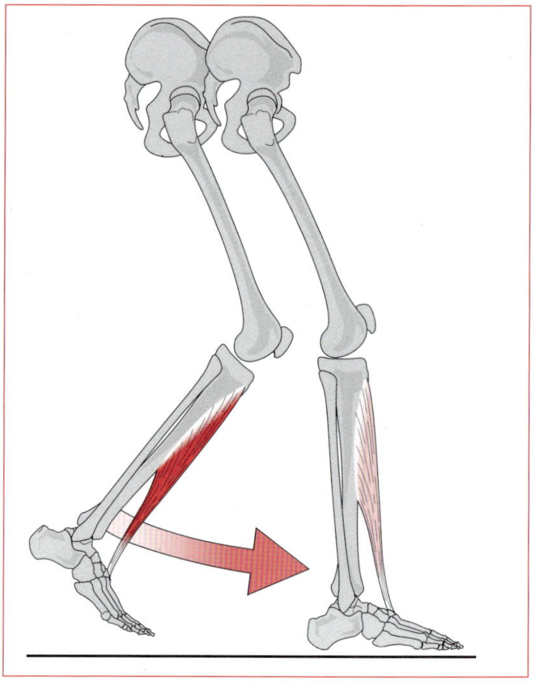

그림 2.46 중간 유각기
전경골근군이 족관절 주위에 일어나는 약간의 저굴방향의 모멘트를 제어한다.

MSw 에서의 운동의 범위

- ▶ 족관절은 5° 저굴위치에서부터 중립위까지 배굴한다.
- ▶ MTP 관절은 중립위이다.

MSw 에서 발생하는 모멘트

약간의 저굴방향의 모멘트가 발생한다.

MSw 에서의 근육활동

- ▶ 전경골근군이 활동한다.
- ▶ 하퇴가 바닥에 대해서 직각이 될 때까지 앞으로 오면, 발의 자기중량은 아래로 향한 모멘트의 원인이 된다. 중간 유각기의 전반에, 전경골근군이 이에 대해서 구심성 수축을 한다(Perry 1992). 그 후 근육활동이 감소하고, 족관절을 중립위에 유지하기 위해, 등척성 수축을 한다.

MSw 에서의 기능적 의미

- ▶ 바닥과 발의 클리어런스(clearance)는 1 cm를 초과하지 않는다.
- ▶ 하퇴는 바닥에 대해서 직각이 된다.

주목: 유각기에 중립위를 넘어선 족관절의 배굴은 일어나지 않고, 에너지 소비를 억제할 수 있다. 중립위를 넘어서 약간 배굴하는 일이 있으나, 이것은 전경골근군의 지나친 작용이라 해석할 수 있고, 중요시할 일은 아니다.

기능적 과제 – 유각지절의 전방 움직임 (4)

말기 유각기(TSw) : 보행주기의 87~100% (그림 2.47)

TSw 에서의 운동의 범위

- 족관절은 중립위 그대로이다.
- MTP 관절은 초기 접지의 준비를 위해 신전을 시작한다. 그리고 발가락은 0~25° 신전위치가 된다.

TSw 에서 발생하는 모멘트

약간이었던 저굴방향의 모멘트가 0까지 감소한다.

TSw 에서의 근육활동

전경골근군이 다음에 대기하고 있는 체중부하 수용기의 강력한 하중에 대비해서 긴장을 높인다.

TSw 에서의 기능적 의미

- 족관절의 중립위는 다음에 대기하고 있는 초기 닿기의 이상적인 발꿈치 닿기를 보증한다.
- 족관절의 정상적인 운동의 범위와 발생하는 모멘트와 근육활동은 그림 2.48의 일람도표에 나타냈다.

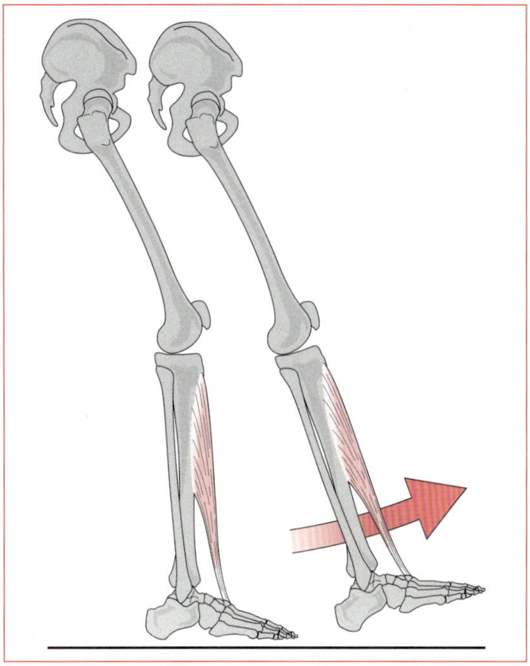

그림 2.47 말기 유각기
전경골근이 다음에 대기하고 있는 발꿈치 닿기에 대비하여 긴장을 높인다.

저굴근의 역할

저굴근의 기능적 역할에 대해서는 오늘날까지 논란의 여지를 남기면서 여러 설이 소개되어 있다. 그러나, 보행능력에 크게 기여하는 하퇴삼두근의 중요성에 대해서는 의견이 일치하고 있다. 비복근과 가자미근의 각각의 활동에 대해서는 주로 두 가지 상이한 이론이 존재한다.

Winter(1991)는 그의 사고방법 중에서, 신체중량을 전방으로 몰아가는 전방 돌진력에 대해서 기술하였다. 그의 결과에 따르면, 이미 보행주기의 40%를 넘어선 시점에서부터 60%의 시점까지 활발하고 급속한 족관절의 저굴이 일어난다. 여기에 발생하고 있는 회전 모멘트에 대한 이 순간적으로 배굴위치에서부터 저굴위치가 되기까지의 운동은 매우 큰 저굴력에 의한 것으로, Winter는 그것을 ankle 2 push-off burst라 명명하였다.

이 힘의 계산은 물리학에서 사용하는 오일러와 뉴턴의 방정식에 기초하고 있다. 기술되어 있는 시간 내 즉, 보행주기의 40~60%에서의 힘의 발생은 일반적으로 근육의 구심성 일(work)이라 분류되어 있다. 결과적으로 Winter는 전유각기에서 그 계산에 의해서 산출된 힘이 신체중량을 능동적으로 전방으로 가져간다(운반한다)는 견해를 가졌다.

Perry(1992)에 따르면, Winter의 개념(Winter 1991)은 중요한 요점을 간과하고 있다. Perry는 말기 입각기에서 반대측 발이 바닥에 접촉하기까지의

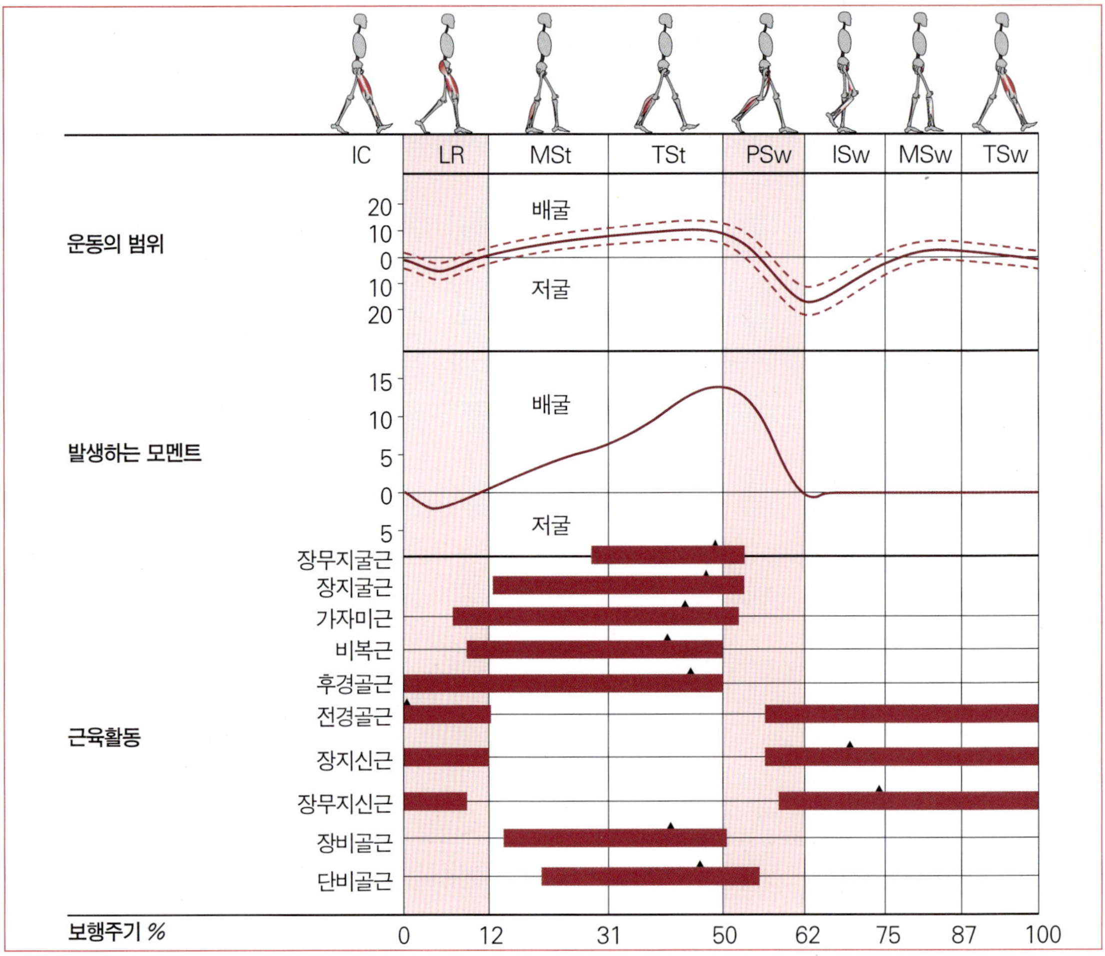

그림 2.48 족관절에서의 정상적인 운동의 범위와 발생하는 모멘트와 근육활동
족관절 운동범위의 그래프는 1보행주기 동안에 4개의 곡선을 형성한다. 중간 입각기와 말기 입각기에서, 하퇴의 전방 움직임을 위해 결정적인 것은 족관절의 제어된 약간의 배굴운동(5~10°)이다. 한쪽 다리 지지기에서 관절을 안정화시키기 위해, 하퇴삼두근에 대한 활동요구가 높아진다. 각각의 근육의 최대 수축시점은 막대그래프 위의 작은 삼각형으로 표시하였다(RLANRC에 의한 보행분석 결과를 부분 수정).

동안, 족관절이 배굴위치에 있다는 것을 고려하고 있다(그림 2.48). 하퇴삼두근은 말기 입각기에서 원심성으로 최대 수축한 후, 등척성으로 활동하여 족관절의 동적 안정성을 유지하고, 발꿈치의 들기를 가능케 하고 있다. Perry에 따르면, 말기 입각기에서의 중요한 과제는 족관절을 안정시켜, MTP 관절을 받침점으로 한 발과 하퇴와 신체의 전체 질량의 전방으로의 굴러감을 가능케 하는 것이다. 결과적으로 신체 중력중심의 아래로 처짐이 감소하여, 전방 움직임이 증대한다.

이것은 하지의 길이가 기능적으로 연장하여 전족부가 족관절을 대신하여 받침점이 됨으로써 달성된다. 전유각기(보행주기의 50%)에서 반대측으로의 하중의 옮겨감이 급속히 일어난다. 이 하중의 옮겨감에 의해서, 이미 전유각기의 시초에 가자미근과 비복근의 활동이 거의 0까지 감소한다. 이러한 것은 동작 근전도에 의해서 증명되어 있다.

하중의 옮겨감에 상응해서, 지면 반응력과 족관절

주위에 발생하는 모멘트도 감소한다. Perry(1992)에 따르면, 이러한 것으로부터 전유각기(보행주기의 50~62%)에서는 신체를 박차고 나가는 힘은 발생하여 있지 않다. 이러한 것으로부터 그녀는 전족부 흔들지레에 의한 제어된 구르기 들기(controlled roll-off) 또는 다리의 유각기로의 옮겨감(push off the limb)이라 표현할 것을 권장하였다.

Perry의 사고방법은 탄력성이 있는 힘이 신체 질량을 전방으로 약진시키고 있다는 Hoff 등의 이론(1983)과도 다르다.

최근에는, 다양한 상이한 견해를 주장하는 연구자들이 하퇴삼두근의 기능 및 ankle push-off 또는 roll-off에 대해서 적극적으로 논의하게 되었다. 최근의 유용한 결과(Neptune 등 2001)에서는 중간 입각기에서의 근육의 수축은 원심성이고(족관절 흔들지레), 말기 입각기에서는 동적 안정성을 유지(전족부 흔들지레)하는 등척성 수축으로 원활하게 옮겨간다는 것을 보여주고 있다. 그리고 마지막은 전유각기에서 잔존적인 힘에 의한 구심성 수축이 일어난다. 이와 같이 하퇴삼두근은 중간 입각기에서 하퇴의 전방 움직임의 제어(controlled roll-off, Perry 1992)를 시행하고, 말기 입각기에서는 체간의 가속(push-off, Winer 1991 : roll-off, Perry 1992)에, 전유각기에서는 다리의 구성요소의 가속에 관여한다(Hoff 등 1983).

주목: 앞에서 열거한 논의와는 별도로, 저자는 증명할 수 있는 개개의 사건, 논증, 이론의 임상에서의 중요성을 최우선하고 있다. 저굴력 특히, 저굴의 지구력이 있다는 것, 또는 만일 가능하다면 이 힘을 다시 얻기 위한 훈련이 특히 중요하며, 근육의 세 가지 수축형태 모두가 중요하다. 마찬가지로, 배굴위치에서부터 저굴위치로 신속하게, 동시에 제어된 움직임이 충분히 가능한 족관절의 가동성도 중요하다. 이 때문에 저굴근군의 원심성 근력과 상이한 수축형태로 신속하고 원활하게 바꿀 수 있는 신경과 근육의 연계를 훈련해야 한다.

족부의 내재근

족부의 내재근(intrinsic muscle)은 주로 발의 배측을 뻗고 있는 단지신근과 발바닥에 있는 기타의 근육의 합계 6개로 구성된다. 특히, 족저근이 내측 종궁의 형성과 구르기 운동의 제어를 돕는다. 보행주기의 약 20%의 중간 입각기 전반에서, 소지외전근, 단무지굴근 그리고 단지신근의 활동이 시작된다.

보행주기의 약 40%의 말기 입각기에서 무지외전근과 단지굴근과 골간근의 보조적 수축이 시작된다. 족부의 내재근은 자주 발가락 안정화의 기능 및 보행 중의 종궁과 횡궁의 동적인 보조역으로 잘못하여 한정된다. 종자골과의 직접적 내지 간접적인 관계에 의해서, 족부의 내재근은 신체중량을 지지하고 있는 골의 안정화에 기여한다. 아마도 더 중요한 것은 발가락의 신전이 내재근의 원심성 수축에 의해서 제어되어 있다는 것이다(Tittel 1994).

임상 힌트: 척주에 문제를 갖고 있는 환자에서도, 가능한 한 발의 충격흡수기능의 장애에 눈을 돌려서 보아야 한다. 이러한 장애가 있을 때, 발가락을 굴곡하는 내재근의 원심성 근력의 훈련이나 동적 제어의 훈련이 필수적이다. 잊지 말아야 할 것은 MTP관절의 특히, 신전방향의 가동범위에 대한 체크이다(Bojsen-Moller F. 등 1979). ■

임상 힌트: MTP 관절 주위의 부드러운 안창(insole)은 발의 건강한 발달의 방해가 된다. 유감스럽게도 어린이용 신발에도 어른용 신발에도 이것이 들어가 있는 일이 흔히 있다. 부드러운 안창은 전족부를 지레로 한 구르기 운동

을 할 때, MTP 관절을 가라앉게 하여 발가락의 굴근군의 위축을 야기한다. 이 때문에 안창의 MTP 관절 주위는 평탄하고 견고하여 60° 배굴이 가능하도록 되어 있는 것이 중요하다. ■

족저 건막

족저(발바닥) 건막(tendinous membrane)은 종골에서부터 지절골까지 뻗어있고, 근섬유가 발가락의 내재굴근과 동화하여 있는 평탄한 조직(건)이다. 족저 건막은 수동적 방법으로, 내외측의 종궁과 MTP 관절을 지지하고 있다. 발꿈치 들기할 때, MTP 관절에서 발가락이 신전하면, Winde의 원리에 의해서 족저 건막이 긴장한다(그림 2. 49). 이 때, 근섬유가 MTP 관절 부분을 활주한다.

발가락의 신전이 수동적인가 또는 능동적인가에 관계없이, 또는 하중을 지지하고 있는지 아닌지에 관계없이, 신전의 크기에 상당한 족저 건막의 긴장이 일어난다. 이 기전이 종골을 발가락 방향으로 당겨서, 거골하관절의 회외에 기여하고, 이러한 것에 의해서 후족부와 중족부의 안정화에 기여한다. 긴장된 족저 건막은 수동적으로 굴곡방향으로 작용을 미치는 힘에 의해서 MTP 관절에서 발가락의 과도한 신전을 방지한다. 또한, 발꿈치를 들때에 적어진 신체중량 지지면에서 하중이 확실하게 지지될 수 있도록 발가락을 바닥에 밀어붙이는 능동적인 근육활동을 족저 건막이 도와주고 있다.

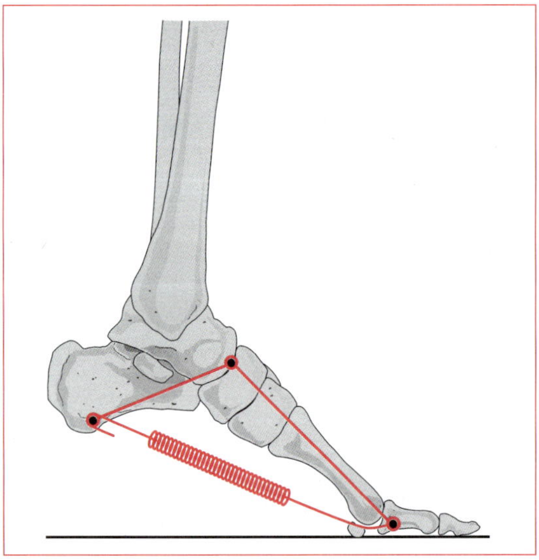

그림 2.49 MTP관절의 신전에 상응하여 족저 건막이 긴장하는 것을 나타낸 모식도.

Norkin과 Levangie(1982)는 지면 반응력계를 사용한 실험에 의해서, 최대로 신전하고 있을 때의 발가락의 굴곡방향의 힘은 원래, 발가락이 수의적으로 발휘할 수 있는 힘의 2배라는 것을 보고하였다. 특히, 다른 4개의 발가락에 비하여, 제 1MTP 관절에서의 족저 건막의 기전이 효과적이라고 생각된다(Norkin/Levangie 1992).

발바닥 압력의 분포

신체중량은 지지하는 발바닥(족저) 조직에 압력을 미친다. 압력의 크기는 하중의 크기와 발과 바닥과의 접촉면적의 크기에 의존한다. 최대압력은 초기 닿기이며, 신체중량의 70~100%가 0.05초 사이에 종골의 후부외측의 작은 면에 집중함으로써 발생한다(Inman 1981). 이때의 압력이 보행 중에 최대가 되기 때문에 그것을 100%로 하여, 이후에 상이한 영역에 발생하는 압력을 비교하여 나타낸다.

바닥에의 초기 닿기 후, 순간적으로 하중지지면은 종골 중앙으로 이동하여간다. 동시에 지지면적도 증가하기 때문에, 발바닥 압력은 최대 시의 33%가 된다(Cavanagh 1980). 발꿈치의 중앙만으로 발바닥 압력을 측정하면, 초기 닿기에서 발생하는 최대압력을 완전히 인식할 수 없다. 그러므로 잘못하여, 기타의 영역에서 최대압력을 측정해버린다(Grieve 1984).

중족골의 외측에 걸리는 하중은 근소하다. 평균하면, 발꿈치에 걸리는 압력의 약 10%가 중족부의 외측에 걸린다(Soames 1985).

말기 입각기에서의 중족골두의 압력분포는 개개인에 따라서 다른 골격구조나 생체역학적 조건에 따라서 변화하기 때문에 문헌에 소개되어 있는 데이터도 다양하다. 일반적으로 이 영역에서 계측되는 압력은 초기 닿기 압력의 60~100%이고, 보통은 제2와 제3중족골두에 압력이 집중한다(Grieve 1984).

마찬가지로 발가락에 걸리는 압력도 다양하다. 무지에 걸리는 압력은 최대이고, 발꿈치에 걸려있던 압력의 30~55%가 된다(Soames 1985). 압력이 가장 적은 것은 제5지이고, 그 압력은 제3중족골두에 걸리는 압력의 약 절반에 상당한다(Collis 1972).

주목: 압력과 압력분포에 대한 발바닥의 감도는 매우 우수하다. 발가락의 부분에서는 300 mg부터의 압력변화를 감지할 수 있다. 그 역할은 특히 전족부와 무지에 촘촘하게 집중하여 있는 발바닥의 피부수용기가 담당하고 있다. 발바닥의, 3개의 주된 하중 지지영역(발꿈치, 외측 중족부, 전족부)에 분포하여 있는 고유수용기인 기계수용기(mechanoceptor)는 직립자세 및 신체 동요의 제어 그리고 발바닥 압력 분배의 제어에 도움이 되고 있다(그림 2.50 : Bizzini 2000에서 인용).

임상 힌트: 잘못된 발의 구르기 운동이나 고유수용기의 장애, 발바닥 표재감각의 저하는 슬관절이나 고관절, 그리고 척주의 통증을 초래하는 일이 있다. 또한 균형 장애나 직립자세 유지의 어려움을 초래하는 일이 있다. 처치를 하지 않고 방치하면, 잘못된 운동형상학적인 움직임이 만성적인 통증을 야기하는 일이 있다. 이 때문에, 증상에 대응한 발바닥의 감각훈련 내지 지각훈련을 포함한 물리치료를 시행해야 한다. ■

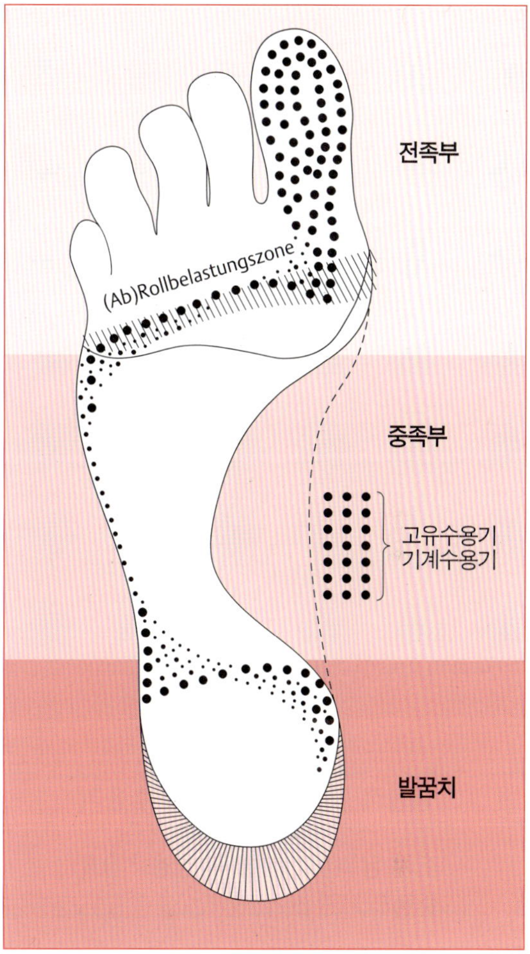

그림 2.50 발바닥의 기계수용기의 분포

2.6.2 거골하관절

거골하관절(거종관절)은 상방의 거골과 하방의 종골 사이의 3개의 각도가 다른 관절면으로 구성되어 있다. 이 3개의 관절면이 하나가 되어 1축성의 움직임이 가능해지고, 그 움직임은 3개의 모든 면에서 관찰할 수 있다. 하중을 지지하는 거골하관절의 기능은 특히 발이 바닥에 안정하여 접지되고, 지지면을 유지하고 있는 동안, 신체중량에 의해서 발생하는 회전력을 받아내는 데에 크게 기여한다.

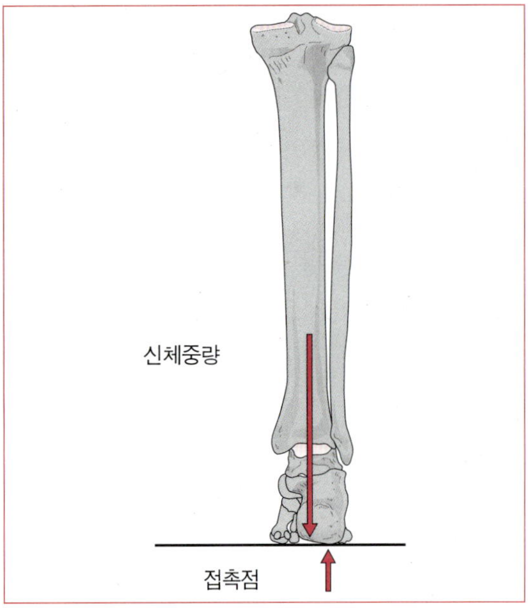

그림 2.51 초기 닿기
바닥과의 접촉점과 하중선의 정렬(alignment)

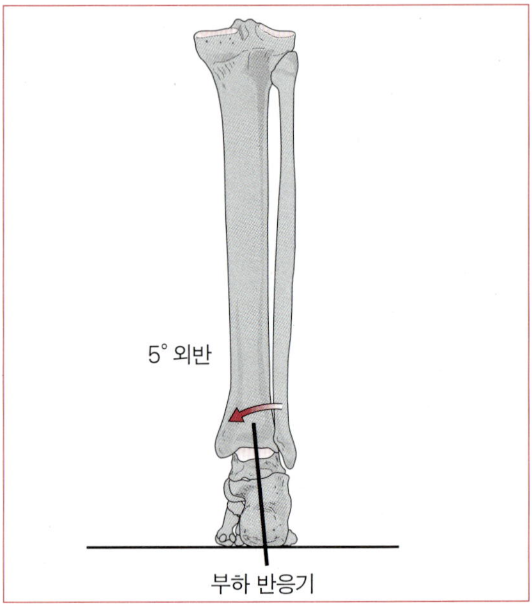

그림 2.52 부하 반응기
이 단계에서 거골하관절은 회내한다. 하퇴는 약간 내회전한다.

기능적 과제 - 체중부하 수용기

초기 닿기(IC) / 부하 반응기(LR) : 보행주기의 0~12% (그림 2.51, 2.52)

LR 에서의 운동의 범위

- 종골은 5° 의 외반의 움직임을 한다.
- 거골하관절은 회내한다.

LR 에서 발생하는 모멘트

경골에 대해서 종골이 외측에 위치하고 있다는 것과 하중선과 종골-바닥 접촉점이 벗어나 있다는 것에(그림 2.51) 의해서 외반방향의 모멘트가 발생한다(그림 2.52).

LR 에서의 근육활동

- 전경골근과 후경골근(모두 회외근)의 원심성 수축이 거골하에서 일어나는 회내를 제어한다.
- 회내의 움직임의 종료와 함께, 전경골근의 활동은 끝난다. 후경골근은 체중부하 수용기와 한쪽 다리 지지를 하는 동안 줄곧 활동한다.

LR 에서의 기능적 의미

- 거골하에서 일어나는 회내는 다리에 걸리는 충격의 완충을 지원한다.
- 체중부하 수용기가 일어나는 동안, 거골하의 회내는 하퇴를 내회전시키고, 족관절의 회전방향의 부하가 경감된다.
- 동시에 하퇴의 내회전에 의해서 슬관절이 이완하고, 부하 반응기에서 필요한 슬관절 굴곡이 일어나기 쉬워진다.
- 거골하에서 일어나는 회내는 횡족근관절을 이완시켜 발 내부의 충격 완충을 가능케 하고, 바닥면에의 동적인 적합기능을 가져온다(그림 2. 53a).

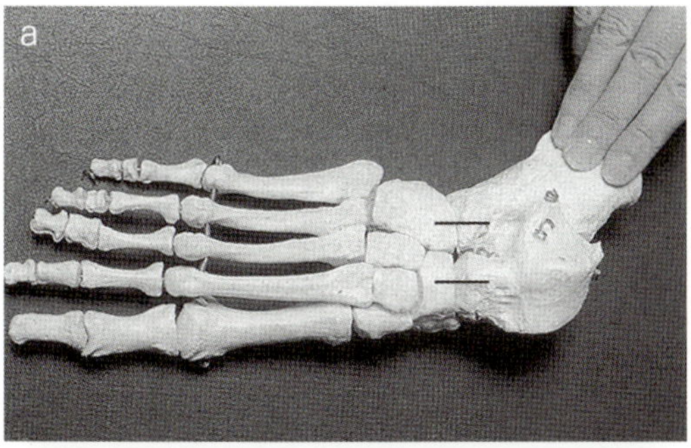

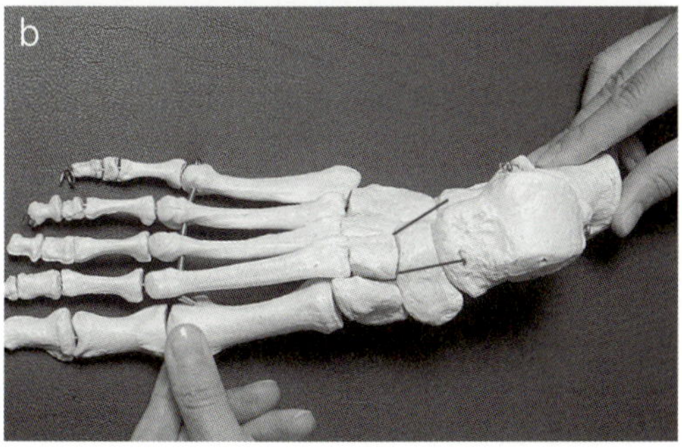

그림 2.53a 와 b

a : 거골하에서 회내가 일어나면 거주관절과 종입방관절의 관절축은 평행으로 접근하고, 충격완충을 위한 족근간관절의 움직임을 가능케 한다.

b : 거골하에서 회외가 일어나면 거주관절과 종입방관절의 관절축은 방사상으로 각도가 벌어지고, 족근간관절은 잠긴다. 이것에 의해서 전족부 흔들지레를 위한 안정된 지레의 팔(lever arm)이 형성된다.

보충설명

거골하의 회내 : 부하 반응기에서 족근골 사이의 충격 흡수가 가능해지기 위해서는 횡족근관절과 족근중족관절이 이완되어야 한다. 거골하에서의 종골의 외반은 거주관절과 종입방관절의 관절축을 평행이 되게 하여, 족근간관절의 이완을 발생시킨다(그림 2.53a).

주목: 거골하의 운동범위는 매우 작다. 그러므로 미세하여 분간하는 것이 곤란한 비정상 운동은 하지의 기타의 생체역학적 움직임에까지 영향을 미친다. 따라서 거골하관절의 운동형상학적 검사는 신중하게 시행해야 한다. 진단결과는 항상 종합적인 운동형상학적 사슬계(link)의 기능을 고려하여 처리하고, 신중하게 판단을 내려야 한다.

기능적 과제 – 한쪽 다리 지지

중간 입각기(MSt)와 말기 입각기(TSt): 보행주기의 12~50% (그림 2.54)

MSt 와 TSt 에서의 운동범위

- 외반이 5° 에서부터 약 2° 로 감소한다.
- 부하 반응기의 마지막에, 외반위치가 된 거골하관절은 중간 입각기에서 외반각도가 감소하고, 말기 입각기의 초기에는 근소하게 된다.
- 말기 입각기의 후반에서 외반은 약 2° 가 된다.

MSt 와 TSt 에서 발생하는 모멘트

- 외반방향의 모멘트는 중간 입각기에서 감소한다.

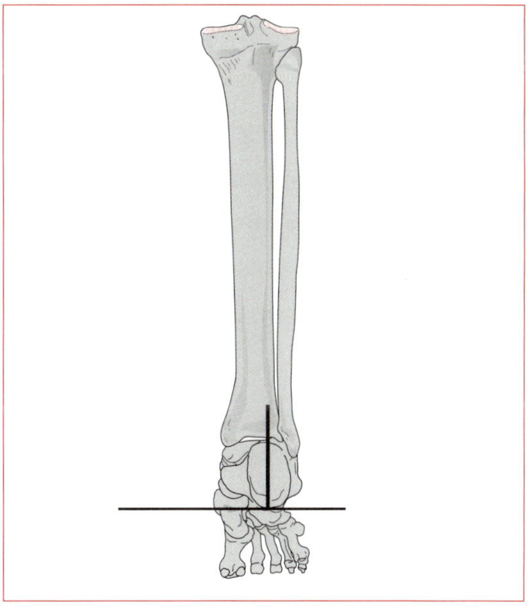

그림 2.54 말기 입각기
이 단계에서 외반각도는 감소하고, 족근간관절의 안정성은 증가한다.

▶ 발꿈치의 들기가 시작되는 말기 입각기에서, 수평면에서 비스듬히 되어있는 MTP 관절축에 의해서 신체 중력중심이 외측으로 이동하는 것과 가자미근의 강력한 긴장력(회외에 관여)에 의해서, 내반방향으로 모멘트가 발생한다.

MSt 와 TSt 에서의 근육활동

▶ 후경골근, 가자미근, 장비골근, 단비골근이 한쪽 다리 지지기를 통해서 활동한다.

▶ 말기 입각기에서는 4개의 모든 회외근이 최대로 활동한다 : 후경골근, 가자미근, 장지신근, 장무지굴근.

▶ 후경골근, 가자미근은 처음에 외반을 제어하기 위해 원심성 수축을 한다. 그 후, 거골하관절(종골)을 회외(내반)방향으로 움직이기 위해 구심성 수축을 한다.

▶ 장비골근과 단비골근의 활동은 거골하관절과 발의 외측방향의 안정성에 공헌한다.

TSt 에서의 기능적 의미

▶ 하중이 전족부에서 지지되어 있는 말기 입각기에서의 한쪽 다리 지지에서는 족근간관절에 의한 최대한의 안정이 필요하다.

▶ 말기 입각기에서의 종골의 외반의 감소는 횡족근관절의 안정성을 개선한다. 그리고 전족부는 안정된 지레가 되고, 전족부 흔들지레가 지원된다.

보충설명

거골하에서 일어나는 회외 : 말기 입각기에서 필요한 족근골간의 안정성을 가져오기 위해, 횡족근관절과 족근중족관절은 견고한 상태가 되어야 한다. 거골하에서 일어나는 종골의 내반은 거주관절과 종입방관절의 관절축 사이의 각도의 증가를 야기하고, 족근간관절의 견고한 상태를 발생시킨다. 입각기에서 족부는 회외위치까지 움직이지 않으므로, 최근에는 말기 입각기에서의 거골하의 회내의 감소라 일컬어진다(그림 2.53b).

기능적 과제 – 유각지절의 전방 움직임

전유각기(PSw), 초기 유각기(ISw), 중간 유각기(MSw), 말기 유각기(TSw) : 보행주기의 50~100%

운동의 범위

▶ 전유각기에서 거골하관절은 외반 2° 의 상태에서부터 중립위가 되고, 초기 당기까지 중립위 그대로이다.

▶ 말기 유각기에서 거골하관절이 약간 회외하는 사람도 있다(Murray 등 1964, Sutherland 등 1980).

발생하는 모멘트

전유각기에서 내반방향의 모멘트는 0이 되고, 유각기를 통해서 거의 이 상태가 계속된다.

근육활동

전경골근군이 유각기를 통해서 활동한다.

기능적 의미

발이 바닥에서 떨어진다. 거퇴관절과 거골하관절은 발꿈치 당기를 위한 자세를 취한다.

임상 힌트: 족부의 탁월한 기능은 그 적응성에 있다. 충격을 흡수할 때에는 부드럽고, 한쪽 다리 지지와 전방구동을 위해서는 딱딱해진다. 기능적인 필요성에 따라서, 족부의 근육이 관절의 상태를 지원한다. 그리고 마치 "스위치를 전환하는" 것처럼 제어된 운동성과 안정성의 상태를 왕래한다. 많은 환자는 이 부분에 문제를 갖고 있으며, 물리치료사는 족부의 운동성, 안정성, 그리고 제어에 대해서 정확하게 진찰하고, 경우에 따라서는 적절한 물리치료를 시행해야 한다. ■

주목: 회외/회내 내지는 내반/외반이라는 개념의 사용은 일반적인 합의를 얻고 있는 것은 아니다. 거골하관절의 3차원 공간에서의 움직임은 3개의 각각의 관찰면에서, 특유의 움직임으로 치환하는 것이 곤란하다. 발의 기능과 밀접하게 연관성이 있는 적절한 용어에 관해서는 아직 논의가 계속되고 있고, 정의의 누락이 혼란을 초래하고 있다. 이 책에서는, 임상에서 일반적으로 사용되는 개념의 정의에 따르고 있다.

- 회외/회내 : 3개의 관찰면에서의 거골하관절의 복합적인 움직임
- 내반/외반 : 종골의 움직임 중, 전두면에서 관찰할 수 있는 구성요소

따라서 다양한 논의가 있으나, 종골의 내반은 거골하관절의 회외의 일부이다. 마찬가지로 외반은 회내의 일부라 할 수 있다(그림 2.55a와 b).

2.6.3 슬관절

기능적 과제 – 체중부하 수용기(1)

초기 닿기(IC) : 보행주기의 0%
(그림 2.56)

IC 에서의 운동의 범위

슬관절은 눈으로 보면 중립위이다. 그러나 계측기술을 구사한 경우, 5° 정도의 굴곡이 계측되는 경우도 있다.

IC 에서 발생하는 모멘트

불과 일순간 신전방향의 모멘트가 발생한다.

IC 에서의 근육활동

- 말기 유각기로부터 잇달아서 대퇴사두근이 활동하고 있다. 그리고 다음에 일어나는 충격흡수단계에서의 최대부하에 대비하여, 준비태세에 들어간다.
- 슬관절에 일순간 발생하는 신전방향의 모멘트에 대해서, 슬괵근이 원심성 수축을 한다.

IC 에서의 기능적 의미

초기 닿기의 일순간, 신전방향의 모멘트는 슬관절을 안정시킨다.

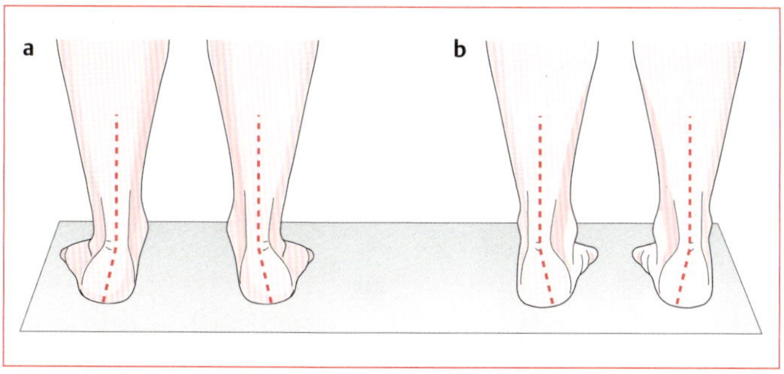

그림 2.55a와 b 말기 입각기
a : 거골하에서 일어나는 회내는 종골의 외반을 수반한다. 후방으로부터 관찰하면, 종골결절의 중심축과 하퇴의 장축이 이루는 내측 각도는 증대하여 있다(외반).
b : 거골하에서 일어나는 회외는 종골의 내반을 수반한다. 후방으로부터 관찰하면, 종골결절의 중심축과 하퇴의 장축을 이루는 내측 각도는 감소하여 있다(내반).

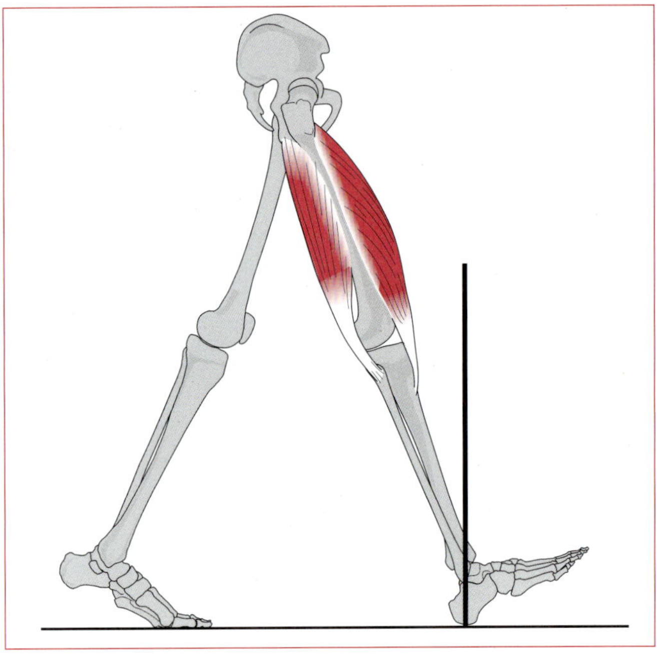

그림 2.56 초기 닿기
지면 반응력 벡터는 슬관절의 전방을 통과하고, 일순간 미세하게 신전방향이 모멘트를 발생시킨다.

기능적 과제 – 체중부하 수용기(2)

부하 반응기(LR) : 보행주기의 0~12% (그림 2.57)

LR 에서의 운동의 범위

슬관절은 5° 굴곡위치에서부터 15° 로 굴곡한다.

LR 에서 발생하는 모멘트

- 시상면 : 발꿈치 흔들지레의 작용과 족부에 대해서 체간이 후방으로 위치하여 있음으로써 신속하고 적절한 굴곡방향의 모멘트가 집중하여 발생한다. 지면 반응력 작용선은 슬관절의 후방을 통과한다.
- 수평면 : 거골하의 발의 회내위치에 의해서, 하퇴에 내회전방향의 모멘트가 발생한다. 이러한 것은 슬관절에도 영향을 미친다. 하퇴의 과도한 내회전은 대퇴근막장근과 대퇴이두근 장두의 외회전방향의 장력에 의해서 억제된다(그림 2.58).
- 전두면 : 내전방향의 강한 모멘트가 발생한다. 이것은 입각기 모두에 걸쳐 발생하지만, 부하반응기에서 가장 현저하게 된다. 대퇴이두근 장두의 활동과 대둔근이 장경인대에 미치는 긴장은 내전방향의 모멘트에 대해서 저항력을 발행시켜, 다리를 안정시킨다(그림 2.59). 경우에 따라서는 대퇴근막장근의 활동에 의한 지원이 관찰되는 일이 있다.

LR에서의 근육활동

- 대퇴사두근이 굴곡방향의 모멘트에 저항하고, 원심성으로 수축하여 충격흡수에 공헌한다. 대퇴사두근은 대퇴직근을 제외하고, 이 단계에서 최대 수축한다. 대퇴직근은 2관절근으로서 고관절을 굴곡시킬 가능성이 있다. 그리고 이것에 의해서 고관절 신근군의 활동은 강화될지도 모른다.
- 이 단계의 초기에, 고관절의 관절위치 유지에 관여하는 슬괵근의 활동은 감소해간다.

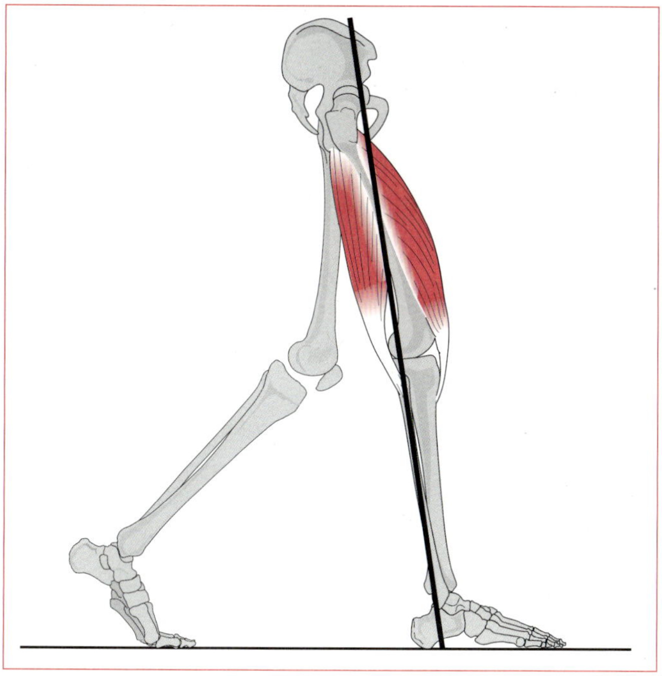

그림 2.57 부하 반응기
지면 반응력 벡터는 슬관절의 후방을 통과하고, 굴곡방향의 모멘트가 작용한다. 이 굴곡방향의 모멘트는 대퇴사두근의 원심성 활동에 의해서 제어된다.

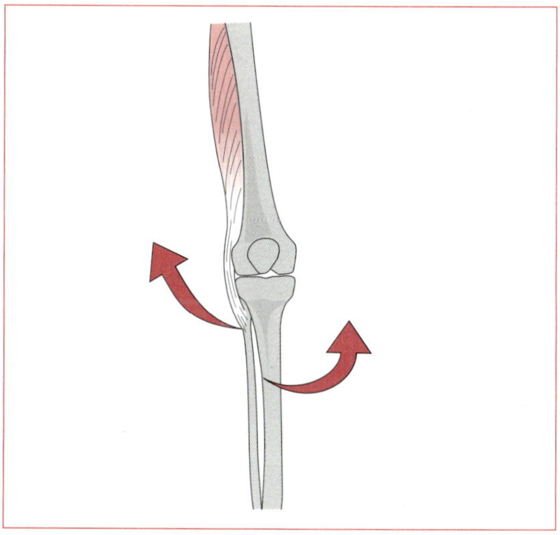

그림 2.58 부하 반응기
대퇴이두근의 장두는 하퇴의 과도한 내회전을 방지한다.

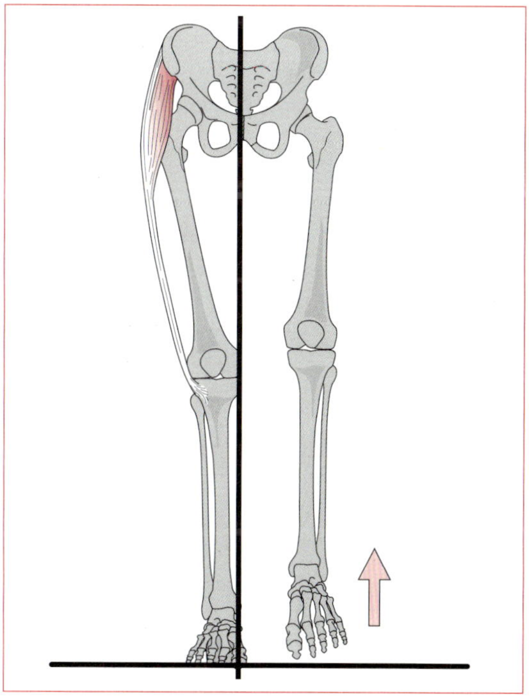

그림 2.59 장경인대의 긴장은 과도한 슬관절 내전을 방지한다.

LR 에서의 기능적 의미

- 충격은 3개의 모든 관찰면에서 흡수된다.
- 다리의 안정성은 잇달아 보증된다.
- 전방 움직임은 계속된다.

기능적 과제 – 한쪽 다리 지지(1)

중간 입각기(MSt) : 보행주기의 12~31% (그림 2.60a와 b)

MSt 에서의 운동범위

- 슬관절은 15° 굴곡위치에서부터 5° 굴곡위치까지 신전한다. 다만, 완전신전까지는 가지 않는다.
- 관찰자에게는 신전한 슬관절은 중립위로 보인다.

MSt 에서 발생하는 모멘트

- 시상면 : 반대측 다리에서 일어나고 있는 전방으로 내딛는 힘에 의해서, 관찰하는 다리에 신전방향의 모멘트가 발생하여, 슬관절이 수동적으로 신전하는 힘이 생긴다. 지면 반응력 벡터는 슬관절의 전방을 통과하고, 이것에 의해서 슬관절이 완전히 신전하고 있지 않아도 대퇴사두근은 활동하지 않는다.
- 전두면 : 신체 중력중심이 완전히 지지면의 바로 위로 이동하는 일은 없으므로, 슬관절에는 내전방향의 모멘트가 발생한다. 결과적으로, 지면 반응력 벡터는 슬관절의 내측을 통과한다. 측부인대는 가늘고, 내측의 관절면에 대한 부담은 커져가므로, 장경인대의 긴장과 고관절 외전근군의 활동에 의한 지원이 필요해진다(그림 2.59).

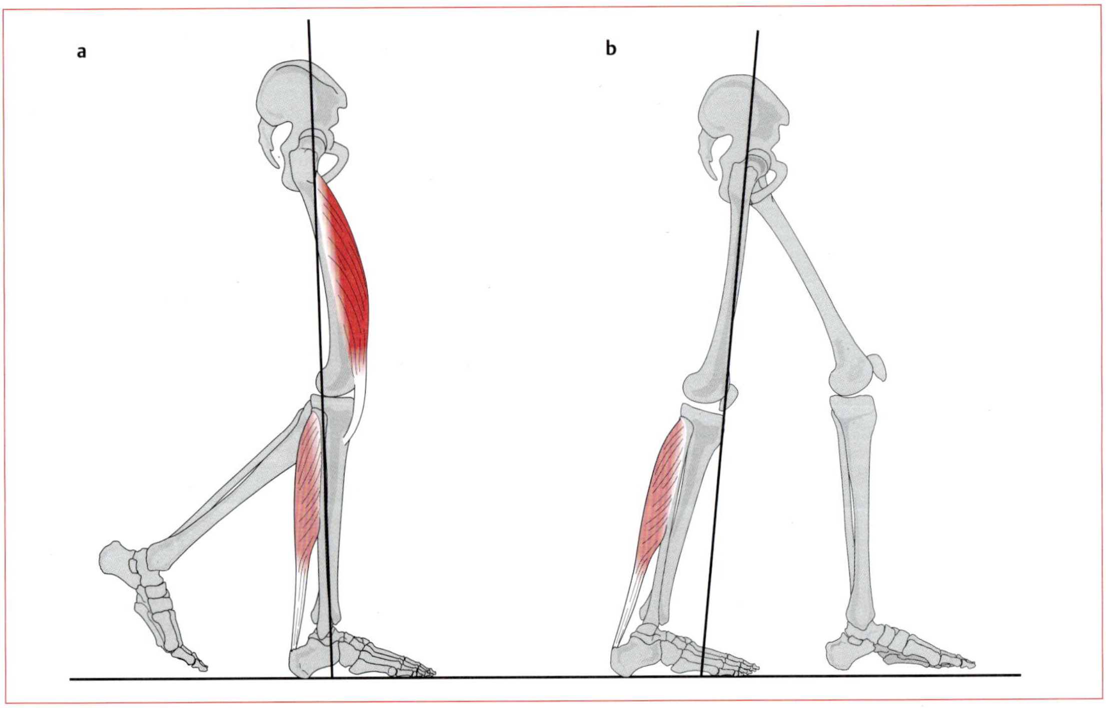

그림 2.60a와 b 중간 입각기
a : 이 단계의 전반에서는 근소하게 발생하고 있는 굴곡방향의 모멘트를 대퇴사두근의 활동이 제어한다.
b : 이 단계의 후반에서는 신전방향의 모멘트가 발생하기 시작하는 것과 동시에 대퇴사두근의 활동은 종료한다. 지면 반응력 벡터는 슬관절의 전방을 통과한다.

MSt 에서의 근육활동

▶ 이 단계의 전반에서는 대퇴사두근이 슬관절을 동적으로 안정시킨다. 후반에서는 신전방향의 모멘트가 발생하기 시작하는 것과 더불어 대퇴사두근의 활동은 종료된다.

▶ 하퇴삼두근이 간접적으로 슬관절을 안정시킨다. 이 근육의 활동은 하퇴를 후방으로 끌어 당겨, 대퇴가 하퇴보다 빨리 전방으로 움직이는 것을 가능케 한다.

▶ 슬관절 외전근군의 활동은 장경인대를 긴장시키고, 슬관절에 발생하는 내전방향의 모멘트에 반작용을 미친다. 중간 입각기 후반에서는 슬관절을 안정시키기 위해 다른 근육은 작동하지 않기 때문에, 이것은 중요한 의미를 갖는다.

MSt 에서의 기능적 의미

▶ 이 단계의 후반, 슬관절은 대퇴사두근의 활동 없이 안정한다.

▶ 이 안정성은 신전방향의 지면 반응력에 의한 모멘트와 하퇴삼두근의 원심성 수축에 의해서 유지된다(족관절 흔들지레).

기능적 과제 – 한쪽 다리 지지(2)

말기 입각기(TSt) : 보행주기의 31~50% (그림 2.61)

TSt 에서의 운동의 범위

관찰자에게는 슬관절은 중간 입각기 때와 같이 중립위로 보이지만, 5° 굴곡위치이다.

TSt 에서 발생하는 모멘트

신전방향의 모멘트는 이 단계에서 최대가 되지만, 이 단계의 마지막에는 감소한다.

TSt 에서의 근육활동

▶ 슬관절 신근군의 활동은 없다.

▶ 하퇴삼두근의 최대 수축이 잇달아 하퇴의 전방의 움직임을 제어한다. 또한 이것에 의해서 슬관절도 안정한다.

▶ 적은 예이지만, 대퇴이두근의 단두가 근소한 시간 활동하고, 과신전에 길항하여 작동한다.

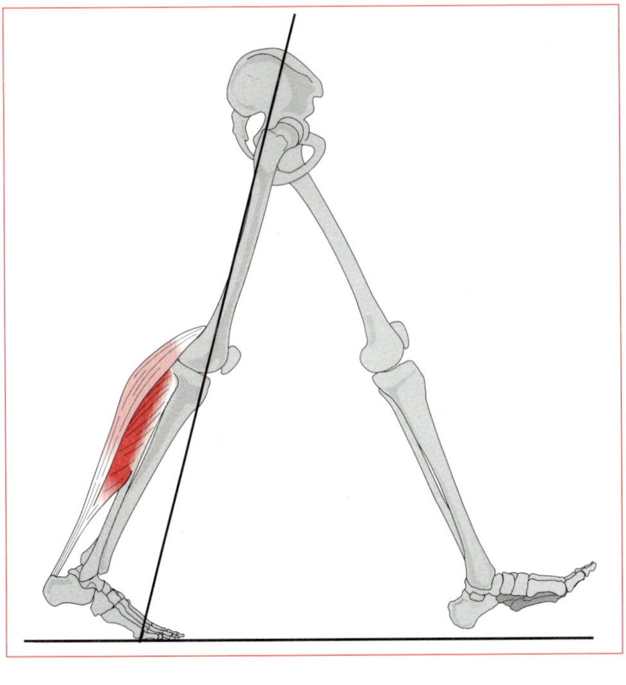

그림 2.61 말기 입각기
지면 반응력 벡터는 슬관절의 전방을 통과하고, 슬관절에 신전방향의 모멘트가 발생한다. 하퇴는 가자미근과 비복근의 활동에 의해서 안정되고, 슬관절의 수동적인 신전을 지원한다.

TSt 에서의 기능적 의미

관절의 안정성이 유지되고, 전방으로의 가속은 계속된다.

주목: 아래의 세 가지 기전이 슬관절이 신전할 때에 안정성을 가져온다.

- ▶ 족관절 저굴근의 강한 활동이 하퇴의 안정성을 높이고, 그 하퇴에 연결된 대퇴가 전방으로 움직일 수 있다.
- ▶ 반대측에서 일어나는 내딛는 힘은 계속되고, 신체 중력중심은 거듭 지지하는 다리(지지각)로부터 떨어져간다(trailing position).
- ▶ 지면 반응력 벡터가 슬관절의 전방을 통과한다.

기능적 과제 – 유각지절의 전방 움직임 (1)

전유각기(PSw) : 보행주기의 50~62% (그림 2.62)

PSw 에서의 운동의 범위

슬관절은 뚜렷하게 보이고 신속하게 중립위에서부터 40° 까지 굴곡한다.

PSw 에서 발생하는 모멘트

반대측으로 하중이 옮겨감으로써 관찰하는 다리는 매우 신속하게 하중이 제거되고, 잔존하여 있는 족관절 저굴 근력에 의해서 슬관절을 굴곡시키는 모멘트가 발생한다.

PSw 에서의 근육활동

- ▶ 슬관절 굴곡은 수동적으로 일어난다. 박근이 적은 힘으로 활동한다.
- ▶ 슬관절의 지나치게 빠른 수동적 굴곡이 일어났을 때는 아마도 대퇴직근의 활동이 그것을 억제한다. 이것은 도수근력검사의 약 10%이다.
- ▶ 하퇴삼두근은 그 단계의 초기에 근소한 수치의 잔존적 활동을 나타낸다. 도수근력검사의 약 25%이다. 그리고 발꿈치의 들기와 하퇴의 전방 움직임을 가속한다.
- ▶ 슬와근의 활동이 절정에 도달한다. 그러나 이것은 도수근력검사의 25%뿐이고, 슬관절 굴곡에 관여한다.

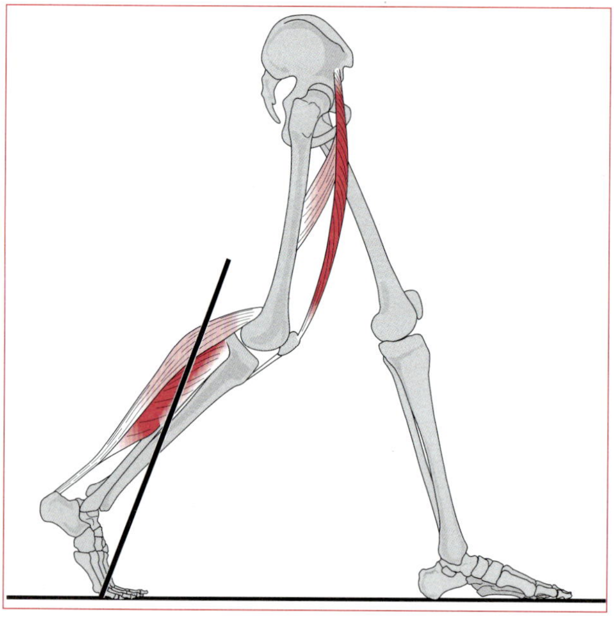

그림 2.62 전유각기
지면 반응력 벡터는 슬관절의 후방을 통과하고, 굴곡방향의 모멘트를 발생시킨다. 경우에 따라서 활동하는 대퇴직근의 제어력은 슬관절의 지나치게 빠른 굴곡에 브레이크를 건다.

PSw에서의 기능적 의미

- 전유각기에서의 슬관절 굴곡은 발의 들기에 결정적 역할을 수행한다. 이 단계에서 이미, 다음의 초기 유각기에서 도달하는 슬관절 굴곡의 절반 이상이 일어난다.
- 그러므로 전유각기는 유각기의 준비단계이며 발은 아직 바닥에 접하여 있지만, 기능적으로는 유각지절의 전방 움직임에 포함된다.

기능적 과제 – 유각지절의 전방 움직임(2)

초기 유각기(ISw) : 보행주기의 62~75% (그림 2.63)

ISw에서의 운동의 범위

슬관절은 단시간에 40° 굴곡위치에서부터 60°까지 굴곡한다.

ISw에서 발생하는 모멘트

고관절 굴근군에 의한 능동적인 대퇴의 전방 움직임과 하퇴에 발생하는 관성력이 서로 작용하여 슬관절 주위에서 굴곡방향의 모멘트가 발생한다.

ISw에서의 근육활동

- 대퇴이두근의 단두와 봉공근과 박근이 활동한다. 이 때, 이들 근육의 활동은 절정에 도달한다.
- 슬관절 굴곡은 고관절 굴곡에 의해서 지원된다.

주목: 대퇴이두근의 장두는 2관절근이며, 슬관절 굴곡 이외에 고관절의 신전에 작용한다. 이러한 것은 이 단계에서는 필요가 없기 때문에 이 근육은 활동하지 않는다.

ISw에서의 기능적 의미

발을 바닥에서 들면서 대퇴는 들어 올려져 전방으로 움직인다.

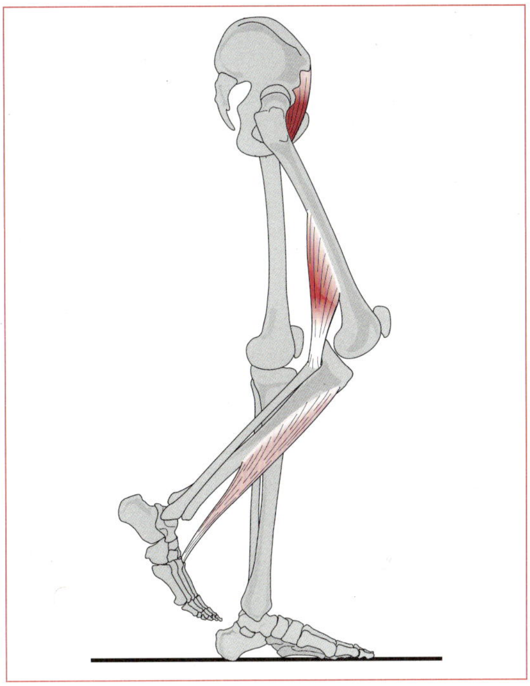

그림 2.63 초기 유각기
고관절 굴근군에 의해서 발생하는 대퇴의 전방으로의 내딛는 힘은 대퇴이두근 단두의 활동과 서로 작용하여 슬관절을 60° 굴곡시킨다.

주목: 전유각기의 마지막에 다리의 위치는 신체 중력중심보다 후방에 있다는 것과 슬관절이 굴곡하여 있다는 것에 의해서 발끝은 하방을 향하고 있다. 이러한 것은 고관절에서부터 발끝까지의 거리를 증대시키고, 따라서 다리는 기능적으로 길어진다. 발끝이 바닥에 걸림이 없이 발이 앞으로 나가려면, 족관절의 저굴만으로는 부족하다. 60°의 슬관절 굴곡이 있어야 비로소, 발끝과 바닥과의 클리어런스를 유지할 수 있고, 전방으로의 스윙이 가능해진다.

60°의 슬관절 굴곡을 달성하기 위해서는 아래의 세 가지 기전이 필요하다.

- 전유각기에서 이미 슬관절 40° 굴곡
- 신속한 고관절 굴곡에 의한 충분한 내딛는 힘.

이것에 의해서 대퇴는 시속하게 전방으로 움직이고, 하퇴에 발생하는 관성력이 슬관절을 굴곡으로 유도한다.

▶ 대퇴이두근 단두의 활동에 의한 슬관절의 능동적인 굴곡. 이 굴곡은 봉공근과 박근에 의해서 지원된다. 양쪽 모두 동시에 고관절을 굴곡시킨다.

기능에 대한 설명

초기 유각기의 목적은 발끝의 밀기이다. 이를 위해서는 슬관절 굴곡이 족관절 배굴보다 중요하다. 적절한 슬관절 굴곡은 슬관절 주위의 직접적이 근육 활동을 극히 약간 필요로 한다. 여기서의 결정적 요소는 슬관절 굴곡의 준비와 유지되어 있는 내딛는 힘과 고관절 주위의 2관절근의 작용이다.

기능적 과제 – 유각지절의 전방 움직임 (3)

중간 유각기 (MSw) : 보행주기의 75~87% (그림 2.64)

MSw 에서의 운동범위

▶ 슬관절은 60° 굴곡위치에서부터 25° 굴곡위치까지 단시간에 수동적으로 신전한다.

▶ 하퇴는 바닥에 대해서 직각의 위치까지 온다.

MSw 에서 발생하는 모멘트

중간 유각기의 후반에, 하퇴의 기세에 의해서 슬관절에 신전방향의 모멘트가 발생한다.

MSw 에서의 근육활동

▶ 슬관절의 신전은 중력과 내딛는 힘에 의해서 달성된다. 필요에 따라서 대퇴이두근의 단두가 활동하여, 슬관절 신전의 속도를 제어한다.

▶ 슬괵근(hamstrings)이 중간 유각기의 종반에서 활동한다.

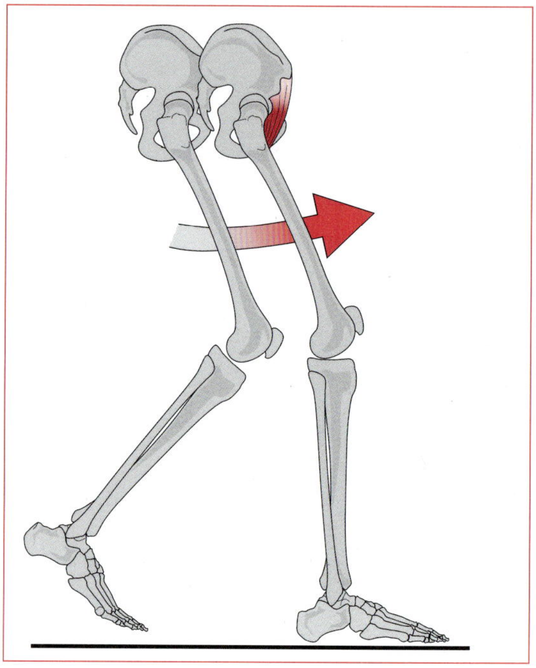

그림 2.64 중간 유각기
수동적인 슬관절의 신전이 중력과 기세에 의해서 발생한다. 하퇴는 연직(수직)이 된다.

MSw 에서의 기능적 의미

이 단계에서 보폭(STEP) 확보를 위해 필요한 슬관절 신전이 시작된다.

기능적 과제 – 유각지절의 전방 움직임 (4)

말기 유각기 (TSw) : 보행주기의 87~100% (그림 2.65)

TSw 에서의 운동범위

슬관절은 25° 굴곡위치에서부터 중립위로 신전한다. 경우에 따라서는 그 후 5° 굴곡한다.

TSw 에서 발생하는 모멘트

하퇴의 신속한 전방 움직임에 의해서, 슬관절에 작용하는 신전방향의 모멘트가 계속해서 발생한다.

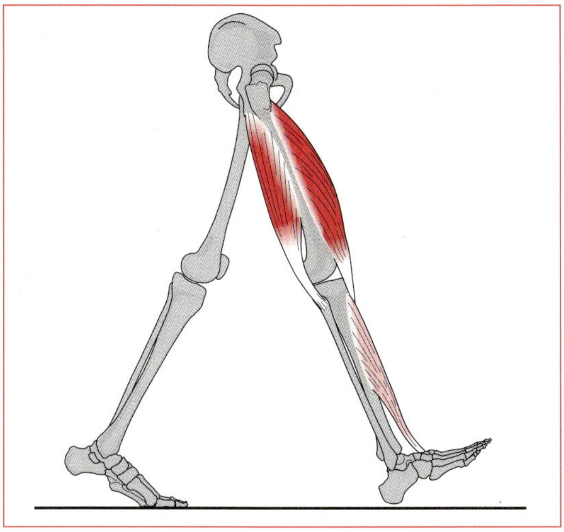

그림 2.65 말기 유각기
슬관절은 신전하고, 다리는 다음에 대기하고 있는 초기 당기에 대비하고, 슬괵근과 대퇴사두근의 동시수축에 의해서 안정된다.

TSw에서의 근육활동

- 대퇴사두근이 슬관절의 완전신전을 확실하게 하기 위해, 구심성 수축을 한다.
- 슬괵근은, 대퇴의 움직임에 브레이크를 걸기 위해 원심성 수축의 절정에 도달한다.

TSw에서의 기능적 의미

- 전방으로 뻗은 다리가 보폭(STEP)을 결정한다.
- 다리는 다음에 대기한 바닥에의 접지 준비를 한다.

관절의 요약

- 입각지절 : 슬관절은 입각 안정을 위해 결정적인 역할을 수행한다. 또한, 대퇴사두근이 슬관절 신전을 제어한다. 보행 중, 대퇴사두근은 충격 흡수를 위한 슬관절 굴곡이 15°를 넘지 않도록, 대퇴직근만은 활동하지 않고 원심성 수축을 한다. 또 하나의 중요한 요소는 가자미근에 의해서 제어되는 하퇴의 동적인 안정성이다. 예컨대, 근육의 원심성 협동작업이라는 기전은 한쪽 다리 지지로 신전을 지원하고, 다리가 내측으로 무너지는 것을 방지한다. 장경인대의 긴장은 슬관절의 내측에 하중을 가하는 내전방향의 모멘트에 길항하여 작용한다.
- 유각지절 : 유각지절의 슬관절 운동의 범위는 다른 어떠한 관절보다 커진다. 발끝을 들게하기 위해서는 60°의 슬관절 굴곡이 필요하다. 초기 유각기에 필요한 굴곡의 근소한 부분만이 근육 활동의 직접적 작용에 의한다. 슬관절을 굴곡시키고 있는 것은 특히, 전유각기에서의 족관절 저굴근군의 잔존적 활동과 고관절 굴곡, 그리고 하퇴의 관성력이다. 슬관절의 근육에 의한 직접적인 굴곡은 종속적 역할이다. 그러므로 정상적인 슬관절의 운동은 입각기에서도 유각기에서도 고관절이나 족관절의 운동에 의존하고 있다는 것에 유의해야 한다. 정상적인 슬관절의 운동범위, 슬관절 주위에서 발생하는 모멘트와 근육활동의 일람을 그림 2.66에 열거하였다.

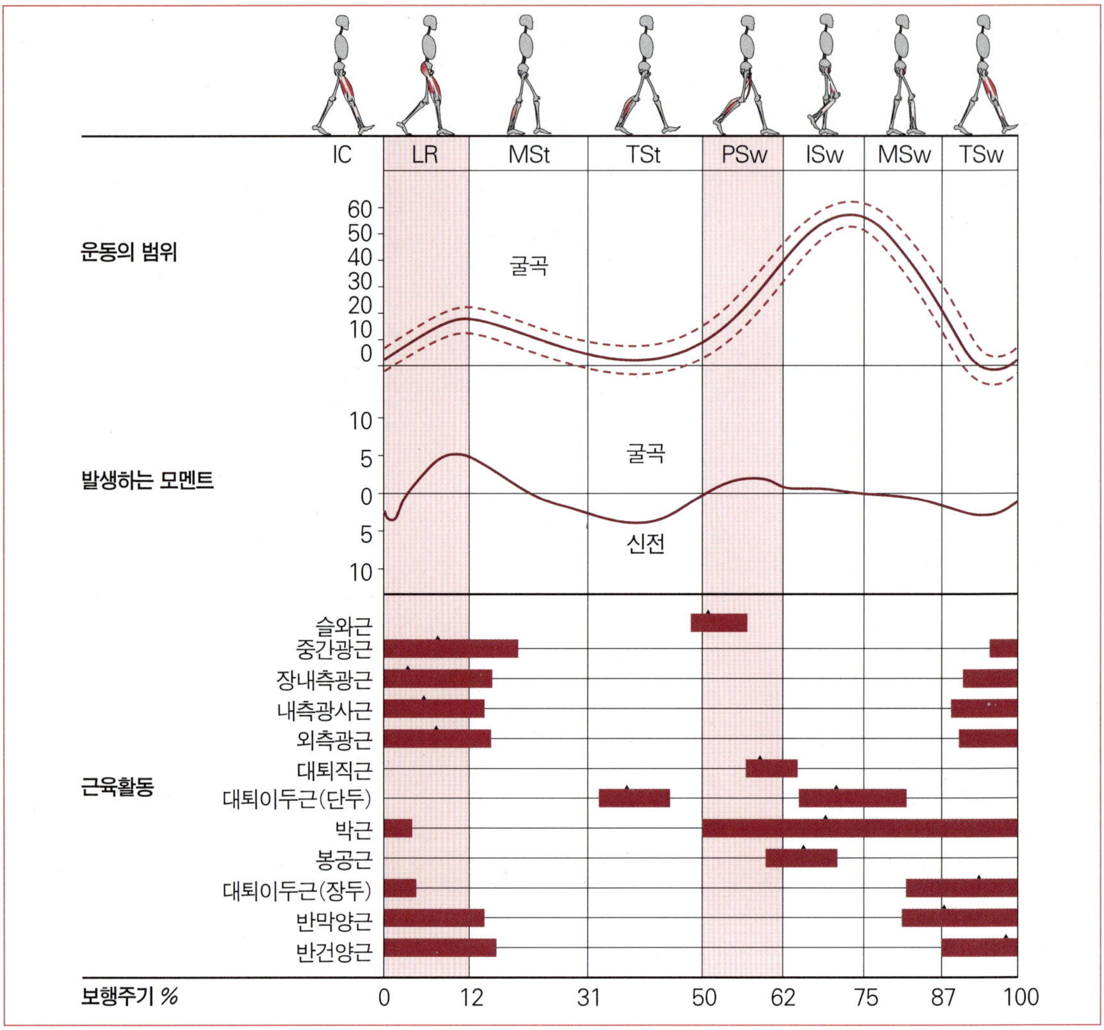

그림 2.66 정상적인 슬관절의 운동범위, 슬관절 주위에서 발생하는 모멘트와 근육활동 RLANRC에 의한 보행분석결과를 부분수정. 점선은 정상적인 편차의 범위를 나타낸다.

2.6.4 고관절과 골반 (관골대퇴골관절)

기술되어 있는 고관절의 운동범위는 연직선(수직선)에 대한 대퇴골의 위치이다. 골반은 동적인 운동 패턴을 갖고 있으므로, 골반에 대한 대퇴골의 위치는 보통 사용하지 않는다. 연직선을 기준으로 하면 관찰과 판단을 용이하게 할 수 있다. 시상면에서의 골반의 중립위(neutral position)는 10° 앞으로 기울어진 위치로 한다.

기능적 과제 – 체중부하수용기(1)

초기 닿기(IC) : 보행주기의 0% (그림 2.67)

IC 에서의 운동범위

말기 유각기에서 도달한 20° 굴곡위치가 유지된다. 골반은 관찰지절(관찰하는 다리) 쪽이 전방으로 움직이도록 수평면에서 5° 전방회전을 한다.

IC 에서 발생하는 모멘트

신속하고 강력한 굴곡방향의 모멘트가 발생하기 시작한다.

IC 에서의 근육활동

- 모든 고관절 신근이 활동하고, 충격 흡수단계에서 안정시키는 기능을 발휘하는 준비를 한다.
- 대둔근과 고관절 신근으로서의 대내전근이 일시적으로 원심성 수축을 한다.
- 반건양근이나 반막양근, 대퇴이두근의 장두라는 고관절 신근군도 원심성 수축을 한다. 반막양근과 대퇴이두근의 장두는 수축강도를 감소시키는 일도 있다.

IC 에서의 기능적 의미

이 고관절과 골반의 위치가 동적인 안정성과 전방 움직임을 가능케 한다.

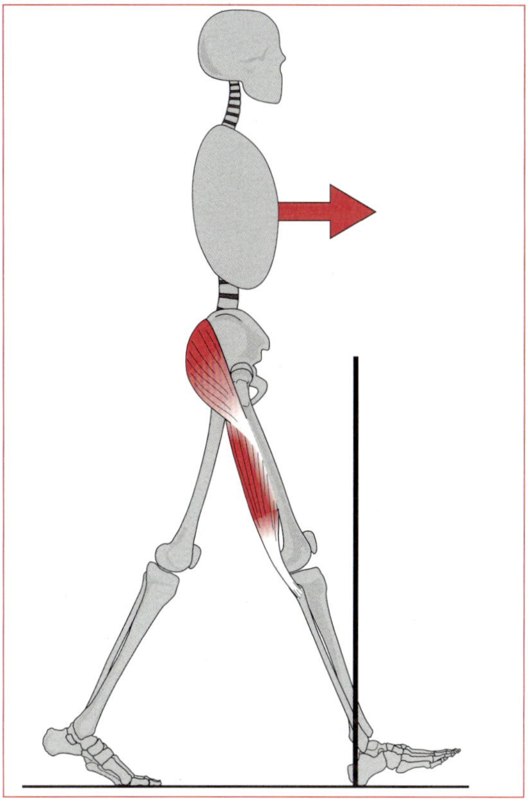

그림 2.67 초기 닿기
지면 반응력 벡터는 고관절에서 크게 떨어진 전방을 통과한다. 대둔근과 슬괵근이 고관절 주위에 발생하는 굴곡방향의 모멘트를 제어한다.

기능적 과제 – 체중부하수용기(2)

부하 반응기(LR) : 보행주기의 0~12% (그림 2.68)

LR 에서의 운동범위

- 20° 굴곡위치가 유지된다.
- 골반은 5° 전방회전위치 그대로이다.

주목: 대퇴골은 내회전하지만, 육안으로는 그것을 확인할 수 없다. 이 내회전에는 두 가지 이유가 있다.

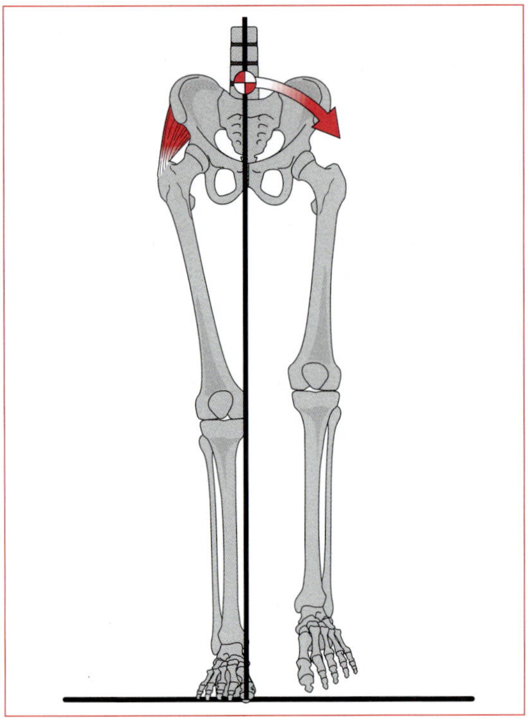

그림 2.68 부하 반응기
이 단계에서 내전방향의 모멘트가 고관절의 외전근군의 원심성 수축에 의해서 제어된다.

▶ 같은측 골반의 전방회전

▶ 거골하의 회내와 이것에 의해서 일어나는 경골의 내회전. 과도한 내회전에 대해서는 대둔근이 길항적으로 작용한다.

경골은 고관절보다도 강력하게 내회전하기 때문에 대퇴골은 경골에 대해서 외회전위치에 있다.

LR에서 발생하는 모멘트

▶ 시상면 : 신속하고 강력한 굴곡방향의 모멘트가 발생한다. 보행 중에 발생하는 두 번째로 큰 모멘트이다.

▶ 전두면 : 고관절 주위에서 내전방향의 모멘트가 발생하기 시작한다.

▶ 수평면 : 내회전방향의 모멘트가 발생한다.

LR에서의 근육활동

▶ 시상면 : 5개의 모든 고관절 신근이 굴곡방향의 모멘트에 길항하여 작용한다.

▶ 아래의 근육의 활동이 단관절근으로서 최대 수축한다. 대둔근의 하부섬유와 대내전근

  ▶ 슬괵근이 고관절 신근으로서 굴곡방향의 모멘트에 길항하여 작용한다. 그러나 이들은 2관절근이기 때문에 슬관절 굴곡과 함께 활동은 감소한다.

▶ 전두면 : 골반과 체간을 안정시키기 위해, 고관절 주위에서 내전방향으로 발생하는 모멘트에 길항하여, 아래의 근육의 활동이 절정에 도달한다. 대퇴근막장근의 후부섬유와 중둔근, 소둔근과 대둔근의 상부섬유.

주목:

▶ 외전근군 : 고관절 외전근군의 활동은 부하 반응기에서 절정에 도달한다. 그 이유의 하나로서, 초기닿기 직후의 급격한 하중의 옮겨감이 근육에 대해서 부하를 발생시킨다는 것을 들 수 있다. 급격한 하중에 대응하여 근육이 충격을 흡수하도록 원심성으로 반응해야 한다.

▶ 신근군 : 부하 반응기의 마지막 무렵, 대둔근과 대내전근은 고관절 신근군으로서의 활동을 이미 종료한다. 이것에는 두 가지 이유가 있다.

  ▶ 지면 반응력 벡터의 지레의 팔(lever arm)이 짧아진다(지면 반응력 벡터는 고관절 부근을 통과한다).

  ▶ 발꿈치 흔들지레의 기능이 고관절 신전력의 효과를 초래한다(그림 2.69). 발꿈치 흔들지레는 하퇴를 전방으로 움직이고, 슬관절 굴곡을 일으킨다. 그리고 대퇴사두근이 활동한다. 대퇴사두근의 광근군은 슬관절 굴곡을 제어하기 위해 원심성 수축을 한다. 동시에

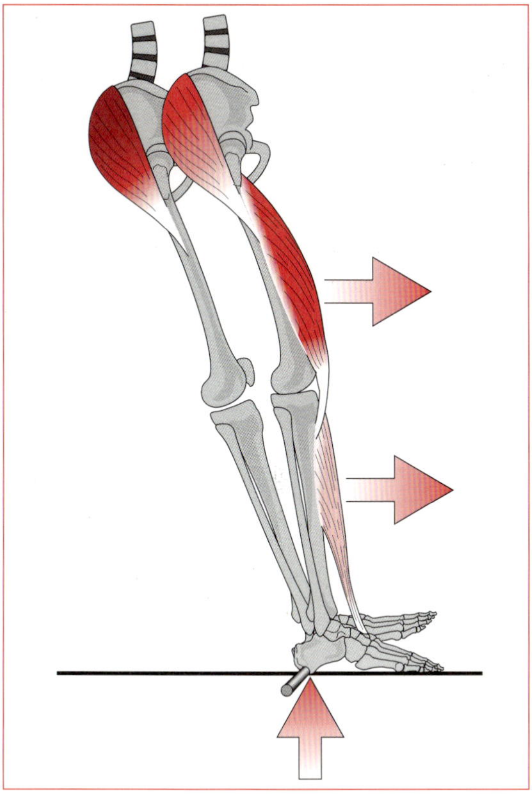

그림 2.69 부하 반응기
발꿈치 흔들지레는 대퇴사두근의 활동을 일으키고, 같은 근육의 기시부인 대퇴골을 전방으로 끌어당긴다. 골반과 체간의 기세에 의해서 고관절에 신전력이 생기고, 고관절 신근군의 활동은 필요가 없게 된다.

근위에서는 광근군의 기시부가 대퇴골이기 때문에 대퇴골을 전방으로 끌어당긴다. 골반과 체간의 기세에 의해서 골반의 전방 움직임이 감속될 때, 상당량의 신전력이 고관절에 발생한다(Basmajian/ De Luca 1985, De Luca 2002).

LR에서의 기능적 의미

- 충격 흡수단계에서 고관절과 대퇴를 안정시킨다.
- 체간의 전방동요의 억제
- 전두면에서 골반을 안정시킨다.

기능적 과제 – 한쪽 다리 지지(1)

중간 입각기(MSt) : 보행주기의 12~31% (그림 2.70)

MSt에서의 운동범위

- 고관절은 20° 굴곡위치에서부터 중립위까지 신전한다.
- 골반은 5° 전방회전위치에서부터 중립위로 되돌아간다.

MSt에서 발생하는 모멘트

- 반대측의 유각지절은 관찰하는 다리의 옆을 횡단해서 앞으로 나간다. 이에 수반해서 관찰하는 다리의 중간 입각기의 마지막에, 고관절 주위의 모멘트는 굴곡방향에서부터 신전방향으로 변화한다.

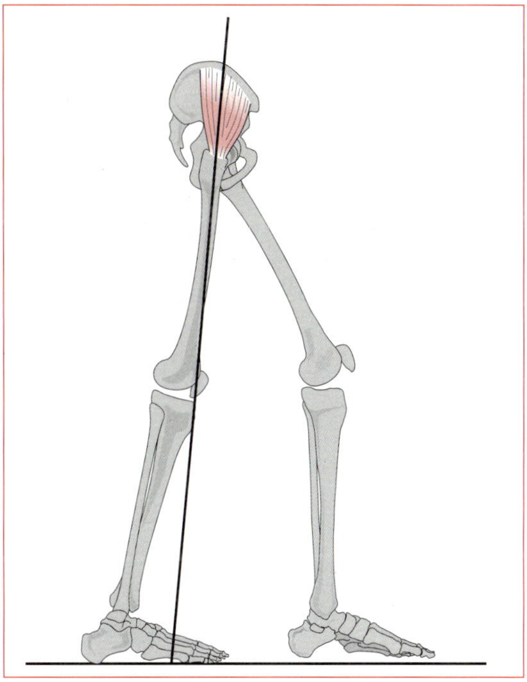

그림 2.70 중간 입각기의 후기
고관절의 후방을 통과하는 지면 반응력 벡터는 고관절 주위에서 신전방향의 모멘트를 발생시킨다. 이것에 의해서 고관절은 근육의 제어 없이 신전이 가능해진다. 전두면에서만 고관절 외전근군이 활동한다.

▶ 전두면에서 내전방향의 모멘트는 잇달아 발생한다.

MSt에서의 근육활동

▶ 시상면에서 고관절 주위에서 근육의 활동은 필요로 하지 않다. 지면 반응력 벡터가 고관절의 후방을 지나감으로써 발생하는 신전 모멘트와 반대측 유각지절의 내딛는 힘이 수동적인 신전을 일으킨다.

▶ 전두면에서 골반의 측방경사(4°)는 대퇴근막장근과 중둔근 그리고 소둔근이라는 외전근군의 원심성 수축에 의해서 제어된다(Basmajian/De Luca 1985, Perry 1992). 경사진 후에 골반이 다시 안정위치가 되면, 근육의 수축형태는 원심성에서부터 등척성으로 바뀐다.

MSt에서의 기능적 의미

▶ 시상면에서 안정된 관절 위치가 근육의 활동이 없이 얻어진다.

▶ 전두면에서 고관절 외전근군이 골반을 안정시켜, 측방경사를 방지한다.

임상 힌트: 환자의 고관절 외전근군의 근력과 기능을 검사한다. 골반의 과도한 측방경사에 의한 충격흡수의 결여는 결과적으로 많은 관절에 심한 통증을 일으킨다. 자주 이것은 대상작용으로서 다른 근육이 과긴장하여 전단력(shearing force)이 발생하는 것이 원인이다. 또한 고관절 외전근군의 근력부족은 경추 통증의 원인이 되는 경우가 있다. 이것은 간과되는 일이 많다.

임상 힌트: 근육의 수축형태의 변화는 정상 사람에서는 매우 신속하고 완벽하게 이루어진다. 많은 환자에서는 그것을 시행하는 것이 어렵다. 이러한 경우, 구심성, 원심성, 등척성의 근수축을 다양한 자세에서 시행하고, 서로의 기능적 연관성을 훈련하는 것이 효과적이다. ■

기능적 과제 – 한쪽 다리 지지(2)

말기 입각기(TSt): 보행주기의 31~50% (그림 2.71)

TSt에서의 운동범위

▶ 고관절은 중립위에서부터 20°신전위치까지 신전한다(trailing position).

▶ 골반의 전경(anterior tilt)과 관찰지절의 고관절이 후방으로 움직이는 수평면에서의 5°의 후방회전은 고관절의 신전을 돕는다.

TSt에서 발생하는 모멘트

▶ 신체 중력중심은 전족부의 바로 위에서 크게 전방으로 이동한다. 체간은 직립하고, 지면 반응력 벡터는 고관절의 후방을 통과한다. 이것에 의해서 발생하는 신전방향의 모멘트는 고관절을 안정시킨다.

▶ 내전방향의 모멘트는 급속하게 감소한다.

TSt에서의 근육활동

▶ 대퇴근막장근의 후부섬유의 활동은 끝나고, 전부섬유가 원심성으로 수축한다(Boccardi 등 1981).

▶ 대퇴근막장근의 동작 근전도는 개개인에 따라서 다르다.

주목: 대퇴근막장근의 전부섬유는 두 가지 과제를 시행하고 있다.

▶ 굴곡기능을 갖고, 원심성 수축에 의해서 고관절의 과도한 신전을 방지한다.

▶ 이 시점에서 아직 잔존하여 있는 내전방향의

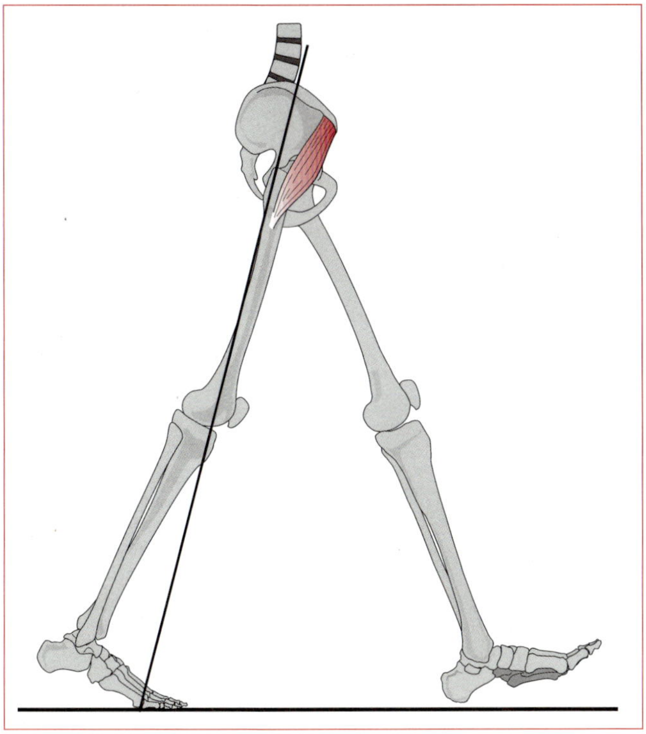

그림 2.71 말기 입각기
지면 반응력 벡터는 고관절의 후방을 통과한다, 신전방향의 모멘트는 대퇴근막장근의 앞부분의 섬유의 원심성 수축에 의해서 제어된다.

모멘트에 대해서, 대퇴근막장근의 활동만으로 충분히 길항하여 작동한다.

- 말기 입각기는 아직 한쪽 다리 지지기이고, 신체 중량은 한쪽 다리에 부하되어 있으므로, 고관절 외전근군의 활동이 약간으로도 가능하다는 것은 다소 모순을 나타낸다. 이것에 대해서 생각할 수 있는 하나의 이유로서는 신체 중력중심이 보행 중에 측방으로 이동하는 것을 들 수 있다. 중간 입각기의 중간지점(보행주기의 25%)에서 신체 중력중심은 최대로 외측으로 이동한다. 이것에 계속 이어지는 신체 중력중심의 진행 라인으로 되돌아가는 것은 고관절을 외전시킨다. 이것에 의해서 근육은 활동하지 않아도 되며, 에너지 소비는 억제된다. 가늘고 긴 대퇴근막장근이 잇달아 골반의 안정을 위해 충분히 활동하므로 중둔근이나 대둔근이라는 보다 큰 근육은 수축력을 약화시킨다.

TSt에서의 기능적 의미

- 체간이 발의 지지면 바로 위에서 벗어나 전방으로 움직이고, 최대의 보폭(STEP)을 얻는 것이 가능해진다. 이 때, 다리는 안정된다.
- 관찰지절의 고관절이 골반의 후방회전에 의해서 걷는 모습이 원활해진다.

주목: 반대측의 다리는 말기 유각기에 있고, 바닥에서 떨어져 있다. 따라서 말기 유각기는 한쪽 다리 지지기에 속하고, 관찰지절이 모든 신체중량을 지지한다.

발꿈치는 바닥에서 떨어져 있고, 신체 중력중심은 지지면의 바로 위에서 떨어져 앞으로 움직인다. 이때의 지지면은 수 cm^2의 중족골두 부분의 작은 면이다. 근육에 의한 제어는 이 순간에서는 거의 하퇴삼두근만으로 이루어진다.

말기 유각기의 수행이라는 범위가 넓은 과제이기 때문에, 많은 신경성질환과 정형외과적 질환의 환자는 큰 불안감을 갖고 있다. 이것은 신체적 제한과 아울러서 보폭(STEP)과 이에 수반하는 보행속도가 자주 크게 감소하는 원인으로 되어있다. 환자로서 각각 최선의 결과를 확실하게 하기 위해서는 아래의 방법을 권장한다.

- ▶ 검사 : 하퇴삼두근의 근육기능 검사(138쪽), 배와위와 선 자세에서의 고관절과 슬관절의 가동범위 검사, 고관절의 신전과 신전능력 및 균형반응의 검사.
- ▶ 최적의 치료전략을 선택하고, 주된 원인에 접근 : 이때, 물리치료에도 한계가 있다는 것에 배려한다. 거듭나는 연습에 의해서 성과가 약속되지 않는 경우, 환자에게 기능적인 보장구를 장착시키는 편이 의미가 있는 경우가 있다.
- ▶ 말기 입각기의 기능적 의미를 충족시킨다는 관점에서의 운동의 흐름의 연습 : 물리치료사는 신체 중력중심이 지지면의 바로 위에서 떨어져 크게 전방으로 운반되어 충분한 보폭(STEP)을 얻을 수 있다는 것에 주의를 기울일 필요가 있다. 그리고 환자가 불안을 머리로 이해하는 것만이 아니라, 감각적으로 극복할 수 있는 분위기를 만들 필요가 있다. "괜찮아! 할 수 있어요!"라고 단순히 말을 거는 것만으로는 불충분하다. 검사의 초기부터, 치료를 통한 자기 자신의 능력에 대한 신뢰와 물리치료사에 대한 신뢰의 양쪽을 환자 자신이 획득하여 가도록, 세심한 주의를 기울일 필요가 있다(제6장 "마음과 사고방법").

기능적 과제 – 유각지절의 전방 움직임(1)

전유각기(PSw) : 보행주기의 50~62% (그림 2.72)

PSw에서의 운동범위

- ▶ 대퇴가 전방으로 이동한다. 눈으로 보면 대퇴는 중립위로 보이지만, 실제로는 10° 의 약간 신전 위치이다.
- ▶ 골반은 5° 후방회전이다.

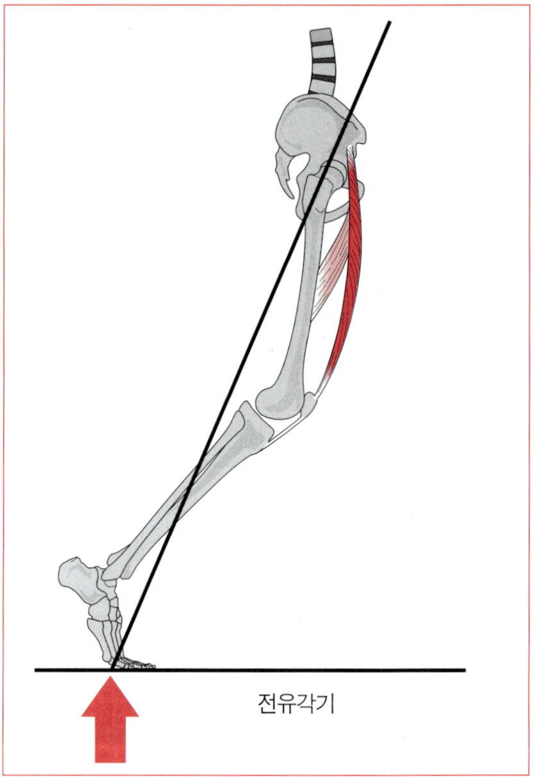

그림 2.72 전유각기
지면 반응력 벡터는 고관절의 후방을 통과한다. 신전방향의 모멘트는 감소한다. 장내전근이 고관절 굴곡에 작용한다. 가끔, 대퇴직근이 고관절 굴곡을 지원하고, 슬관절 굴곡을 제어한다.

PSw에서 발생하는 모멘트

다리에의 하중은 감소하고, 이에 따라서 고관절 주위의 신전방향의 모멘트는 감소한다.

PSw에서의 근육활동

- 굴근으로서의 장내전근의 약간의 활동이 내딛는 힘과 서로 작용하여 대퇴를 전방으로 가져가는 것에 기여한다. 또한 신체 중력중심이 반대측으로 이동함으로써 발생하는 고관절 주위의 외전방향의 모멘트에 브레이크를 거는 것에도 작용한다.
- 대퇴직근이 전유각기의 종반에서 활동하는 사람도 있다. 대퇴직근은 전방으로의 내딛는 힘이 지나치게 강한 경우에 슬관절 굴곡을 제어하며 동시에 고관절 굴곡을 돕는다.

PSw에서의 기능적 의미

- 하지에 내딛는 힘이 붙는다. 다리의 전방 움직임이 시작되고, 이 때문에 이 단계는 가속기(acceleration)라 불린다.
- 고관절 굴곡은 다음 움직임과 함께 슬관절 굴곡에 기여한다.

주목: 족관절의 기전이 하퇴를 전방으로 움직이고 있는 것이 중요하다. 이때, 슬관절이 굴곡하는 것에 의해서도 역시 대퇴는 전방으로 움직인다. 전유각기에서 지면 반응력 벡터는 슬관절의 후방을 통과한다.

기능적 과제 – 유각지절의 전방 움직임(2)

초기 유각기(ISw) : 보행주기의 62~75% (그림 2.63)

ISw에서의 운동범위

- 고관절은 10° 신전위치에서부터 15° 굴곡위치까지 움직인다.
- 골반은 5° 후방회전 그대로이다.

ISw에서 발생하는 모멘트

- 하퇴의 관성력에 의해서 고관절 주위에서 신전방향의 모멘트가 유지된다.
- 초기 유각기의 마지막에 고관절 주위의 신전방향의 모멘트는 제로에 가까워진다.

ISw에서의 근육활동

- 장골근, 박근, 봉공근의 활동이 이 단계에서 절정에 도달한다.
- 장골근은 보행속도에 따라서 활동한다.
- 박근은 고관절의 굴곡과 내전, 내회전 및 슬관절 굴곡에 관여한다.
- 봉공근이 고관절의 굴곡과 외전, 외회전 및 슬관절 굴곡에 관여한다. 따라서 봉공근은 슬관절 굴곡을 제외하고 박근의 길항근이 된다.
- 3차원 공간에서의 다리의 움직임은 박근과 봉공근의 균형이 잡힌 작용의 결과라 할 수 있다.
- 장내전근의 활동은 계속된다.

주목: 박근과 봉공근은 동시에 슬관절 굴근으로서 활동한다. 이것은 이 단계에서는 편리하기도 하다(Skinner 등 1985). 자유로이 스윙되는 다리의 3차원적 제어와 고관절과 슬관절의 협동운동의 필요에 따라서, 고관절 굴근군의 활동에는 다양한 패턴이 있다(Kadaba 1990).

ISw에서의 기능적 의미

- 유각지절의 전방 움직임이 계속된다.
- 전유각기에서 얻어진 내딛는 힘이 이 단계에서 유지된다.

기능에 대한 설명

초기 유각기의 목적은 발끝 들기이다. 이를 위해서는 족관절 배굴보다도 슬관절 굴곡이 보다 중요하다. 슬관절 굴곡이 적절히 일어나면, 근육에 의한 직접적인 제어를 거의 필요로 하지 않는다. 결정적인 요소는 전유각 때의 슬관절 굴곡 준비와 충분히 유지되어 있는 내딛는 힘, 2관절근인 박근과 봉공근의 작용이다.

기능적 과제 – 유각지절의 전방 움직임(3)

중간 유각기(MSw) : 보행주기의 75~87%

MSw에서의 운동범위

고관절은 15° 굴곡위치에서부터 최대 25° 까지 굴곡한다. 골반은 중립위로 전방 회전한다.

MSw에서 발생하는 모멘트

하퇴의 신속한 전방 움직임에 기초하는 하지의 관성력이 고관절 주위에서 서서히 증가하는 굴곡방향의 모멘트를 발생시킨다.

MSw에서의 근육활동

- ▶ 이곳은 고관절의 수동적 굴곡이 일어나는 시기이다. 동작 근전도 출력은 전혀 없거나, 극히 약간이다(Biden 등 1987).
- ▶ 박근만이 활동을 하고 있다.
- ▶ 슬괵근(hamstrings)이 중간 유각기의 후기에 활동하기 시작한다.

MSw에서의 기능적 의미

- ▶ 대퇴의 전방 움직임이 서서히 감속한다.
- ▶ 관찰지절의 내딛는 힘에 의해서 발생하는 힘이 체간의 반대측의 다리(입각지절)를 넘어서 앞으로 운반되는 것을 돕는다.

기능적 과제 – 유각지절의 전방 움직임(4)

말기 유각기(TSw) : 보행주기의 87~100% (그림 2.73)

TSw에서의 운동범위

- ▶ 고관절은 25° 굴곡위치에서부터 20° 굴곡위치까지 간신히 되돌아간다.
- ▶ 골반은 수평면에서 5° 전방회전을 한다.

TSw에서 발생하는 모멘트

고관절 주위의 굴곡방향의 모멘트는 말기 유각기의 마지막에 감소한다.

TSw에서의 근육활동

- ▶ 슬괵근의 활동이 여기서 절정에 도달한다. 근육의 원심성 수축이 대퇴의 움직임에 브레이크를 걸어 제어한다.
- ▶ 시상면 : 대내전근 및 대둔근의 하부섬유가 이 단계에서 활동하기 시작한다. 이들은 다음에 대기하는 체중부하 수용기에 대비하여, 고관절을 안정시키는 작용의 준비를 한다.
- ▶ 전두면 : 이와 동시에 대퇴근막장근, 중둔근, 대둔근의 상부섬유가 활동한다. 이들은 다음에 대기하는 체중부하 수용기에 대비하여, 골반을 안정시키는 작용의 준비를 한다.

주목: 슬괵근(hamstrings)

말기 유각기에서 대퇴골은 약간 내회전하고 있다. Perry(1992)는 이것은 슬괵근의 단면적의 불균등에 기인하는 것으로 보고 있다. 내측에 존재하는 반건양근과 반막양근은 평균하여 대퇴이두근의 장두보다 50% 굵다.

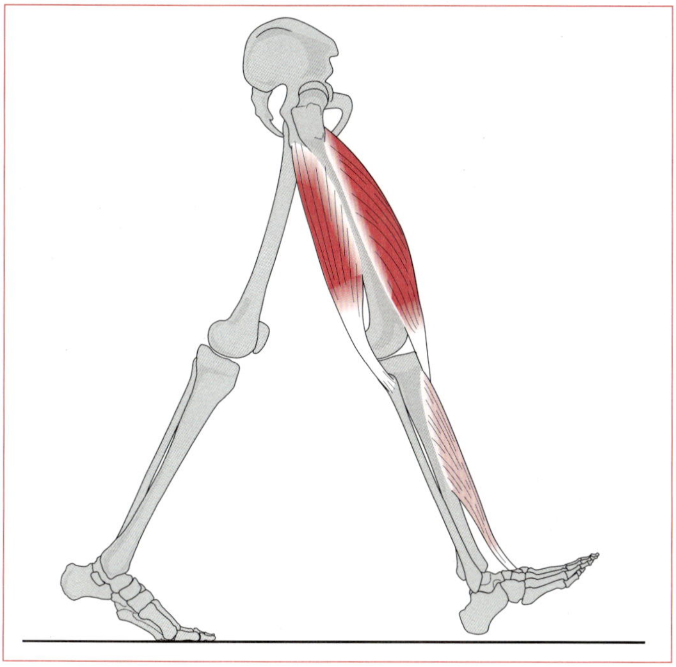

그림 2.73 말기 유각기
초기 닿기를 위한 준비로서의 고관절 신근군의 활동이 이 단계에서 고관절의 굴곡을 멈추게 한다.

TSw에서의 기능적 의미

- ▶ 다리는 발꿈치의 초기 발꿈치 닿기를 위해 바르게 위치를 정하게 하고, 근육은 체중부하 수용기에 대비한 준비자세에 들어간다.
- ▶ 골반의 전방회전은 보폭(STEP)에 기여한다.
- ▶ 말기 유각기는 유각기와 입각기의 이행기이다.

고관절의 요약

입각기에서 다리가 지지하는 발의 바로 위를 떠나서 움직이는 동안, 고관절의 움직임은 골반과 체간의 직립자세 유지를 가능케 한다(Inman 등 1981). 고관절 신근군은 두 가지 중대한 과제를 갖고 있다.

- ▶ 말기 유각기에서 유각지절에 브레이크를 걸어, 입각의 준비를 한다.
- ▶ 유각기에서 발생하는 체간과 골반의 전방으로의 가속을 억제하고, "패신저"가 앞으로 넘어지는(기우는) 것을 방지한다.

신체 중량이 중심에 위치하는 것에 의한 골반의 반대측으로의 경사를 방지하기 위해, 외전근군이 활동한다(Inman 1981). 유각기에서 다리가 앞으로 움직일 때, 고관절 굴근군은 극히 약간밖에 활동하지 않는다(Perry 1992).

입각기와 유각기에서의 고관절의 회전운동

문헌에서 언급하고 있는 수평면에서의 고관절의 운동을 표 2.17에 알기 쉽게 요약하였다(Smidt 1971, Winter 1991, Perry 1992). 정상적인 고관절의 운동범위, 고관절 주위에서 발생하는 모멘트와 근육활동을 그림 2.74에 나타냈다.

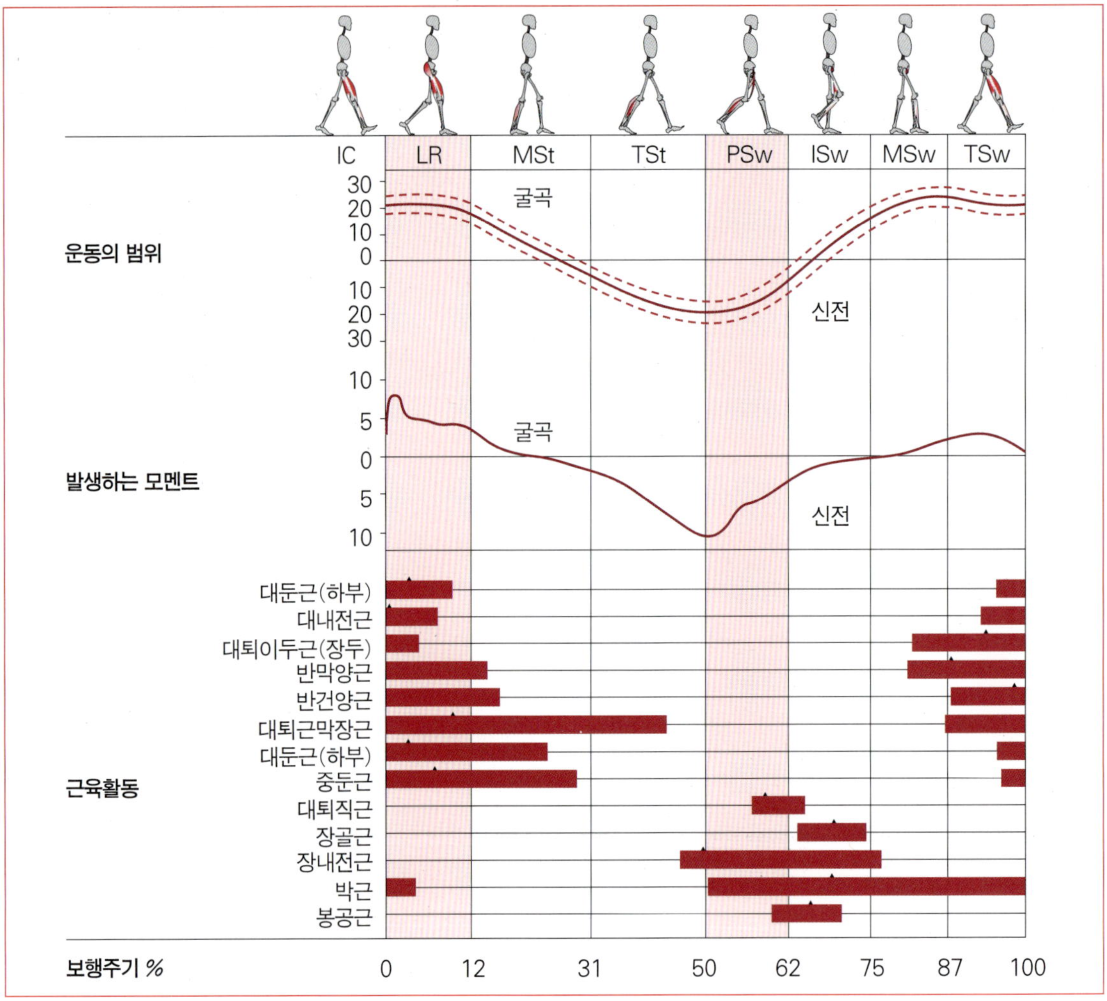

그림 2.74 정상적인 고관절의 운동범위, 고관절 주위에서 발생하는 모멘트와 근육활동 RLANRC에 의한 보행분석 결과를 부분수정. 점선은 정상적인 편차의 범위를 나타낸다.

표 2.17 고관절의 운동

초기 닿기	부하 반응기	중간 입각기	말기 입각기	전유각기	초기 유각기	중간 유각기	말기 유각기
약간 내회전 약 3°	▶ 최대 내회전	▶ 내회전 각도가 감소	내회전 각도 약1°	▶ 최대 외회전	8° 외회전위치에서 부터 중립위 (neutral zero position)로	중립위에서 부터 3° 내회전 위치로	▶ 약간 내회전 약 3°
	▶ 내회전 각도 약 5°	▶ 내회전 각도 2°		▶ 외회전 각도 8°			

2.6.5 체간

계측결과(Waters 1972, 1973)에 따르면, 체간과 골반의 협동은 보통의 일상적 동작에서 발생하는 중력에 대한 체간의 잠재적 불안정한 움직임을 적게 하는 것에 도움이 된다. 전체 신체중량의 약 2/3가 배꼽에서부터 위에 있기 때문에, 직립자세와 균형유지를 위한 제어가 특히 필요하다(Krebs 등 1992). 자유보행을 할 때에 3차원 공간에서의 안정성을 유지하기 위해 척주기립근군과 복근군이 활동한다.

운동의 범위

- 수평면에서 체간은 약 5° 회전한다.
- 체간의 회전은 어깨의 회전을 발생시키고, 어깨는 팔의 반사적인 흔듦을 발생시킨다. 어깨의 회전방향은 골반의 회전과 반대방향이다.
- 팔의 흔듦은 자주 견관절과 상반신의 제어된 활동성에서 좋은 지표가 된다.
- 간단하게 확인할 수 있는 팔의 흔듦과는 달리, 체간의 구성요소의 회전을 확인하는 것은 어렵다.
- 체간은 전두면과 시상면에서 직립하여 있다.

근육활동

- 관여하는 근육 : 외복사근과 내복사근이 보행주기 전반에서 약간 활동한다. 복직근은 보통, 같은측과 반대측의 중간 유각기와 말기 유각기 때에 활동한다.
- 신근군 : 양측의 심층의 체간 신근군과 회전근군이, 부하 반응기에서 체간을 안정시키기 위해 활동한다. 이때, 굴곡방향의 모멘트는 최대가 된다. 전유각기에서 같은측의 척주기립근이 활동한다. 이때 반대측의 다리는 하중이 걸린다(Waters 등 1972, Rancho O. Gait Analysis 2001).

임상 힌트: 체간의 검사는 보행분석의 확고한 구성항목이 될 필요가 있다. 아래의 검사가 보완적으로 도움이 된다.

- 예컨대, 계단을 오르거나 내려가거나 할 때, 또는 일어서거나 앉거나 할 때의 전신동작의 관찰.
- 체간을 4개의 4변형으로 구분하고, 각각의 운동제어 즉, 활동성, 안정성, 제어된 움직임과 정교성을 단계마다 평가한다(그림 2.75).
  주의 : 이것은 단순한 개략적인 구분이지만, 적절한 치료방법의 선택에 도움이 된다.
- 지지면 및 다리의 관절과 신체 중력중심의 위치관계에 주의한다.

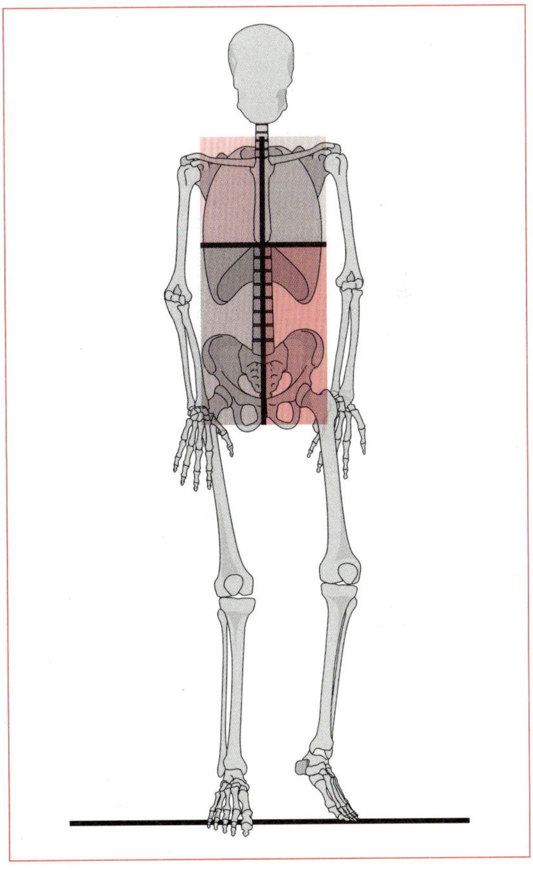

그림 2.75 4개의 4변형으로 체간을 구분하는 것은 관찰을 통한 보행분석에 도움이 된다. 운동제어의 단계마다 평가된다 (PNF).

▶ 만일 보행분석에서 습관적으로 다리의 분절(segment)만이 평가의 대상으로서 채용되는 경우도, 데이터의 효과적 활용을 할 때에 체간의 자세를 함께 반드시 고려하도록 한다. ■

2.6.6 팔

어깨–팔–손의 복합체는 보행에 의존하고 있는가, 아닌가?

보행능력은 보폭(STEP) 패턴이나 운동의 형태가 아니라, 상황에 따라서 근골격계에 요구되는 기능에 대한 개개인의 활동적인 전신반응이다. 이 때, 다리와 마찬가지로, 어깨–팔–손의 복합체도 동시에 기능적으로 동원시킬 수 있다. 팔과 손은 보행의 움직임을 의미 있게 지원하거나, 보행의 종류에 따르지만, 물건을 들거나 조작하는 등 보행과 전혀 다른 기능적 과제를 충족할 수 있다.

예컨대, 팔을 흔드는, 또는 지팡이를 드는 등, 보행 시의 일련의 움직임을 지원할 수 있다. 또한 걸으면서 뜨거운 음료로 가득 채운 컵의 균형을 유지하면서 테이블 위까지 들고 운반할 수도 있다. 어린이에서도, 이미 1세 정도부터 손의 움직임이 다리의 움직임으로부터 독립하는 것을 관찰할 수 있으며, 마찬가지로 선 자세의 안정성과 대상물의 조작에 도움이 된다(Higgins / Higgins 1995).

어깨–팔–손의 복합체의 기능과 의미에 관해서는 연구결과가 비교적 적다. Elftman(1939)의 팔을 흔드는 것에 대한 연구에서, 3차원 공간에서의 팔의 움직임이 다음 체절의 그것과는 반대의 움직임을 한다는 것을 확인하였다. 따라서 그는 다리는 다리 이외의 체절의 큰 회전의 움직임을 빌리지 않고, 보행에 필요한 움직임을 충족할 수 있다고 요약하였다.

이 고찰의 의미는 Ralston(1965)의 연구결과에 의해서 더 보완되었다. 그는 보행 시의 에너지 소비의 계측을 하였다. 그 때, 팔을 체간에 고정하여 자유로이 전후로 흔들 수 없도록 하였을 때도, 에너지 소비의 상승은 확인되지 않았다. 이 결과와 독자적인 연구를 기초로, Perry(1992)는 팔을 흔드는 것은 보행을 지원할 수 있으나, 기계적으로 필요한 구성요소로는 되어있지 않다는 견해를 갖고 있다.

Higgins와 Higgins(1995a)는 보행 시에 팔과 다리의 각각의 자주성의 관찰에서 연구를 더 발전시켰다. 그들은 어깨를 포함하는 팔과 손의 복합체 개념을 형태학적이고 동시에 기능적으로 손에 최대한의 자유로운 움직임을 가능케 하는 통합된 하나의 단위로서 파악하고 있다. 이때, 모든 골과 관절과 근육, 그리고 감각 및 운동을 위한 신경계통은 통합되어 함께 작용한다고 생각된다.

Higgins와 Higgins(1995a)는 팔과 어깨의 복합체가 손과 손이 이루는 역할을 위해서 있다는 견해를 강조하였다. 그뿐만 아니라, 다리를 포함하는 전신이 손과 손이 이루는 역할을 위해 있다고 주장하였다.

운동의 흐름

보행의 과정과 효율은 어느 정도이지만, 체간과 팔의 움직임에 의존한다. 그러나, 이 테마에 대해서 상세하게 몰두한 연구는 극히 약간밖에 없다. 여기서 요약하고 있는 어깨–팔–손의 복합체에 관한 정보는 Fernandez-Ballesteros 등(1965)의 동작 근전계측을 이용한 보행 시의 팔의 근 수축패턴의 연구와 Perry(1992)에 의한 생체역학의 계측결과에 기초하고 있다.

이들의 결과는 우선, 대칭적으로 번갈아 흔드는 팔의 움직임의 정도가 사람에 따라서 크게 다르고, 또한 보행속도에 크게 영향을 받고 있다는 것을 보여준다. 보행속도가 커지면 커질수록 팔의 움직임이 커진다. 달리고 있을 때는 팔꿈치의 굴곡에 의해서 팔의 흔들이(pendulum)는 짧아지고, 이에 상응하는 높은 주파수로 흔들린다. 예컨대, 어슬렁거리는, 발을 질질 끄는 것처럼 걷는 등의 완만한 보행의 템포에서 팔이 극히 약간 흔들리거나 전혀 흔들리지 않는다. 팔은 언제나 반사적으로 흔들리는 것이다. 체간은 골반의 움직임과는 반대로 운동하고, 팔은 체간의 운동에 따른다. 느린 보행속도에서는 체간의 회전은 감소하고, 이에 상응해서 팔의 흔들림도 작아진다.

자유보행에서는 초기 닿기 때에 같은측의 팔의 신전은 최대에 도달하고, 말기 입각기에서 같은측의 팔의 굴곡이 최대에 도달한다(그림 2.76a와 b). 이 초기 닿기 때의 최대 신전 및 말기 입각기에서의 최대 굴곡의 교호작용은 정상 보행에서 항상 존재한다. Perry가 시행한 정상 사람에서의 계측 결과에 따르면, 그 관계의 시간적인 어긋남은 0.1초 이내였다(Perry 1988).

보행 시에 견관절의 신전은 같은측의 다리가 전방으로 스윙될 때에, 동적인 근육제어에 의해서 능동적으로 이루어지고 있다. 이에 반해서, 같은 측 다리가 신전방향으로 움직일 때, 팔의 전방으로의 흔듦인 견관절의 굴곡은 대부분 수동적으로 일어난다.

초기 닿기 때는 같은측 견관절도 주관절도 최대로 신전하여 있다. 견관절의 신전은 8~20°(연직선에 대한 각도)에 도달한다. 주관절은 같은 시기, 약 20° 굴곡위치이고, 보행주기 전체를 통해서 그 이상 신전하는 일은 없다(Murray 1967, Perry 1992).

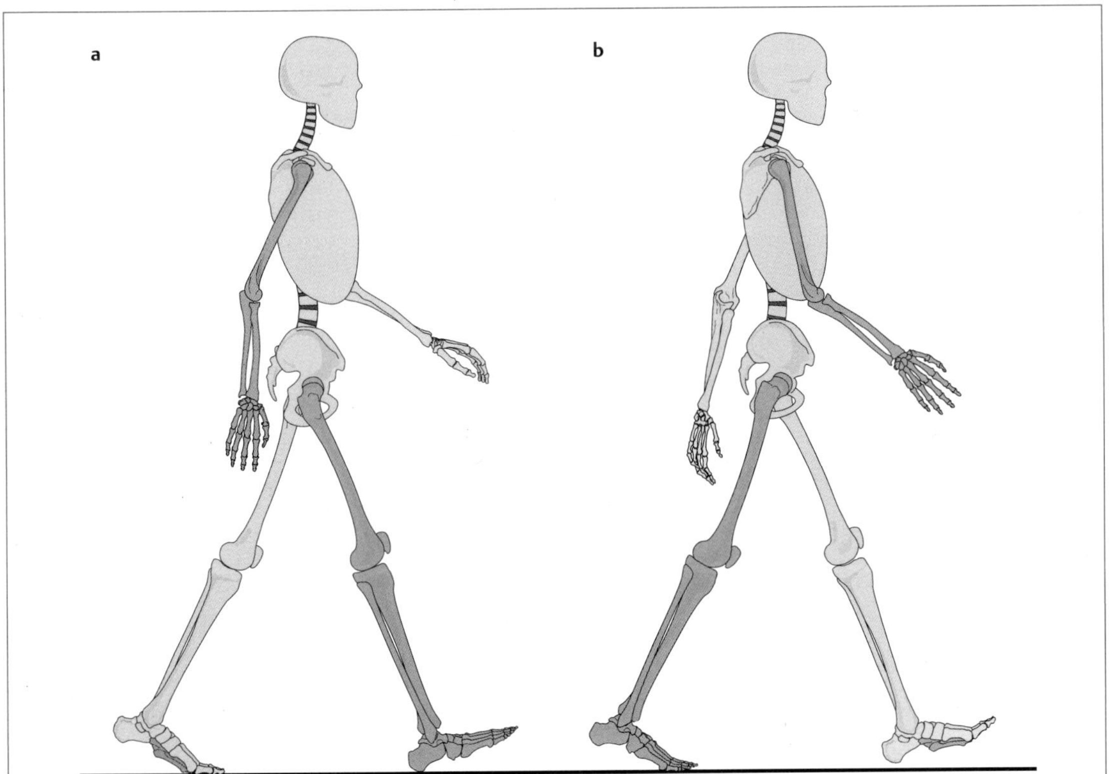

그림 2.76a 와 b 보행시의 팔의 흔듦
a : 초기 접지(팔은 최대 신전), b : 말기 입각기(팔은 최대 굴곡)

초기 닿기에서 견관절이 최대로 신전한 후, 보행주기의 약 5%의 시점에서 견관절은 굴곡하기 시작한다. 주관절은 중간 입각기 이후에서 겨우 굴곡각도가 커진다. 이것은 아마도 이미 20° 정도, 약간 굴곡하고 있기 때문이다.

말기 입각기의 마지막 무렵(보행주기의 약 45% 시점)에서 견관절은 24°의 최대 굴곡위치에 도달한다. 그리고 바로 뒤에(보행주기의 55% 시점) 주관절도 45°의 최대 굴곡위치에 도달하고, 굴곡운동을 마친다.

전유각기가 시작될 무렵(반대측은 초기 닿기) 견관절과 주관절은 동시에 굴곡위치에서부터 신전하기 시작한다. 이 신전운동은 유각기의 전체영역에 걸쳐서 계속된다. Perry(1992)에 따르면, 주관절은 이미 중간 입각기에서 신전을 마치고, 20° 굴곡위치에 도달하고, 견관절은 같은측의 초기 닿기에서 최대 신전위치(약 8~20°)에 도달한다. 이와 같이 같은측 팔의 견관절과 주관절은 다시 최대로 신전한다.

근육활동

동작 근전의 계측에 의해서, 견관절 주위의 12개 근육 중, 5개 근육에서 명백한 활동이 계측되었다(Fernandez-Ballesteros 등 1965). 어깨보다 원위의 근육(예컨대, 상완이두근의 단두, 상완삼두근의 외측두, 척측수근굴근, 단요측수근굴근)은 Hogue(1969)에 따르면, 팔의 흔듦에 관여하지 않는다. 견갑골은 어깨영역의 근육에 의해서 흉곽의 위를 활주하는 것처럼 운동한다(Rohen 2000). 흥미 있는 것은 Fernandez-Ballesteros 등(1965)의 계측결과는 극하근도 능형근도 팔의 흔듦에 관여하지 않는다는 것을 보여주었다. 이에 반해서, 견갑골의 운동을 지원하는 승모근 하부섬유의 지속적 활동이 계측되어 있다. 마찬가지로 극상근도 활동하고 있다. 이 근육은 수평으로 뻗어있으므로 상완골두를 견갑골에 끌어당겨 상완골을 들어 올린다(Perry 1992). 이 근육활동은 초기 닿기 때마다 바로 그 뒤에 일어나고, 말기 유각기의 마지막까지 계속된다. 이 때, 보행주기의 50%의 시점에서 굴근과 신근의 양쪽 근육이 불과 일순간 활동을 휴지한다.

무엇보다도 견관절 신전 및 굴곡의 움직임의 제동이 대원근과 삼각근 후부섬유의 제어에 의해서 분명히 관찰된다. 삼각근 중간섬유의 활동은 팔의 적당한 외전에 관여하고, 그 결과, 팔이 체간에 방해를 받지 않고 후방으로 흔들린다. 말기 입각기에서 굴곡이 끝날 무렵 삼각근 중간섬유가 동시에 활동하고, 신전의 움직임 동안 계속해서 초기 닿기의 직전에 휴지한다. 보행주기의 기타의 단계에서는 이들의 근육은 활동하지 않는다.

광배근과 대원근의 집합체는 부하 반응기에서 팔의 신전이 끝날 무렵이나, 전유각기에서 신전이 시작될 무렵에 동시에 활동한다. 신전에 반해서 팔의 굴곡의 움직임은 거의 수동적인 운동이다.

이제까지는, 팔을 굴곡하는 근육의 능동적인 관여에 관해서 구체적인 단서는 없었다.

Fernandez-Ballesteros 등(1965)의 계측결과에 따르면, 삼각근의 중간섬유, 대흉근의 상부섬유 및 상완이두근은 굴곡의 움직임에 능동적으로 관여하지 않는다. 오훼완근의 역할에 관해서 말하면, 계측결과가 얻어져 있지 않으므로 추측밖에 할 수 없다.

임상 힌트: 좌우의 팔의 흔듦은 대칭이어야 한다. 좌우의 팔의 흔듦의 비대칭은 반대측 또는 같은측 하지의 기능적 문제를 시사하고 있는 경우가 있다(부록의 "O.G.I.G 보행분석 시트"를 참조).

주목: 위에서 언급한 계측결과와 매일의 관찰결과는 보행이 기계적으로 팔의 흔듦에 의존하고 있지 않다는 것을 보여줌에도 불구하고, 중요한 영향을 서로 미치고 있음은 부정할 수 없다. 이 팔, 체간, 그리고 "로코모터" 사이의 상호작용은 물리치료에서 활용할 수 있고, 활용해야 한다. 저자의 경험으로는 어깨-팔-손의 복합체 및 체간을 연습에 편성하는 것이 매우 의미가 있으며, 이것에 의해서 자주 보행이 개선되었다.

팔을 자립시켜서 흔들 수 있고, 과제를 수행하기 위해 손을 자유로이 사용하고 싶다! 라는 환자의 소망도 분명히 있다. 보행의 문제에 의해서, 팔의 활동을 자립할 수 없을 때에, 팔의 흔듦에 의존한 채로 걷는 모습이 개선되어도 환자에게는 도움이 되지 않는다. 따라서, 물리치료사는 팔의 보행에 대한 지원기능과 보행으로부터의 자립을 얻는 것의 양쪽의 연습을 설계해야 한다.

제3장 관찰을 통한 보행분석

3.1 관찰을 통한 보행분석의 역사

체계적인 보행분석은 1960년대에 로스엔젤리스에 있는 재활 클리닉인 란초 · 로스 · 아미고 국립재활센터(RLANRC)에서 시작되었다. 1955년에 연구소에 부임하여, 1990년대의 초기까지 병리운동역학을 지도하고 있었던, Jacquelin Perry박사는 당시의 임상검사에서는 불충분하였던 보행의 이상기능의 원인을 특정화하기 위해, 관찰을 통한 보행분석을 체계화하였다. 약 40년의 경험을 갖고, 임상응용범위가 넓은 과학적 지식을 가진 훈련된 물리치료사와 정형외과의사는 힘을 합쳐서 관찰을 통한 보행분석을 하나의 포괄적인 개념으로 정리하였다. 이것은 상이한 질병에서의 다양한 이상 기능을 체계적으로 관찰하여, 최초로 교과서로서 정리하게 된 것이다.

보행분석은 우선 비디오카메라와 비디오레코더의 도움을 받아 이루어지고, 서서히 VICON™의 적외선 카메라나 바닥에 매설한 지면 반응력계, 근전도(EMG) 계측기 등, 운동형상학과 운동역학의 계측 시스템이 도입되었다. 이와 같이 하여 1968년 Perry박사에 의해서 보행분석실이 설립되어 출발하였다. 거기서 분석된 데이터는 원래 환자로서 수술이 최선의 선택인지 어떤지 보다 잘 판단하고, 재건술 후의 환자의 개선된 상태를 정확히 기록하기 위해 활용되었다. 그 바로 뒤에 보행분석이 과학적 연구로서 이용되고, 임상에서 응용되었다.

오늘날에도, RLANRC의 병리운동역학연구소에서는 컴퓨터에 의해서 얻어진 데이터가 의미 있다는 것을 재확인하기 위한 기본기술로서, 관찰을 통한 보행분석이 활용되고 있다. 왜냐하면, 가령 연구소에서 온갖 기술을 구사한다 해도, 관찰을 통한 보행분석과 정상 보행의 지식은 기본기술이며 과학적 연구를 하는 데에, 또한 환자의 일상을 에워싸는 매일의 환경을 이해하는 데에 없어서는 안 되는 도구이기 때문이다.

이러한 토대가 발전하여, 마침내는 1998년 로스엔젤리스에서 Perry박사와 RLANRC와 남캘리포니아 대학의 팀 스태프의 공동 작업으로, 관찰을 통한 보행 지도자 협회(Observational Gait Instructor Group : O.G.I.G)가 설립되었다. 이 보행분석의 전문가에 의한 그룹은 그들이 갖고 있는 과학적 지식을 이들에 흥미를 보이고 있는 물리치료사에게 국제적으로 제공하는 과제에 착수하였다. 정규과정 졸업 후 교육 코스 이외에 독일이나 오스트리아에서도 O.G.I.G는 환자나 물리치료사를 위해 전문가에 의한 컨설팅을 제공하거나, 훈련을 받은 보행분석치료사를 환자에게 소개하고 있다.

Jacquelin Perry박사는 뇌졸중이나 뇌좌상, 절단이나 골수형성이상, 중추신경마비나 인공관절, 불완전 척수손상이나, 근이영양증, 길랑-바레 증후군이나 폴리오 후유증, 급성파종성뇌척수염이나 중증의 골절 후의 보행 장애에 관한 400편을 넘는 논문의 저자이다. 기타의 연구로서는 의지보장구 및 휠체어에 의한 이동의 연구가 있다.

1992년에 발간된 보행분석에 관한 그녀의 저서는 임상에서 얻은 전문지식과 오랜 세월에 걸친 연구 성과를 정리한 것이며, 오늘날의 이 영역에서의 표준으로 되어있다. 병리운동역학연구소의 팀 및 RLANRC의 물리치료부문과 함께 Perry박사는 현재도 역시, 활발하게 관찰을 통한 보행분석의 정밀조사에 몰두하여, 물리치료사가 환자와 매일 마주 대하는 데에 활용할 수 있는 최신의 지식을 계속 모색하고 있다. Perry박사는 현재도 역시 재활의 여러 갈래에 걸친 영역의 대부분의 사람에게 상담역으로 되어있다. 그녀는 남캘리포니아 대학의 정형외과학, 생리운동역학 그리고 물리치료학의 명예교수이며, 의사, 물리치료사, 작업치료사, PO에게 강의를 하고 있다. 그녀는 인생의 전반을 인간의 직립보행의 연구에 받치고, 언제나 관용으로 그 풍부한 지식을 계속 나눠주고 있다. 강의와 지휘에 의해서 헤아릴 수 없는 업적을 쌓고 계시다.

3.2 관찰을 통한 보행분석에서 할 수 있는 일

관찰을 통한 보행분석은 연구에 의해서 뒷받침된 효율적인 문제해결의 방법이고, 단순히 사람을 설득하기 위한 기법은 아니다. 특유의 치료방법에 의존하지 않고, 환자의 근골격계의 장애, 기능적 제한, 잠재적 장애의 문제해결을 위한 시스템화가 된 모델이다. 이것은 근골격계와 제어의 장애를 가진 환자의 매일의 임상을 위해, 다양한 견해에 매우 적합한 객관적 임상적 진단 도구이다.

관찰을 통한 보행분석에서는 관절각도의 약간의 변화를 확인할 수는 없다. 경험이 풍부한 관찰자에서도 관절각도의 확인 오차는 5° 정도는 있으므로, 그 수정은 불가능하다. 오히려 정확히 말하면, 관찰을 통한 보행분석이란 보행의 정상적인 기능을 알고, 환자의 상태를 검사하여, 확인된 기능의 일탈에 대해서 개개의 치료계획을 설계하는 일이다.

또한, 이 보행분석의 방법에는 정상 보행 기전의 지식과 비정상 운동을 확인하여, 1차 원인이나 2차 원인 및 정상 보행과 병적 보행의 걷는 모습의 정확한 기술(description)을 위해 필요한 전문용어를 포괄하고 있다. 이러한 것을 기본으로 하여, 기능적인 주된 문제를 찾아내어 그 비정상 운동의 원인을 이해하고, 문제해결의 전략을 세우는 것이 가능해지는 것이다. 이들 정보의 도움을 받아, 적합한 치료를 선정하고, 환자의 요청에 대해서 개별적으로 대응하는 것이 가능하게 된다.

관찰을 통한 보행분석은 보행의 비정상 운동의 특정을 위한 기본 테크닉으로서 훈련된 눈으로 보는 것에 의한 검사를 활용한다. 비정상 운동의 종류와 범위를 파악하는 방법은 관찰자의 판단능력에 기초하지만, 이 방법의 이점으로는 언제라도 어디서나 할 수 있으므로, 시간이나 설비에 제한받지 않는다는 것을 들 수 있다. 특별한 준비도 여러 명의 물리치료사도 취급이 어려운 계측장치도 필요로 하지 않는다. 즉, 관찰을 통한 보행분석은 효과적이고 비용이 들지 않는 방법이라 할 수 있다.

관찰을 통한 보행분석의 효과적인 실시를 위한 전제조건

- 표준화된 특별한 관찰능력의 교육과 훈련
- 정상 보행의 기전(운동형상학과 운동역학)과 병리로 인한 변화에 관한 정확한 지식
- 국제적으로 활용되고 있는 용어의 이해
- 관찰과 데이터를 잡는 방법과 데이터 처리의 적절한 방법에 관한 지식

이상의 기준을 충족시킴으로써, 환자의 평가는 확실한 것이 된다. 이것은 개개의 사례에 적응성이 있고, 매일의 활용에서 장기간에 걸쳐 신용할 수 있는 평가가 된다. 관찰한다는 것은 많은 연구결과가 보여주고 있는 것처럼, 훈련되어 있지 않은 물

리치료사의 경우 객관적이고 정확한 데이터를 얻을 수 없다(Malouin 1995). 따라서 관찰을 통한 보행분석을 바르게 습득하기 위해서는 아래의 것이 중요하다. 우선은 이 책을 잘 읽은 후에, 이 책에서 사용되는 전문용어(196페이지)와 부록의 보행분석 시트(195페이지)를 임상에서 활용하는 것, 그리고 진전을 위해 코스에 참가할 것을 강력히 권장한다. 코스에서는 치료방법과 마찬가지로, 검사방법도 학습과 연습이 이루어진다.

종합하면, 상기의 전제조건 하에 시스템화가 된 관찰을 통한 보행분석은 주관적인 임상적 평가도구(Malouin 1995)이고, 환자에게 매일 접촉하기 위한 기본기술이라 할 수 있다. 보행의 비정상 운동의 치료에 관여하는 의사나 물리치료사, 작업치료사, 보행분석실의 엔지니어, 그리고 의지 보장구사(PO)라는 각각의 전문분야에 속하고 있는 사람은 이 기본기술을 필요로 하고 있다(Perry 1992).

3.3 문제해결방법 – 임상에서의 관찰을 통한 보행분석

관찰을 통한 보행분석의 첫째 목적은 물리치료사가 환자를 위해 개개인에게 적합한 치료방법을 생각해내고, 목적에 입각하여 활용할 수 있도록 하는 것이다. 개개인의 치료는 선택된 물리치료사가 주된 기능적인 문제의 해부학적 · 신체구조학적 원인에 합치하였을 때에 효과를 발휘한다.

이러한 문제해결의 방법은 주된 문제를 명확히 하고, 가능성이 있는 원인을 특정을 하는 시스템화가 이루어진 방법이다. 보행의 운동형상학과 운동역학과 활용되는 용어를 숙지하고 있다는 것을 전제로, 다음에 보여주는 세 단계를 순서에 따라서 실행한다.

① 문제의 명확화와 주된 문제점 및 주된 비정상 운동의 특징
② 가능성이 있는 주된 원인의 특징
③ 치료와 치료에 의한 성과의 체크

문제의 명확화와 주된 문제점 및 주된 비정상 운동의 특징

주목: 환자의 보행을 주의 깊게 관찰하고, 확인된 모든 비정상 운동과 검사결과를 보행분석 시트(부록 참조)에 기입한다.

미묘한 비정상 운동을 판별하여 기록해 두는 것도 매우 중요하다. 왜냐하면 그 배경에 중대한 문제가 숨어 있는 일도 있기 때문이다. 자주 출현하는 비정상 운동이 빙산의 일각일 가능성도 있다. 이 때문에 개개의 사례마다, 환자의 보행패턴을 비디오로 녹화하고, 특정의 타이밍에 초점을 맞춰, 한번 더 신중하게 관찰하는 것도 효과적이다. 스톱워치로 계측한 보행속도와 보폭(STED)의 감소에도 주의한다. 왜냐하면 거기에 도달하는 비정상 운동도 보행기능의 장애를 시사하기 때문이다. 이들에 더하여, 환자의 도수근력검사(MMT), 관절가동범위검사(ROM test), 통증 척도(VAS : visual analogue scale)이라는 특정 항목을 검사해야 한다. 이들의 정보는 각 관절의 목적에 입각한 관찰에서 도움이 된다.

다음 단계는 보행의 세 가지 기능적 과제(체중부하 수용기, 한쪽 다리 지지, 유각지절의 전방 움직임)를 충족하는 데에 난관으로 되어 있는 비정상 운동의 특정이다. 이를 위해서는 각 단계(phase)에서의 모든 주요 이벤트와 흔들지레(rocker) 기능이 존재하고, 바르게 작동하고 있는지 아닌지 검사해야 한다. 어떤 단계(phase)에서 하나의 주요 이벤트가 올바른 타이밍으로 발생하여 있지 않으면, 일반적으로 그것이 주된 문제점이 된다. 전체의 일

람과 기록을 위해, 관찰을 통한 보행 지도자 협회의 보행분석 시트(부록)가 도움이 된다. 다음으로 보행의 비정상 운동(부록 "보행분석 시트" ; 195쪽)을 참고로 하면서, 각 단계에서 주된 문제가 존재하는지 또는 어느 것이 주된 문제점인지를 판별한다. 주된 문제점은 시트 위에 마커로 표식한다.

임상 힌트: "훌륭한" 물리치료사는 선입견에 사로잡히지 않고, 우선 순수한 관찰과 검사를 시행한 후에, 증상에 대해서 숙고한다. 처음부터 증상에 주목하면, 선입견에 사로잡힌 관찰을 하는 위험성이 있다(Malouin 1995). ■

대상운동(evasive movement)은 주된 문제점보다도 용이하게 관찰할 수 있다. 그러나 대상운동은 주된 비정상 운동이 아니라, 단순한 주된 원인의 부수적인 현상이고, 이것은 주의 깊게 판별할 필요가 있다.

가능성이 있는 주된 원인의 특정

주된 원인에는 다음의 5개 범주가 있다(102쪽 참조).

- ▶ 운동제어의 장애 또는 근력저하
- ▶ 관절가동범위의 이상
- ▶ 지각이상
- ▶ 통증
- ▶ 대뇌변연계-정서적 원인

기본적으로, 주된 비정상 운동을 생각할 수 있는 모든 원인을 고려한다. 중추신경계 또는 근골격계에 기인하는 주된 비정상 운동은 보통 위에서 언급한 범주에 속한다.

하나의 비정상 운동에 일치하는 원인은 관찰과 검사의 결과를 각 단계에서 발생하는 모멘트, 근육 활동, 운동의 범위와 비교함으로써 특정이 된다. 이어서 근육이 기능과 활동의 타이밍에 관해서, 주요 이벤트에 정상적으로 관여하고 있는지 아닌지를 체크한다.

예: 하퇴삼두근은 한쪽 다리 지지기 동안(중간 입각기와 말기 입각기)에 활동하고, 하퇴의 전방 움직임을 동적으로 안정시킨다. 만일 이 근육이 지나치게 약하면, 경우에 따라서는 근육의 약함에 상응하는 과도한 배굴 또는 흔들림이 일어난다.

이에 반해서 부하반응기에서는 하퇴삼두근이 약해도 보통 과도한 배굴은 일어나지 않는다. 왜냐하면 이 단계에서 하퇴삼두근은 원래 관여하지 않기 때문이다. ■

하나의 확인된 비정상 운동은 직접적이고 동시에 근원적인 원인을 갖고 있는 경우가 있다. 위에서 언급한 예에서는 한쪽 다리 지지기의 과도한 배굴의 주된 원인이 하퇴삼두근의 근력부족에 있었다. 그러나 과도한 배굴의 숨겨진 원인이 있는 경우가 있다. 예컨대, 고관절의 굴곡구축으로도 이런 결과가 일어난다. 이 경우, 족부의 위에서 체간을 똑바로 유지하기 위해 슬관절이 굴곡하고, 족관절이 과도한 배굴을 나타낸다. 이렇게 되면, 과도한 슬관절 굴곡도 족관절의 배굴도 2차적인 비정상 운동이라는 것이 된다. 2차적인 비정상 운동의 원인은 판별하기 어려우므로, 관찰자는 이들의 원인 해명을 위해, 보행에서의 생체역학적 관련성과 임상적 전문지식을 이용하여 조사해야 한다.

가능성이 있는 원인은 처음부터 문제로 되어있는 것에만 한정하고, 관찰된 비정상 운동의 이유로서 중요도가 낮은 것은 모두 소거한다. 이 때, 진단

결과와 증상 및 검사결과를 고려한다.

문제가 발생하고 있다고 생각되는 관절은 보행주기 전반에 걸쳐서 주의하여 관찰한다. 어떤 단계에서 관찰된 비정상 운동은 다른 단계에서도 출현하는지 아닌 지를 체크해야 한다. 이와 같이 하여, 원인이 특정이 되어간다. 예컨대 중간 입각기에서, 슬관절 신전 대신에 과도한 굴곡을 나타낸다. 그러나 말기 유각기에서는 슬관절은 신전하는 것이 관찰된다. 이렇게 되면 슬관절 굴곡구축은 원인으로서 제외된다. 필요에 따라서 기타의 검사를 시행하고, 이미 갖고 있는 검사결과(예컨대, MRT나 X선 사진)를 고려하여, 원인을 확실하게 정밀조사를 한다.

예: **원인의 조사**

중간 유각기에서 중립위치 내지는 약간 배굴위치 대신에 과도한 저굴이 출현할 때, 그것이 주된 비정상 운동이 된다. 왜냐하면 유각지절의 전방 움직임의 기능적 과제가 손상되기 때문이다. 이 단계에서의 근육활동과 관절운동의 범위를 고려하면, 과도한 저굴의 원인으로 아래의 것이 의심된다.

- 전경골근의 근력부족
- 저굴구축
- 저굴근의 과긴장
- 족관절의 통증 ■

위에서 언급한 예에서는 환자는 하지골절 후 재활 중이다. 그러므로 중추신경계의 장애에 의한 저굴근군의 과긴장은 원인으로서는 제외된다. 잇달아서 관찰하면, 이 환자는 중간 입각기와 말기 입각기에서 정상적인 배굴이 가능하였다. 따라서 관절가동범위는 정상이라는 것을 상상할 수 있다. 그러나 저굴구축은 의심스런 원인에서 아직 제외할 수 없다. 왜냐하면 한쪽 다리 지지기에서 체중이 실리면, 배굴할 가능성이 있는 저굴구축의 가능성을 생각할 수 있기 때문이다.

여기서는 실제의 관절가동범위의 검사에 의해서만, 구축을 원인에서 제외할 수 있다. 문진에서 환자가 족관절에 통증이 없다는 것을 알렸다면, 통증을 원인으로는 생각할 수 없다. 그리고 다음에는 전경골근군의 근력검사만이 남게 된다.

원인 조사의 마지막으로 전경골근의 도수근력검사를 시행한다. 이 검사에 의해서, 전경골근의 근력부족이 존재한다는 원인가설이 증명되는 것이다.

임상 힌트: 검사 초기부터, 환자에게 이미 잊혀가고 있는 오래된 상처나 장애에 대해서 질문하는 것도 효과적이다. 이들은 경우에 따라서는 현재의 병상의 중요한 요소가 될 수 있다. ■

주목: 주된 비정상 운동과 이를 일으키고 있는 원인을 정확하게 파악하는 것은 개개의 증상사례에 따른 효과적인 치료계획을 설계하는데 결정적이 된다. 진짜 원인을 확정하려면, 철저한 검사와 테스트가 요구된다.

이를 위한 시간을 잡는 것이 중요하다. 환자가 갖고 있는 기능적 문제의 원인을 끝까지 확인하지 않은 치료는 시간낭비이며, 효과가 없고, 경우에 따라서는 장애가 된다.

치료와 성과의 체크

환자가 회복하기 위한 첫걸음으로서, 검사가 중요하다. 물리치료사는 원인을 규명한 후에, 적합한 치료방법을 선정하고, 환자와의 합의가 있은 후에 그 선택을 해야 한다. 치료방법은 실행 가능하며 주된 문제해결에 적합한 치료방침에 적합한 치료방침이고, 과학적 근거에 기초한 것이어야 한다. 시행된 치료에 의해서 요망되는 기능이 얼마만큼

증진되었는 지를 반복적 보행분석을 사용해서 나타낼 수 있다. 체크는 치료의 중요한 일부이다.

주목: 해부학적, 구조적인 장애와 비정상 운동과 치료와의 연관성은 매우 다양하다.

하나의 주된 원인, 4개의 보행의 비정상 운동

단지 하나의 장애가 많은 비정상 운동이 되어 나타나는 경우가 있다.

예: 저굴근군의 기능 결손이 중간 입각기에서부터 말기 입각기에 걸쳐서 4개의 관찰되는 비정상 운동을 발생시키는 일이 있다.

- 과도한 슬관절 굴곡
- 과도한 배굴
- 같은 측 골반의 측방경사
- 발끝치 들고 걷기의 누락 ■

장애에 의해서 야기되는 주된 비정상 운동은 과도한 배굴이다. 기타의 관찰될 수 있는 비정상 운동은 환자가 장애에도 불구하고 보행효율을 최적화하려고 한 결과로서 대상(보상)적으로 일어난 것이다. 여기서는 원인으로 되어 있는 장애인 저굴근군의 기능저하를 인식하여 치료할 필요가 있다. 즉, 하퇴삼두근의 강화 또는 기능보조를 위한 하지장구의 처방이다.

대상운동(evasive movement)으로 접근하는 것은 잘못된 것이다. 주된 비정상 운동의 원인에 접근하는 것이야말로, 결과적으로 주된 비정상 운동과 동시에 대상운동으로서의 비정상 운동을 최소한으로 하는 또는 완전히 제거하는 방법이다.

많은 원인, 하나의 보행의 비정상 운동

단지 하나의 보행의 비정상 운동이 많은 장애에 기인하고 있는 경우가 있다. 저굴근군의 경축(spasm)과 구축(contracture)이 과도한 저굴의 원인이 된다. 비정상 운동을 감소시키기 위해 경축과 동시에, 구축에도 치료가 이루어져야 한다.

2개의 원인, 하나의 치료

단지 하나의 치료 프로그램으로 2개의 장애가 함께 치료되는 경우가 있다.

예: 어떤 환자가 고관절 외전근군의 근력부족과 동시에 고관절 내전구축을 앓고 있다. 이러한 경우, 고관절 외전근군의 근력 훈련과 내전근군의 스트레칭을 동시에 시행하는 것이 적합하다. 양쪽 모두 하나의 치료 대상이다. ■

비정상 운동과 원인과의 연관성

몇 가지의 비정상 운동은 다른 것에 존재하는 비정상 운동의 원인을 제거하는 것에 의해서만, 효과적으로 억제할 수 있다.

예: 저굴근군의 근력부족과 동시에, 슬관절 굴곡구축을 앓고 있는 환자가 보행을 하면, 중간 입각기와 말기 입각기에서, 과도한 배굴과 과도한 슬관절 굴곡이 관찰된다. 슬관절의 굴곡구축을 효과적으로 감소시키기 위해, 슬관절 굴근군의 스트레칭과 동시에, 하퇴삼두근의 근력강화도 시행해야 한다. 근력 강화를 시행하지 않으면, 하퇴가 전방으로 넘어져버림으로써, 슬관절은 굴곡근군이 스트레칭이 되어 있음에도 불구하고 과도한 굴곡자세를 나타낸다. ■

주목: 개개의 증상사례에 따른 치료를 기획할 때, 장애를 제거하기 위한 치료가 물리치료 영역인지 아닌 지를 사전에 체크할 필요가 있다. 다른 의학적 직업 그룹이 잘 치료할 수 있는 것이 아닌가?라는 문제가 자주 일어난다.

선입견에 사로잡히지 않는 걷는 모습의 관찰

↓

관찰할 수 있었던 비정상 운동의 기록

↓

기능적 과제에 저해하는 영향을 초래하는 중대한 비정상 운동의 특정

↓

비정상 운동의 모든 가능성이 있는 원인을 체크:

- 운동제어의 부족과 장애
- 가동범위 제한
- 지각장애
- 변형
- 대뇌변연계–정서장애

↓

테스트와 검사결과에 기초한 원인의 특정과 필요하다면 거듭되는 테스트와 검사 실시. 경우에 따라서는 계측장치의 사용

↓

주된 문제의 원인에 조준을 맞춘 적합한 치료의 선택

↓

치료의 실행

↓

치료에 의한 효과를 체크하기 위한 새로운 주의 깊은 보행검사 실시

그림 3.1 관찰을 통한 보행분석의 순서도

물리치료에 의한 치료에 제한이 있다는 문제도 있다. 소아마비 후유증 증후군이나 만성적 다발성 경화증이라는 과다사용을 수반하는 기능부족을 앓고 있는 환자의 경우, 기능부전의 저굴근군을 강화하기 위한 연습은 효과가 없고, 장애를 초래할 수 있다. 이러한 경우, 대부분의 사례에서 보장구의 적합이나 보행보조구의 사용 또는 생활습관을 증상에 맞춰서 적합을 시키는 것이 효과적이 된다.

이와는 반대로, 예컨대 근력의 불균형을 수반하는 운동역학적 연쇄의 변형이 원인으로 일어나는 슬개골과 대퇴골 사이의 통증이라는 문제에 대해서는 물리치료는 수술적인 방법보다도 우수한 결과를 가져올 수도 있다(Powers 2000).

예: **각 전문영역에 걸친 치료의 조합**

골절에 의한 전경골근군의 근력부족으로 진단된 환자에 대한 중재는 약한 배굴근군의 근력훈련이다. 이것에 의해서 재구축된 적절한 배굴이 기능적 과제, 여기서는 유각지절의 전방 움직임을 다시 제한 없이 시행하는 것이 가능해진다.

근력이 부족할 때, 과노한 저굴에 의한 넘어짐이 없도록 중간 유각기에서 족관절을 중립위치(중립위)로 유지하는 보장구가 적응이 된다. 이 대처는 초기 닿기 때에도 효과가 있고, 전족부를 바닥에서부터 띄게 하여, 체중부하수용기 시기의 주된 문제도 제거할 수 있다. ■

임상 힌트: 보장구 및 기타의 보행보조구의 처방에는 아래의 규칙이 적용된다.

- ▶ 기본적으로 활동성의 저하에 의한 근 위축의 위험성이 있다.
- ▶ 보장구가 얼마만큼 주된 문제를 제거하고, 이것에 의해서 기능적 과제가 시행되고 있는 지를 체크할 필요가 있다. 요구되는 기능이 재구축되

지 않은 것을 물리치료사가 확인한 경우, 다시 고쳐 생각하거나, 경우에 따라서는 의지장구사와 상의해야 한다.

- 고가의 보장구나 기타의 보조구를 사용하지 않고 벽장에 처박아 두었을 때, 환자에게 그 보장구가 신체에 적합하여 정말 도움이 되는지 물어볼 필요가 있다. 환자 자신만이 이 보장구들에 의한 치료의 효과성에 대해서 느낄 수 있다. 따라서 의사가 아닌 환자에게 묻는다.
- 환자는 중추운동신경 수준에서의 새로운 보장구에 익숙해지기 위해 시간이 필요하다. 경우에 따라서는 2~3주일 내지는 그 이상도 걸린다. 늦어도 1개월 후에, 물리치료사는 장착되어 있는 보장구의 조절과 개선에 대한 필요성을 체크해야 한다.
- 환자에게 급격한 물리치료 성과가 관찰되는 경우, 보장구도 증상에 맞춰서 바꿔갈 필요가 있다. 예컨대, 집중적인 근력훈련에 의해서, 보장구의 일부의 기능이 필요 없게 된 경우이다. 치료의 성과를 보장하기 위해, 각 전문분야에 걸친 공동 작업이 필요하다. ■

요약

이상적인 보행기능의 재구축은 가장 좋은 방법으로서 시스템화된 주된 비정상 운동의 확정과 주된 원인의 특정, 적응하는 물리치료적 치료의 선택에 의해서 달성된다. 방법의 그리고 순서도를 그림 3.1에 나타냈다.

3.4 원인의 범주

보행 기전의 병리적 변화에 작용하는 질병의 리스트는 방대하다. 경험이 풍부한 물리치료사 조차도, 정글처럼 복잡한 관찰을 통한 다양한 보행의 비정상 운동 안에서 바른 길을 발견한다는 것은 쉽지 않다. RLANRC는 보다 좋은 오리엔테이션을 위해, 수많은 보행이상을 4개의 기능적 범주로 분류하였다(physical therapy department ; RLANRC 2001). 이것에는 범주마다 질병 그룹의 특유의 성질이 기술되어 있다. 물리치료사가 이런 구분을 알고 있으면, 관찰과 이에 이어지는 평가에서 근원적인 병리학적 기전을 대상운동으로부터 신속하게 판별할 수 있다.

원인의 범주

- 운동제어의 장애 (근력부족)
- 관절운동 범위의 이상
- 지각장애
- 통증

저자의 물리치료적 경험과 최근의 과학적 식견(Umphred 2000, Damasio 2000)에 따르면, 위에 기술한 것에 더해서 또 하나의 범주를 들 수 있고, 이것은 관찰할 수 있는 보행의 비정상 운동의 원인이 되며, 다른 범주에도 영향을 미친다. 그 범주는 아래와 같다.

- 대뇌변연계 – 정서적 원인

운동제어의 장애

이 범주는 5개의 범주 중에서 포괄범위가 가장 큰 것이다. 이 범주에 속하는 다층으로 구성되는 문제는 말초 및 중추에 기인하는 장애를 갖고 있다.

- 말초성 장애 : 폐용성 위축, 근육질환 또는 외상 및 말초신경 손상 등, 근력저하를 일으키는 모든 원인
- 중추성 장애 : 이 장애는 선택된 부분만을 움직이는 제어의 장애이고, 경축, 경직, 실조증 내지 실행증을 일으키고, 그 결과, 근력부족이 되는 일이 있다.

말초성 원인에 의한 근력저하

근력저하는 관절에 요구되는 기능을 전혀 내지는 부분적으로 밖에 충족할 수 없는 것으로 연결된다. 정상 보행에서 요구되는 근력은 평균하여 정상 사람의 최대근력의 약 25%라 한다. 이 비교적 적은 에너지 소모에 의해서, 적당한 여력이 남겨져, 장시간 보행에서의 극도의 피로를 방지한다(Perry 등 1986). 보행에 소요되는 힘의 소비는 도수근력검사의 3+에 상당하지만, 그럼에도 불구하고, 근력이 3+인 환자는 보행에 요구되는 모든 기능을 충족할 수 없다. 이러한 환자는 보행을 위해서 갖고 있는 힘의 100%를 사용하므로, 경우에 따라서 일어나는 거듭나는 부하에 대한 여력이 없고, 내구력도 없다.

이 관계에서 중요한 것은 꼼꼼한 테스트와 검사결과를 바르게 파악하는 것이다〔115쪽의 "저굴근군의 테스트"를 참조〕.

선택된 운동의 제어나 지각에 문제가 없고, 근력만이 부족한 환자는 신속하게 대상운동을 익힌다. 이것은 보행 시에 안전한 자세(position)를 얻는 것을 가능케 하지만, 대상운동(evasive movement)은 장기적으로 보면 불리해진다. 아마도 대상운동이 신체의 다른 영역의 장애를 일으키기 때문이다.

"전부 아니면 없음" – 근력부족인 경우의 상황

대상운동을 시행하는 환자는 비정상 운동이 없는 것처럼 보이고, 관찰자는 근력부족이 존재하지 않는 것처럼 착각에 빠지기 때문에 이러한 상황에서 근력을 과대평가해 버리는 경향이 있다.

보행을 할 때, 근육에 예상 밖의 부하가 걸리면, 환자는 그 순간부터 다음 순간에 걸쳐 관절의 동적인 안정성을 유지할 수 없어 넘어진다.

관절은 전방 움직임에서 안정된 상태로부터 불안정한 상태로 순식간에 빠지므로, "전부 아니면 없음"의 상황이라 불린다. 눈앞의 과부하를 예측하는 것은 곤란하며, 훈련을 받은 물리치료사만이 이해할 수 있다. 이러한 상황은 자주 물리치료실 밖에서 일어나므로 환자로서는 위험하다.

중추신경에 기인하는 운동제어의 장애 (경축)

경축을 수반하는 보행에서 가장 많은 원인은 뇌졸중, 뇌성마비, 뇌좌상, 척수부전마비, 그리고 다발성경화증이다.

이 범주의 환자는 원시적인 운동 패턴만 능동적으로 시행할 수 있다. 선택된 운동의 제어는 장애를 받고 있어, 근육의 활동 강도는 경축 때문에 변화를 줄 수 없다. 이에 더해서, 체간과 사지의 병적인 자세에 의해서, 근육제어가 변화한다. 상이한 근육의 협동적 활동은 저해되어 있고, 고유수용기에도 혼란을 일으키고 있다.

경축의 병태생리학에서는 현재 두 가지 이론이 있으나, 유감스럽게도 충분하지는 않다. 해당되는 근육을 신속하게 신장(quick stretch)시켜, 간헐성경련(clonus)를 유발하였을 때, 명백하게 경축이 일어난다. 이에 반해서 근육을 천천히 신장시켰을 때, 지속된 근 긴장이 유발된다.

경축은 원심성 수축을 저해하므로, 환자는 근육에 부하를 걸면서 제어하는 흐르는 것 같은 운동을 할 수 없다. 가자미근과 비복근이 경축을 일으키면 발은 저굴위치를 유지한 채로가 되고, 3개의 흔들지레 기능(Rocker function)이 작동하지 않는다(31쪽의 보충설명 1을 참조). 여기서는 특히, 입각기에서 외력을 감소시키면서 제어하는 근육의 원심성 수축의 질이 손상되어 있다. 이것에 의해서 전방 움직임은 크게 저해된다.

전유각기에서 대퇴사두근의 경축이 계속되면, 슬관절 굴곡이 저해되고, 다리의 유각 기능을 준비

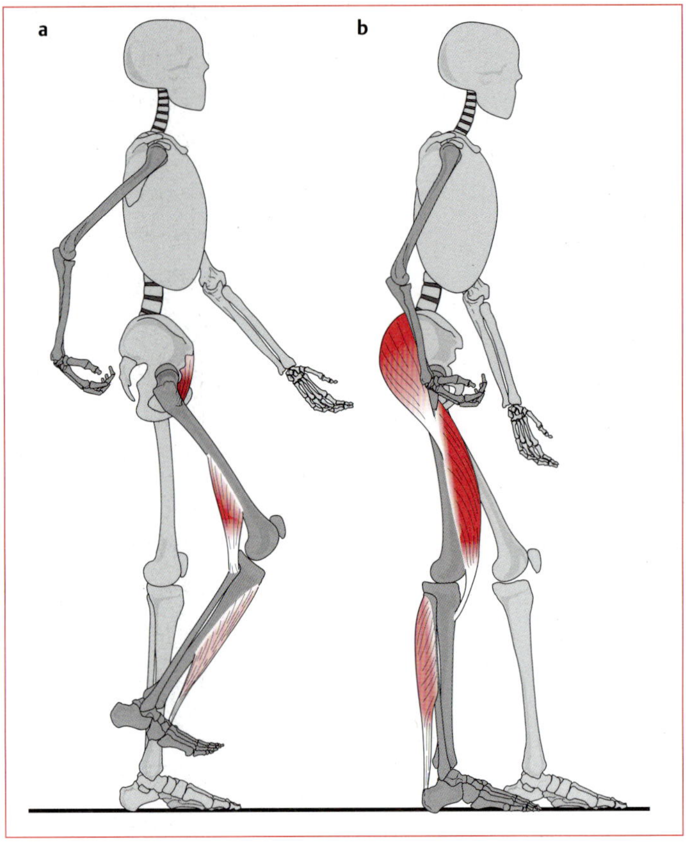

그림 3.2a와 b
a : 동시굴곡, b : 동시신전

할 수 없다. 그리고 입각기에서 유각기로의 부드러운 이동은 불가능하다.

슬괵근의 경축은 슬관절 굴곡 유지를 일으킨다. 입각기에서의 대퇴의 전방움직임은 손상되고, 말기 유각기에서 슬관절의 신전부족에 의해서 보폭(STED)이 감소한다.

고관절 굴곡근군의 경축은 중간 입각기와 말기 입각기에서 필요로 하는 고관절 신전을 저해하고, 마찬가지로 보폭(STED) 감소가 일어난다.

동시굴곡이나 동시신전이라는 원시적 운동패턴은 일단 수의적으로 1보를 내디딜 수 있다(그림 3.2). 유각기에서는 동시굴곡이 이용된다. 족부를 내반 및 배굴을 시키면서 고관절과 슬관절을 동시에 굴곡한다. 입각기에서는 안정성을 발생시키기 위해 동시신전의 패턴이 일어난다. 이 때, 고관절과 슬관절의 신근군과 족관절 저굴근군이 동시에 활동한다.

항상 굴근군만이나 신근군만이 활동하고 있는 이들 움직임의 패턴에서는 입각기와 유각기 사이의 원활한 움직임의 흐름은 불가능하다. 각 단계 사이의 원래의 부드러운 이동은 굴곡과 신전의 조화가 전제가 된다.

잘못을 유도하는 근육의 활동 즉, 요구되는 움직임에 적합하지 않은 원시적 동작 패턴은 경축과 운동의 제어장애에 의해서 일어난다. 근육의 활동이 지나치게 길거나, 지나치게 짧거나, 지나치게 빠르거나 늦거나, 지속되거나 결여되어 있거나 한다(Perry 1992).

이 범주의 환자는 독립 이동을 바라고, 상실된

기능을 다른 움직임에 의해서 보완하는 것을 시도한다. 이것이 얼마만큼의 성과를 가져오는지 어떤지는 선택된 운동의 제어와 민감한 고유수용기, 그리고 지각이 얼마만큼 잔존하여 있는 지에 의해서 결정된다. 잔존하여 있는 기능은 환자에 따라서 다르고, 위에서 언급한 제약에서 개개의 간섭이 일어난다.

이 경우, 경축은 언제나 불리하게 작용하는 것은 아니다. 이것은 결국 신체에 갖춰진 긴급 프로그램으로 많은 환자에게는 제약에 관계없이 특정의 운동을 가능케 한다. 경축 대신 완전마비였다면, 어떠할까라는 것을 상상해보자.

중요한 것은 경축의 기능적인 올바른 이점과 결점의 평가이다. 이것에 의해서, 개개의 상황에 적합한 의미 있는 물리치료가 가능하다.

운동제어 장애의 범주에서 Taub 등(1994)의 연구결과는 중요한 의미를 가져온다. 이것은 뇌졸중 후에 잔존하고 있는 장애의 일부는 뇌피질 또는 척수성 구조의 장애만이 아니라, 사용하지 않는 학습(learned non-use)에도 기인한다는 것을 보여주고 있다. 환자는 정상 사지(limb)를 사용한 대상운동에 의해서 플러스의 학습을 해가고, 그리고 환시로 통증이나 움직임의 실패라는 마이너스의 학습을 하여간다. 이것은 장애를 가진 환지의 사용을 중지시켜두자는 동기를 초래하는 악순환이 된다. 경우에 따라서는, 장애의 소실에도 불구하고 잔존하여 있는, 또는 재획득한 잠재력(potential)이 사용되지 않은 채로이다. 그러므로 운동의 정교성의 재획득은 장애의 생리학적 관점만이 아니라, 마이너스의 학습과 결정적으로 연관되어 있다(Taub 등 2001).

유감스럽게도 이 연구에서는 상지만이 대상으로 되어 있었다. 그러나, 상당히 높은 확률로 비사용의 학습은 전신에 해당되고, 하지에도 해당시킬 수 있다. 학습된 비사용을 극복하려면, Taub 등에 의한 치료의 첫 부분에서, 환지(여기서는 상지)의 플러스의 학습의 "강제 사용"이 효과적이다. 이때에는 정상 사지의 움직임을 슬링(sling)으로 고정하고, 집중적인 계속사용에 의해서 일상생활동작이 개선된다.

이 치료는 큰 성공이 증명되어 있다(Taub 등 2001). 하지에 관해서는 정상 사지를 잘 "고정할 수 없는" 상황 속에서의 도전이 된다. 여기서는 아직 많은 과제가 남아있다.

관절 운동범위의 이상

이 범주는 제한된 그리고 과도한 관절의 운동범위를 포함한다. 원인으로서는 예컨대, 연부조직의 제한에 의한 구축, 변형성 관절증, 신체 골격에 기인한 결함(변형) 및 인대의 장력 부족을 열거할 수 있다.

관절기능과 운동의 제한에서, 원인은 구축인 경우가 매우 많다. 이것은 예컨대, 장기간에 걸쳐 활동을 하지 않은 후나, 부상(화상이나 염증)에 의한 반흔(scar)형성에 의해서 근육, 인대 그리고 관절낭이라는 관절의 구성요소가 섬유성으로 유착한 상태에 있다할 수 있다.

임상적으로는 가동성의 유무에 따라서 두 가지 형태로 분류된다.

가동성이 있는 구축

관절은 보통, 저항 없이 가동범위 전반에 걸쳐 움직일 수 있다. 가동성이 있는 구축은 수동적으로 힘을 가하여 근육을 신장함으로써, 가까스로 움직일 수 있는 구축(contracture)이다. 각각의 움직임에 필요한 힘을 확인하는 것을 소홀히 하면, 이러한 구축은 확인할 수 없다.

가동성이 있는 구축은 보행을 할 때, 일관성이 없는 걷는 모습을 보인다. 유각기에서 근육은 필요 이상으로 강하게 활동하도록 프로그래밍이 되어있지 않기 때문에 관절의 운동제한을 판별할 수 있다.

입각기에서는 하중에 의해서 구축의 원인으로 되어있는 부위가 신장한다. 수동적으로 달성되는 운동은, 이 단계(phase)에서 정상으로 보이거나, 극히 약간 늦어 보인다 (Dvorak 1991, Perry 1992).

가동성이 없는 구축

가동성이 없는 구축은 수동적으로 힘을 가해도 움직일 수 없다. 이 때, 수동적으로 가하는 힘에 대해서 관절은 매우 단단하거나 견고하다. 관절운동의 극도의 제한은 보행의 모든 단계에 걸쳐 판별할 수 있다. 가동성이 없는 구축을 갖는 관절은 특유의 기능적 장애를 나타내고, 기능적 연쇄에 의해서 다른 관절에 영향을 미친다.

족관절의 저굴구축은 충격흡수를 방해하고, 하퇴의 전방 움직임에 필요한 배굴을 차단한다. 이것은 입각기에서 지지하는 발을 받침점으로, 한 다리의 전방 움직임을 방해하고, 구축의 정도에 따라서는 그 후에 이어지는 단계(phase)에도 영향이 나타난다. 저굴구축은 유각기에서 발이 걸려 넘어지는 원인이 된다.

슬관절의 굴곡구축은 입각기에서 대퇴의 전방 움직임을 저지하고, 신체의 전방 움직임을 차단한다. 굴곡위치에 있는 슬관절에는 큰 굴곡방향의 모멘트가 작용하므로, 안정을 얻기 위해 근육은 강하게 활동해야 한다.

슬관절의 신전구축은 유각기에서의 에너지 소비를 증대시킨다. 왜냐하면 발을 바닥에서 떼기 위해 골반과 "패신저"가 크게 움직여야 하기 때문이다.

임상 힌트: 젊은 세대에서의 슬개골의 외측 편위와 대퇴슬개관절의 통증증후군의 원인은 자주 골격의 형상이 원인이 된다. 빈번하게 볼 수 있는 원인은 대퇴과(condyle of femur) 사이의 슬개면이 얕아져 있는 것이다(그림 3.3a와 b : Powers 2000). 이 사실이 치료에 영향을 준다. 근본적으로 골격적인 슬개골 기형이 존재할 때, 연부조직의 구성요소(soft tissue component)에 관련된 치료의 순서(예컨대, 내측광근의 강화나 외측지대의 이완)만으로는 매우 한정된 결과밖에 얻을 수 없다. 물리치료에서 중요한 것은 슬개골을 영속적으로 대퇴골과 사이의 골성 활차(trochlea)의 경계 안으로 되돌리는 일이다(Powers 1997).

모든 관절의 정렬을 갖추는 물리치료적 치료가 필요하다. KMRI (kinematic magnet resonance imaging)이라는 최신의 검사방법은 물리치료적 중재에 있어 보다 정확한 진단을 위한 정보를 제공한다. ■

임상 힌트: 대퇴슬개관절의 통증

예컨대, 고관절 외전근군의 근력부족의 결과로서 일어나는 대퇴골의 과도한 내회전은 이 문제를 크게 만든다. 골반 안정근군의 훈련에 의해서, 대퇴골을 "중립위치"로 할 수 있고, 슬개골을 평탄화시키고 있는 활차의 고랑(groove)에도 안정시킬 수 있다. 이에 더해서 대퇴사두근의 모든 광근을 균등하게 훈련해야 한다. 내측광근의

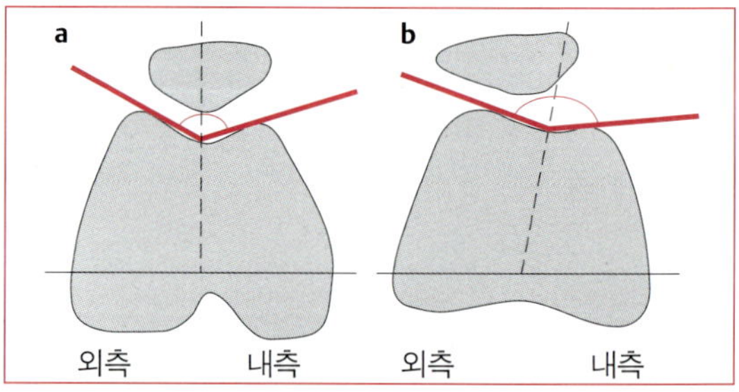

그림 3.3a와 b 대퇴골과의 단면도
a : 정상적인 슬개면
b : 내회전을 수반하는 슬개면의 평탄화

근력부족 그 자체는 대퇴슬개관절의 통증의 원인이 아니고, 또한 그 근육만을 훈련하는 것은 불가능하기 때문에, 그것을 시도하는 것은 의미가 없다 (Powers 1998, 2001). ■

지각장애

지각장애란 지각자극을 감지하는 능력에 장애가 있는 것이다. 지각장애의 각각의 형태가 그 크기에 따라서 걷는 모습에 영향을 준다.

양적 변화로서는 완전 결락(무감각증, 무통각증), 감소(지각둔마증, 통각둔마증) 또는 과민(지각과민증, 통각과민증)이 있다.

질적 변화로서는 예컨대, 부정확한 자극점의 인식능력(지각 전위) 및 둔하고 뜨거운 통각(작열통) 등, 지각자극을 감지하는 능력의 상이한 형태가 있다.

해리된 지각장애는 심부지각과 촉각이 남아 있는 상태이고, 통각과 온각의 장애 원인으로 되어 있다. 예컨대, 브라운-세카르증후군(Brown-Sequard syndrome)에 볼 수 있는 것 같은 연수시상로의 장애가 일어난다.

지각장애는 비정상 운동 이외에, 운동의 학습장애도 일으킨다. 일어난 운동에 대해서 충분하고 적절한 피드백정보가 얻어지지 않을 때, 환자는 운동의 흐름을 바르게 습득할 수 없고, 운동패턴으로서 기억할 수 없다. 그 결과, 운동의 자동화(feedforward)에 필요한 반복을 방해한다.

균형 장애는 범주의 분류가 곤란하다. 이것은 운동제어의 장애에도 지각장애에도 그 원인을 추적할 수 있기 때문이다.

보통, 지각세포의 정보 시스템의 수용체(표재지각과 심부지각)에 의해서, 상이한 자극의 종류가 받아들여지고, 평가와 처리를 위해 중추신경계에 전달된다. 이중에서도 특히, 촉각과 온각이 표재지각에 속하고, 고유수용기로부터의 정보가 심부지각에 속한다.

통각은 빈도와 질을 기본으로 한 별개의 범주를 형성한다.

심부지각장애 (고유수용기)

고유수용기로부터의 정보는 중추신경계에 신체 각 부분의 공간위치, 상대적 위치관계 그리고 움직임을 알린다. 이 정보는 균형 제어와 운동의 필요조건이 되므로, 정확해야 한다. 고유수용기로부터의 정보는 제어 루프에 속한다. 고유수용기로부터의 정보는 의도된 운동의 전/도중/후에 걸치고, 성과 내지는 실패를 알리는 주변의 피드백(feedback)이다. 따라서 손상되어 제한을 받은 고유수용기는 보행에 악영향을 준다. 왜냐하면 환자는 공간에서의 신체자세와 사지의 위치에 관해서, 피드백을 전혀 얻을 수 없거나, 피드백이 부분적으로 누락되기 때문이다. 마찬가지로 바닥과의 접지에 관한 정보도 누락되어 있거나, 잘못 전달되는 일이 있다. 결과적으로, 환자는 어떤 타이밍으로 체중을 지지하는 다리에 확실하게 실어갈지 모르기 때문에, 큰 불안을 느낀다.

고유수용기의 장애를 가진 환자는 안정성을 얻기 위해 슬관절을 신전위치로 유지하거나, 초기 닿기 때에 확실하게 모멘트를 지각하기 위해, 강한 내딛는 힘으로 접지하는 일이 있다. 지각의 제한에 근력저하가 수반하면, 이러한 대상운동은 이미 불가능하다. 미세한 지각의 제한에서도 주의 깊게 보행을 하고, 속도가 떨어진다. 고유수용기의 결손이 크면, 환자는 갖고 있는 근력을 발휘할 수 없게 된다. 환자는 충분히 지각할 수 없으므로, 운동에 의존할 수 없다.

! **주목:** 여기서 언급하는 모든 문제는 표재지각장애에 의해서 더 커지는 경우가 있다.

지각의 제한은 직접 관찰할 수 없으므로, 물리치료사는 체크와 테스트를 하지 않는 경향이 있다. 이에 더해서, 심부지각 지단의 등급분류는 "정상", "제한 있음", "결손"의 불과 3단계로 나눠는 매우 대략적인 것이다.

환자가 모든 테스트 과제를 빨리 모순 없이 처리하였을 때에 "정상"이라 판단된다. 진척이 잘 되지 않거나, 때때로 일으키는 잘못은 "제한 있음"의 징조이다. 보행 시의 과도한 슬관절 굴곡이나 족부의 안으로 젖히기(내반)를 신속하게 자기 자신이 고칠 수 없는 느린 반응은 "결손"을 나타낸다.

임상 힌트: 환자의 고유수용기는 보행능력에 있어 매우 중요한 의미를 갖고 있기 때문에, 신중한 테스트와 명확하고 엄격한 평가를 권장한다. ■

주목: 발바닥의 고유수용기계의 정보는 모든 균형반사를 위해 근본적으로 중요하다(Kauffmann 등 1997).

통증

신체에 대한 가장 강한 자극으로서, 통증은 항상 보행의 비정상 운동의 원인이 된다. 환자는 통증을 없애던가 도피하기 위해, 항상 고생하고 있다. 통증은 다른 범주와 직접적으로 관련되기 때문에 임상적으로 보행의 비정상 운동에 대해서 큰 의미를 갖고 있다. 예컨대, 슬관절의 인대를 손상하고 있는 환자는 제한된 슬관절의 비정상 운동을 나타내지만, 이것에 관련된 통증은 보행기능을 더욱 손상하는 경우가 있다.

관절 부종에 의한 통증

관절 부종에 의한 과도한 조직의 긴장은 빈번하게 골격근 통증의 원인이 된다. 관절 부종은 자주 외상이나 관절염의 후에 발생한다. 통증에 대한 자연스런 반사인 운동의 불활동성이나, 폐용성 위축은 정상 보행을 방해하거나 곤란하게 만든다.

운동의 불활동성

운동의 불활동성은 관절 부종에 대한 안정자세 유지의 결과이다. 특유의 자세로 관절 사이의 힘이 최저로 되고, 이것에 의해서 통증이 최소로 된다는 연구결과를 보여주고 있다(Eyring/Murray 1964, van den Berg 1999). 개개의 관절의 움직임은 방향에 관계없이 관절 사이의 힘을 높여 통증을 강화한다.

족관절에서 관절 사이의 힘은 15° 저굴위치에서 최소, 슬관절은 30~45° 굴곡위치에서 최소가 된다. 고관절은 30° 굴곡위치에서 관절 사이의 힘이 최소가 된다는 것이 계측되어 있다. 관절낭과 인대의 장력이 최소가 되는 관절자세에서, 관절 사이의 힘은 최소가 된다. 관절은 관절 사이 힘이 적어지는 자세를 취하려 한다.

폐용성 위축

관절 부종의 통증에 의한 운동부족의 결과, 폐용성 위축이 일어난다. 무균 혈장의 슬관절의 종창상태는 관절 사이의 힘을 증가시켜, 대퇴사두근의 활동을 곤란하게 하는 것을 실험으로 보여주고 있다. 관절 사이 힘이 높고, 강한 통증에 의해서 모든 근육의 활동이 방해를 받고 있을 때, 마취에 의해서 통증을 느끼게 하지 않으면, 근육은 다시 정상으로 기능을 하는 것을 보여주었다(de Andrade 1965, Perry 1992). 이 반응은 관절구조를 손상하는 압력으로부터 지키는 데에 기여하는 피드백 기전을 나타낸다. 이 예방반응이 누적된 영향이 폐용성 위축이라는 형태로 나타난다.

임상 힌트: 관절의 종창(swelling)에서, 물리치료사는 환자의 근력저하와 방어자세를 이해해야 한다. 또한 예컨대, 수술적 치료 후에 종창을 흡수시키는 치료가 잘 이루어져 있지 않으면, 수동적인 움직임도 환자에게 통증을 주고, 관절에 손상을 준다는 것에 주의해야 한다. 중력효과에 의해서 다시 혈류와 체액을 원래로 되돌릴 때에 보조적으로도 가장 좋은 것은, 통증이 없는 범위에서 능동적으로 환부를 움직이면서 높이 유지하는 것이다. 얼음주머니(cool pack)의 이용은 단독으로는 사용하지 않고, 보충적인 치료로 주의 깊게 이용해야 한다. 이에 반해서, 수치료법(hydrotherapy)에서의 통증이 없는 천천히 하는 움직임은 많이 권장된다. ■

대뇌변연계 – 정서적 원인

"목발은 다리 대신에 사용된다. 그러나 마음이 먼저 좌절되므로, 더 강한 마음의 지지가 필요하다. 회복하고 싶다. 항상 전진할 수밖에 없다. 당신의 마음에 기운이 있으면, 당신의 몸은 견뎌 줄 것이다"(Elli Michler).

대뇌변연계는 걷는 모습에 크게 영향을 준다(Damasio 2000). 그것은 마이너스로도 플러스로도 영향을 미치고, 단독 내지는 다른 범주의 원인과 함께 나타난다. 이미 상세하게 기술한 것처럼(2.1장) 대뇌변연계 시스템에는 동기와 기억, 후각 시스템, 내장과 감정에 관한 영역이 포함된다.

이들 영역의 모든 상호작용과 영향에 대해서 상세하게 언급하는 것은 여기서는 불가능하다. 상세한 것은 이 관련영역의 지표로서의 역할을 수행하고 있는 Umphred의 저서(1995)를 참조할 것을 권장한다.

여기서는 물리치료사의 일상적인 임상에서 의미있는 몇 가지의 대표적인 예를 든다.

어떠한 불안이건 환자의 동작·행동에 크게 영향을 준다. 특히, 염려하고 있는 통증이나 잘 되지 않는 것, 불안정감에 대한 염려가 문제가 된다.

예: 어떤 환자가 긴 세월, 무릎의 심한 통증으로 고생하고 있었다. 수술이 성공한 후에, 이 환자는 앉은 자세에서 통증과 제한이 없이 무릎을 굽히고 뻗을 수 있었다. 그럼에도 불구하고, 보행을 할 때는 모든 단계(phase)에서 슬관절을 뻗힌 채로였다. 새로이 발생할지도 모르는 통증에 대한 불안과 이전의 하중을 걸었을 때의 통증 기억이 이 행동의 주된 원인일 수 있다. ■

신체의 가벼운 병적 변화와의 조합에서의 불안은 경우에 따라서는 인식되지 않는 경우에서 작은 문제를 크게 만드는 일이 있다. 이것은 항상 비정상 운동과 잘못된 하중을 반복함으로써 새로운 손상을 일으키기 때문이다. 환자가 통증이나 특정의 운동에 대해서 불안을 갖고 있을 때, 종합적인 운동 프로그램과 이에 의한 동작·행동이 포괄적으로 보아 어떻게 변화하는 가를 결코 과소평가해서는 안 된다.

그 영향은 환자의 자의식(self-consciousness)에도 미친다. 환자가 만일 스스로를 능력이 없다고 등급을 매겨버리는 즉, 마이너스의 자의식을 가지면, 동작·행동에 중대한 영향을 미친다.

예: 무릎 전십자인대의 부분파열이 있는 18세의 여성이 6주일의 보존적 물리치료 후, 자극이나 통증이 없는 양호한 관절가동범위와 근력 및 근육제어가 가능함에도 불구하고, 지팡이 없이는 보행이 불가능하였다. 가까운 친척이 몸을 아끼지 않고 부지런히 돌보고 염려함으로써 이 "아이"의 성격을 매우 신중하게 만들었다. 이것

은 마이너스의 자의식을 심어주는 것이 되었다.

여기서는 근력이나 생체역학적인 회복 이상으로 환자가 자신감을 회복하고, 회복된 스스로의 다리의 힘에 신뢰를 두는 것을 돕는 것이 중요하였다.■

서양의학에서 즐겨 사용하는 부족을 나타내는 용어(…제한, …의 결손, …부전)도 역시 환자의 정서적인 상태와 이에 따른 동작 · 행동에 영향을 미친다. 환자가 무력함을 학습하는 것은 물리치료사가 막아야 할 중요한 문제이다. 약물이나 원조, 물리치료에 의존해버리면, 운동제한을 다시 획득할 가능성은 극적으로 저하해버린다.

임상 힌트: 앞에서 언급한 사례는 대뇌변연계 시스템이 동작 · 행동에 미치는 영향이 다면적이고 잠재적이라는 것을 보여준다. 왜냐하면 대뇌변연계 시스템은 운동 시스템과 강하게 연결되어 있기 때문이다. 이 때문에 대뇌변연계 시스템은 물리치료나 기타의 치료의 성패에 영향을 준다. 이것은 환자의 정서적인 상태에 플러스의 영향력을 행사함으로써 물리치료의 성공을 더욱 높이는 가능성을 물리치료사에게 가져온다. 그러나 물리치료사는 실제로 갖고 있는 운동 시스템의 문제와 운동 시스템에 대한 대뇌변연계의 영향을 구별할 수 있어야 한다(Umphred 1995). ■

예: 앞에서 언급한 사례의 18세의 환자는 특히 물리치료를 받지 않고, 단지 1회의 치료로 다시 지팡이 없이 걸어서 계단을 오를 수 있게 되었다. ■

이 경우 환자의 잠재력을 인식하여 환자와의 합의 하에 지원한다는 플러스의 근본사상을 보여주고 있다. 자주성의 획득이 최우선의 목적이어야 한다. 따라서 플러스의 격려나 힘을 북돋아줌, 자주성을 위한 용기를 북돋아줌이 이루어진 물리치료사와 환자 사이의 신뢰에 가득찬 분위기와 이를 위한 본질적이고 종합적인 수요에 따르는 것은 각 치료에서의 본질적인 구성요소이다. 환자가 기분과 요구를 터놓고 이야기하면, 물리치료사는 그것에 상응할 수 있다. 특히, 환자가 정서적 상태를 말로 나타내지 않아도, 물리치료사는 그것을 감지하여 고려해야 한다.

물리치료사가 환자의 전체 상태에 주의를 돌릴 수 있다면 잘 진행된다. 이 때, 물리치료사는 필요한 전제조건을 갖추는 책임을 지고, 그리고 자기 자신의 컨디션에도 주의를 기울인다. 이것이 환자에게도 전달되어 성공으로 유도해준다(Umphred 1995). 자기 자신의 조화성을 체크하는 방법으로 Aaron Antonovsky의 life orientation의 문진표 테스트가 적합하다(SOC 스칼라 : 인터넷 다운로드는 http ://www.gehen-verstehen. net).

보충

Freiwald(2000)와 Engelhardt(2001)의 외상과 슬관절 수술에 관한 연구에서 환자의 고유수용기가 결손이 되어있지 않은 것이 명백하고, 고유수용기로부터의 정보가 외상과 수술요법에 적응하여 변화하고 있다는 것을 보여주고 있다. 환자는 특정의 운동을 시행할 것인지 아닌지를 미리 결정하고 있는 것이다.

수술 후에는, 현 상황에 따른 지지성을 고려한 보행처럼, 잠재적으로 갖고 있는 운동능력을 다시 구축하는 것이 목표가 된다. 이러한 프로그램에서는 환자는 신규로 학습할 필요는 없다. 그러나, 환자는 운동 프로그램에 마이너스의 예측을 느끼고 있으므로, 통증이나 종창, 혈종이라는 중대한 마이너스 요인은 훈련을 위한 전제로서 방지해야 한다.

더욱이 수술 후는 환자가 일상에 가까운 플러스의 지각적 경험 예컨대, 기억내용, 지각세포 피질 등에 집중할 수 있도록 연습을 선정해야 한다. 이

때, 목적에 따라서 정신훈련방식을 사용하는 것도 생각할 수 있다. 예컨대, 특이운동 훈련 등이다.

의사 측에게는 수술의 전후나 수술 중에 마이너스의 심리적 특정반응을 불러일으키는 지각체험을 방지하는 것을 고려하도록 부탁한다. Freiwald (2000)의 경험으로는 말초관절 내 마취와 종창, 혈종, 통증에 대한 약물치료가 효과적이었다.

3.5 18개의 힌트와 요령 – 관찰을 위한 단서

보행의 관찰과 일어날 수 있는 비정상 운동의 인식은 이론을 부여한 방법으로 습득해야 할 기술이다. 아래의 18개 요점은 힌트와 요령이며, 임상에의 도입을 생각하는 데에 좋은 단서가 된다.

정신적 전제조건

관찰을 통한 보행분석에서, 효율적인 단서를 얻기 위해서는 전문지식과 임상을 위한 도구 이외에 아래의 정신적 전제조건이 필요하다.

- 동기 : 기능장애의 병적인 원인을 추구하는 자세
- 호기심 : 지식욕, 뇌나 지각장기에 잠재하여 있는 비정상 운동의 원인을 문제 삼는 능력
- 선입견에 사로잡히지 않을 것 : 현상에 유혹되지 않고, 진실이 무엇인지 확인하는 것
- 인내력 : 환자에 대한 인내, 끊임없는 연습과 복습에 의해서 서서히 익숙해지는 반복 작업과 필요한 경험을 습득하는 인내력(Huter-Becker 1999)

임상을 위한 소도구

- 보행속도 계측을 위한 스톱워치
- 관절을 마킹하기 위한 점착테이프 부착 마커
- 기록을 위한 비디오카메라
- 줄자(tape measure)
- 골반 수준기

환자의 선택

보행분석을 위해 필요로 하는 물리치료사의 관찰능력을 개발하기 위해, 우선 수 분간 보행을 계속할 수 있는 충분한 내구력을 가진 환자에게 피험자가 되도록 해야 한다.

몇 가지의 비정상 운동은 약간 피로한 후에 나타나고, 분명히 인식할 수 있으므로 보행분석의 직전에 적당량의 시간 보행을 시키는 것은 의미가 있다

환자의 복장

당면한 문제에 관련된 모든 관절을 잘 관찰할 수 있도록, 환자에게는 가능하다면 신체에 밀착된 그러나 신축성이 있는 복장을 착용하게 한다. 이상적인 것은 짧은 바지나, 자전거 스포츠용 유니폼, 착 달라붙는 속옷, 혹시 가능하다면 수영복 등이다. 이것에 의해서 물리치료사는 모든 관절과 움직임에 대해서, 최고 조건하의 정보를 얻을 수 있다.

더욱이 환자는 가능하다면 보장구나 보행 보조구가 없이 보행을 시키지만, 아무래도 필요한 경우를 제외하고, 필요 최소한으로 해야 한다.

환자의 계몽

실제의 검사 · 분석을 하기 전에, 물리치료사는 프로세스와 목적에 대해서 계몽을 해야 한다. 그리고 모든 의문점에 대해서 설명하고, 예컨대, 벽에 붙인 보행주기의 포스터 등을 이용하여 환자의 이해를 구해야 한다.

일어서기 동작과 앉기 동작

보행은 일어서는 것부터 시작하여, 마지막에는 앉는 것으로 종료한다. 이들 기전의 관찰은 많은 가치가 있는 정보를 가져온다.

- 환자는 신체의 어디부터 동작을 시작하는가?
- 어느 쪽 다리에 보다 많이 하중을 거는가?
- 상지를 얼마만큼 지원으로서 사용하는가?
- 보행에서의 경우와 마찬가지로 특히, 머리와 골반의 위치는 많은 것을 말해준다.

관찰지절의 선택

관찰을 위해 관찰지절(관찰할 다리)를 선택해야 한다. 왜냐하면 복합적인 운동의 흐름을 양측을 동시에 상세하게 파악하는 것은 불가능하기 때문이다. 양측에 장애를 가진 환자는 우선 장애가 심한 쪽이나, 문제가 명백히 나타나 있는 측을 관찰지절로 한다. 그 후 필요하다면 반대측 다리를 분석한다.

관절의 마킹

관찰의 정밀도를 높이는 훈련을 하기 위해, 점착테이프가 부착된 마커로 관절을 마킹한다. 이것은 개개의 관절에 주목하여 집중력을 높이는 것을 지원한다.

보행 중의 관찰

필요하다면 휴식을 끼워 넣으면서, 환자에게 여러 번 왕래를 시킨다. 이 때, 물리치료사는 현상으로서 일어나고 있는 보행의 비정상 운동에 대해 아래의 파라미터를 고려하면서 관찰에 의한 첫 번째 자료를 얻는다.

- 보행속도
- 안정성
- 운동의 계속성
- 보폭(STED)
- 상지에 의한 지원(support)
- 체간의 운동제어 수준(체간 상부와 체간 하부), 및 공간에서의 두부의 위치
- 신체 중력중심의 정렬(alignment)

모든 측으로부터의 관찰

환자의 보행을 우선 측면에서 관찰하고, 관절의 운동을 정상치와 비교한다. 입각기의 시작부터 8개의 단계(phase)로 나눠서 하나의 관절에 초점을 맞춰 관찰한다.

족관절(거퇴관절과 거골하관절)부터 시작하여, 슬관절, 고관절, 체간과 머리의 위치 및 팔의 흔듦을 순차적으로 관찰한다. 물리치료사는 관찰할 때, 보행의 결정적인 판단기준을 눈앞에 있는 것처럼 그려내는 것이 각 관절의 주된 비정상 운동에 집중하는 것에 도움이 된다. 이 때, 표준치의 표 및 신체 전체를 위한 보행분석 시트(권말부록)가 알기 쉬운 오리엔테이션으로서 도움이 된다.

모든 비정상 운동을 정확히 관찰하기 위해, 환자를 측면과 전후로부터 관찰해야 한다. 이 때, 물리치료사는 관찰하는 면에 대해서 이상적인 위치에 서는 것에 주의한다. 시상면(sagittal plane)에서는 경우에 따라서는 환자와 같은 속도로 이동하면서 관찰한다.

주목: 환자의 모든 운동을 동시에 파악하는 것을 시도해서는 안 된다.

흔들지레 기능(Rocker function)의 관찰

3개의 흔들지레 기능(Rocker function)을 관찰

하면, 발에 관해서 신속하게 전체 모습을 파악할 수 있다.

- 발꿈치 흔들지레 (발꿈치) : 초기 닿기와 부하반응기에서의 기능
- 족관절 흔들지레 (족관절) : 중간 입각기에서의 기능
- 전족부 흔들지레 (전족부) : 말기 입각기에서의 기능

보행분석 시트의 기입

보행분석 시트(부록)에 확인된 비정상 운동을 마킹하고, 경우에 따라 알아차린 점을 적요로서 기입한다. 오리지널 용지는 Dusseldorf의 관찰을 통한 보행 지도자 협회 그룹에 청구할 수 있다. 또는 www. gehen-verstehen. net에서 다운로드 할 수 있다.

전략 기획

환자가 때때로 휴식하는 동안에, 물리치료사는 평가용지를 모두 정확하게 기입하였는지, 아닌 지를 체크한다. 그리고 보행할 때의 정상적인 각 관절의 운동을 다시 한 번 눈앞에 있는 것처럼 그리고, 거듭나는 관찰의 전략을 세운다.

비디오 기록

비디오카메라와 모니터 화면은 물리치료사에게도 환자에게도 많은 이점을 가져온다. 촬영된 일련의 보행은 언제라도 필요할 때에 재생할 수 있으며, 그때마다, 환자가 보행을 할 필요가 없어진다. 그리고 슬로모션(slow motion)이나 정지화상에서의 관찰이 가능하다. 이것에 의해서 환자에게 어느 부분에 구체적인 기능적 문제가 있고, 어디에 목표를 두고 훈련해야 하는지를 알기 쉽게 나타낼 수 있다.

거듭나는 감각의 활용

관찰을 통한 보행분석은 정보 수집을 위해 시각만을 이용하는 것은 아니다. 부가적인 소리의 정보나 촉각에 의한 정보도, 전체 모습 파악을 보다 완전한 것으로 해준다. 초기 닿기 직후의 바닥에의 발바닥 닿는 소리나 지팡이가 바닥을 비비는 소리는 잘 청취할 수 있다. 약간의 리듬 감각이 있으면, 좌우 보폭(STED)의 차이를 청취할 수 있다.

손가락 끝으로 환자의 후상 장골극을 만짐으로써, 관찰하는 것만으로는 인식할 수 없는 장골-천골 사이의 근소한 움직임을 용이하게 확인할 수 있다. 마찬가지로 골반의 움직임의 변화도 감지할 수 있고, 근 긴장의 변화도 인식할 수 있다. 이 때문에 물리치료사에게 필요한 것은 환자의 뒤에 붙어서 함께 걷는 것뿐이다.

감각을 활용한 기타의 방법은 물리치료사가 환자의 걷는 모습을 가능한 한 정확하게 흉내를 내보고, 그 움직임과 자세를 자기 자신이 느끼는 것이다. 일반적으로 물리치료사는 촉진(palpation)기술이 우수하며, 이것은 보행분석에서 이용할 수 있다. 때때로 눈을 감고 모든 감각에 집중해보는 것도 효과적이다.

훈련에 적합한 장소

매일 시행되는 대부분 왔다 갔다 하는 것만의 보행연습에 이제 슬슬 변화를 주어야 한다. 가능하다면 전문가가 곁에 따르는 상황에서, 예컨대, 카페테리아나 이와 유사한 장소도 훈련으로서 이상적인 장소가 된다. 환자에게는 왕래하는 많은 사람의 보행을 관찰하도록 시킨다.

훈련의 플러스 사고적인 분위기

환자는 물리치료사가 자기를 관찰하고 있다는

것을 의식하면, 동작 · 행동을 바꾸는 일이 있다. 분석을 할 때에 환자의 보행에 관한 정보를 환자와 빈번하게 교환할 것을 권장한다. 이것에 의해서 환자에게는 결코 "불쾌하지는 않다고" 여겨지며 신경을 쓰면서 관찰하고 있다는 플러스 사고적인 분위기가 생긴다.

"관찰의 프로"에 있어서는 관찰은 조기부터 시작된다. 이것은 무엇을 뜻하는가 하면, 환자는 아직 관찰되지 않고 있다고 느끼겠지만, 훈련실에 들어오는 모습이나 옷을 갈아입는 모습을 자세하게 관찰한다는 것이다.

결과의 해석

관찰을 통한 보행분석은 관찰과 결과의 해석을 명확히 나누고 있다. 관찰은 일어날 수 있는 표준으로부터의 비정상 운동에서, 전문적인 확인을 하는 데에 도움이 된다. 그러나 그것만으로는 물리치료의 과제는 생기지 않는다. 다음의 단계로서 결과로부터 원인을 추궁하고, 어떠한 치료가 환자에게 도움이 되는가, 환자의 잠재능력의 종합적 해석으로 판단해야 한다.

주목: 증상사례에 따라서는 어떤 비정상 운동이 그 환자에게는 문제에 대한 최선의 해결책인 경우도 있다. 이러한 경우에는 그 이상 치료를 하지 말아야 한다. 혹시 기타의 의료적 분야 쪽이 보다 좋은 성과를 얻을 수 있을지도 모른다는 것에 유의한다.

3.6 검사의 실시

임상시험 (clinical test)

체계적인 관찰을 통한 보행분석의 문제해결방법을 위해, 임상시험은 중요한 역할을 수행하기 때문에 보행을 다루는 물리치료사에게는 필요 불가결한 기계를 사용하지 않는 방법으로 간주되고 있다. 테스트는 세 가지 중요한 과제를 충족해야 한다.

- 비정상 운동의 정확한 원인의 검증
- 치료의 효율성 체크
- 치료단위마다 또는 일련의 치료가 끝난 후에, 환자의 숙달 기록 자료의 정비

아래의 리스트는 빈번하게 시행되는 일련의 임상시험이다. 물론 도움이 되는 모든 테스트를 이용할 수 있으나, 테스트의 선택은 개개의 환자의 상황과 기능적 문제에 맞춰서 이루어진다.

가장 빈번하게 실시되는 임상시험

- 관절의 수동적인 가동범위(joint play)와 능동적인 가동범위의 검사
- 근육 길이의 검사 특히, 아래의 근군 : 장요근, 대퇴직근, 대퇴근막장근, 이상근, 슬괵근, 비복근, 가자미근
- 문제로 되어있는 운동을 하였을 때의 표재지각과 심부지각의 검사(101쪽의 "원인의 범주" 참조)
- 중추성의 운동장애를 가진 환자의 경축의 정도의 검사 : 이 때, 경축이 유발된 정도(약하다, 중간정도, 강하다)는 주관적으로 검사자에게 의존하므로, 경축의 정도를 극력 엄격하게 간파한다. 애시워즈 척도(Ashworth-Skala)에서도 마찬가지다.
- 균형반응의 검사 : 특히, 선 자세에서
- 하지의 협동운동 테스트 : 특히, 실조성 환자의 경우
- VAS 통증 척도 : 환자가 주관적으로 느끼는 통증의 확인
- 특별 관찰기준에 의한 한쪽 다리 지지기의 안정성의 체크(다음 페이지의 "한쪽 다리 지지의 안정성" 참조)

▶ 도수근력검사 (MMT)에 의한 근력 체크 : 저굴근군의 테스트는 부분 수정되어 있다(115쪽의 "저굴근군의 테스트" 참조).

임상 힌트: 도수근력검사(manual muscle testing : MMT)에서는 엄격하게 평가하고, 각 테스트의 한계를 인식해 두어야 한다. 물리치료사에 따라서 체격이나 근력은 다르므로, 기본적으로 최대로 주어지는 저항력이 다르다는 것은 명백하다. A씨가 5의 평가를 해도, B씨는 같은 근육에 대해서 3의 평가를 하는 일은 충분히 있을 수 있다.

그리고, 4와 5의 평가는 자주 안이하게 판단되므로, 명백한 근력부족이 방치된 채로 된다 (Beasley 1961, Inman 1981, Perry 1992). 그러므로 4와 5의 평가는 기본적으로 서두르지 않고 정확하게 평가하고, 이에 상응하는 검사를 끝낸 경우에 주어져야 한다.

저항의 규격통일과 현실적인 평가(assessment)를 위해, 각 물리치료사는 도대체 얼마만큼의 최대저항을 줄 수 있는 지를 알아둘 필요가 있으며, 스스로 테스트를 받아볼 수도 있다. 이 테스트를 팀 전체로 실시해보는 것도 흥미 있는 일이다.

MMT 평가에서의 규격통일을 위한 다음의 단계는 Perry가 권장하는 테스트방법이다(Perry 1992). 그녀는 중력과 아래의 세 가지 저항을 사용한 평가를 권장하고 있다.

▶ 2개의 손가락에 의한 저항
▶ 팔꿈치를 뻗힌 팔과 어깨를 사용한 저항
▶ 체중을 실은 저항 ■

모든 면(시상면, 전면/후면, 수평면)에서의 환자의 정적 검사(static test)의 실시는 당연히 차분하게 이루어지는 것으로 하고, 여기서는 상세하게 언급하지는 않는다. 물리치료사는 정적인 자세와 동적인 상황에서의 차이에도 주의해야 한다.

한쪽 다리 지지의 안정성

한쪽 다리 지지의 안정성 체크는 특별한 의미를 갖고 있다. 사람은 보통, 비교적 긴 시간(보행주기의 40%) 한쪽 다리 지지로 기능적 과제를 수행하고 있으므로, 거기에서의 현상은 문제를 이해하는 데에 도움이 된다. 그러므로 이 기능 체크는 중요하다.

불안정성과 비정상 운동의 정도를 정적인 상태에서 테스트하는 것은 보행의 동적인 움직임 안에서 시행하는 것보다 간단하다. 게다가 현상의 연관성은 동적인 움직임에도 적용할 수 있다.

양 다리 모두 한쪽 다리로 서게 하지만, 우선 좋아하는 쪽의 다리로 설 것을 요구한다. 이 때, 환자가 어느 쪽 다리로 한쪽 다리 지지를 하는가에 주목한다.

이것은 환자가 어느 쪽의 다리에 신뢰를 두고 있는지를 보여주며, 또한 각각의 다리로 한쪽 다리 지지를 하는 상태로부터 환자가 주관적으로 느끼고 있는 안정성을 간파할 수 있다. 환측 다리로 설 때에 환자가 심한 불안정성을 나타내는 경우, 아마도 보행을 할 때, 환측 다리의 한쪽 다리 지지기는 건측에 비해서 짧을 것이다. 당연한 결과로서, 반대측 내지 건측의 보폭(STED)은 짧아진다.

한쪽 다리 지지의 안정성 체크를 위해, 적어도 아래의 관찰기준에 따라서 테스트할 필요가 있다.

▶ 환자는 한쪽 다리로 설 수 있는지 어떤지(우측다리와 좌측다리), 그리고 시간을 비교하여 차이가 있는지?
▶ 각각의 한쪽 다시 지지의 균형은? 좌우를 비교해서 어떤지?
▶ 거골하관절, 거퇴관절, 슬관절 그리고 고관절은 어떤 관절 자세(position)를 취하고 있는가?
▶ 입각지절에 대해서 체간의 중력중심은 어디에

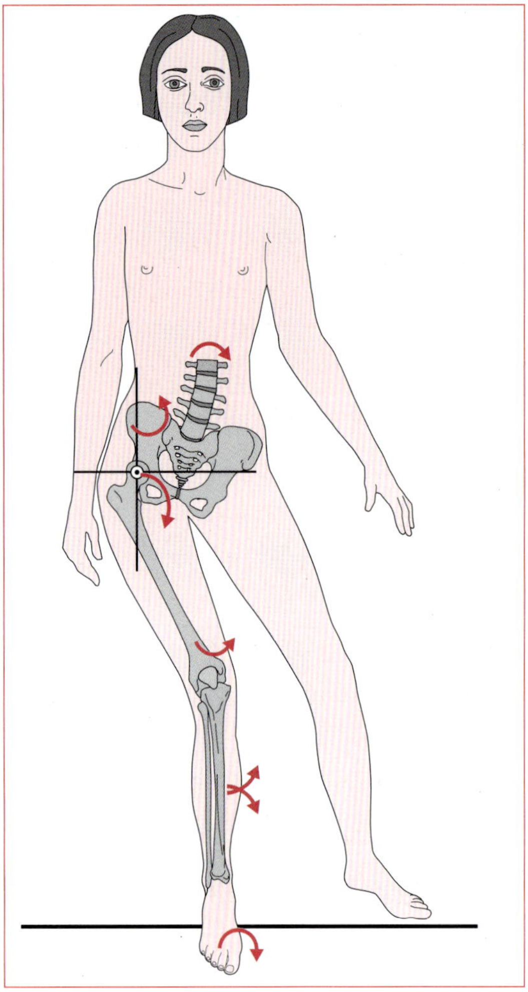

그림 3.4 내측붕괴

있는가? 들어 올린 발쪽으로 골반이 경사져 있지 않은가?

고령의 환자에게는 평형기능의 체크를 위해 Berg Balance 척도를 권장한다(인터넷 다운로드). www.chcr.brown.edu/Balance.htm.

임상 힌트: 위에 있는 요점을 따라서 한쪽 다리 지지를 체크할 때에, 자주 내측붕괴가 관찰된다(그림 3.4 : Bizzini 2000).

이 때, 아래의 같은 특징이 나타난다.

- 과도한 거골하의 회내를 수반하는 내측 종궁(medial longitudinal arch)의 소실
- 하퇴의 내측으로의 무너짐을 수반하는 내회전
- 골반의 들어 올린 다리 쪽으로의 정도를 넘어선 과도한 경사
- 경증의 요추측만(한쪽 다리 지지측이 오목(凹) ■

저굴근군의 테스트

보행으로서 큰 의미를 갖고 있음에도 불구하고, 저굴근군는 놀랍게도 거의 테스트되어 있지 않는다. 게다가 이제까지의 MMT 에서는 특히, 4와 5, 그리고 환자의 보행능력의 판정에서, 신뢰성이라는 점이 부족하여 부적당하였다.

정상적으로 보행을 하고 있는 동안 하퇴삼두근에 대한 활동의 요구는 부하 반응기의 마지막에서부터 말기 입각기에 걸쳐서, 신체질량의 전방이동에 따라서 높아진다. 이 시간대의 90%는 하퇴삼두근이 능동적으로 활동하고, 게다가 50% 이상에서 최대 수축한다. 이것은 1보마다에 요구되고, 정상보행을 위해서는 높은 내구력의 필요성이 발생한다. 이제까지의 테스트는 이 내구력의 관점을 가지고 있지 않았고, 상황을 파악하는 방법이 너무나도 미비했다. 한쪽 발로 발끝서기를 5회 반복하면, 보통은 5 즉, 정상이라 평가된다. 최근의 문헌에서도 이와 같이 언급되고 있다(Kendall 2001).

그러나 1961년에 이미 Beasley가 MMT에서 확인되는 근력의 통계적인 과대평가에 대해서 보고하였다. 충분한 또는 정상적인 근력을 갖고 있다고 평가된 환자는 실제로는 60%까지의 근력부족이 있었다. Beasley(1961)의 연구에서는, 배와위에서의 MMT는 부적절하다고 하였다. 배와위에서 저굴근에 대해서 최대의 저항을 가해도, 발꿈치 들고 걷기에서 필요한 근력의 약 18%밖에 사정되어 있지 않았다(Perry 1992). 그러므로 후일에는 한

쪽 다리 지지로 스스로의 신체중량의 저항에 대항해서, 약 1~5회 발꿈치를 들어 올리는 테스트로 옮겨갔다(Daniels, Worthinghm 1985). 그러나 1990년대의 중반 무렵에, 1~5회 한쪽 다리 지지로 발꿈치를 들어 올리는 것이 가능한 환자에서도 저굴근군의 근력부족에 의해서 보행의 큰 비정상 운동을 나타낸다는 것이 알려지게 되었다. 여기서 관찰된 것은 중간 입각기와 말기 입각기에서의 과도한 배굴, 및 말기 입각기에서의 발꿈치의 들어올림 부족이었다.

1995년 8월에 Lunsford와 Perry는 정상적인 근력의 저굴근군을 가진 정상 사람이 한쪽 다리 지지에서 발꿈치를 들어 올리는 횟수를 계측한 결과를 발표하였다. 20~59세의 남녀 합쳐서 200명 이상을 계측하였다. 결과는 평균 28회이었고, 현재의 문헌(예컨대, Daniels와 Worthinghm 1980, Kendall과 McCreary 1983)에서 정상이라 평가하기 위해 권장되고 있는 최대 5회라는 횟수의 약 6배였다.

특히, 이 새로운 이론을 기초로, 저굴근군의 테스트는 즉각 아래와 같이 시행할 것을 권장한다.

- ▶ 환자는 한쪽 다리로 서다.
- ▶ 환자는 손가락 끝을 벽에 대고 안정자세를 유지하는 것이 허용되지만, 손가락 끝에 체중을 맡겨서는 안된다.
- ▶ 슬관절을 신장함으로써 특히, 비복근을 테스트한다.
- ▶ 슬관절을 굽힘으로써 특히, 가자미근을 테스트한다.
- ▶ 발꿈치를 반복하여 최대로 가능한 범위까지 들어 올리게 한다.
- ▶ 평가를 위한 등급은 아래와 같다.
  - ▶ 20~25회 발꿈치를 들어 올릴 수 있다=레벨 5, 정상적인 근력
  - ▶ 10회 발꿈치를 들어 올릴 수 있다=레벨 4, 정상적인 근력의 약 40%
  - ▶ 1~5회 발꿈치를 들어 올릴 수 있다=레벨 3, 정상적인 근력의 약 15%
  - ▶ 배와위의 도수근력검사에서 최대로 가한 저항에 대항하여 저굴할 수 있으나, 선 자세에서 자기의 신체중량에 저항하여 발꿈치를 완전히 들어 올릴 수는 없다=레벨 2

정상 보행에서는 최대 근력의 약 25%가 요구된다(MMT 3+에 상당). 이것에 의해서 적당량의 여력이 남겨지고, 장시간 보행에서의 피로를 방지한다. 3+라 평가된 근력을 가진 환자는 이미 1보 마다 최대 근력을 쥐어짜내야 하기 때문에, 여력과 내구력을 갖고 있지 않다(Perry 1992).

임상 힌트: 근육의 만성적인 피로의 위험성을 갖고 있는 환자에게는 반드시 주의해야 한다. 특히, 폴리오 후유증, 다발성신경장애, 파종성뇌척수염 등의 사례가 이에 해당한다.

저굴 근력이 Good 또는 3+(5~10회 발꿈치 들어)라 평가된 환자일지라도, 보장구를 고려하지 않거나, 보장구를 제거할 수 있는 기회로 파악해서는 안된다. 이것은 약화되어 있는 저굴근군에 과도한 부담을 줄뿐만 아니라, 일반적으로 걷는 것이 과부하가 되어, 경우에 따라서는 장애를 유발하게 된다.

그래도 여전히, 환자의 능력에 따라서 저굴근의 훈련을 가능케 하고 싶다면, 이것은 환자가 매일의 컨디션에 의존하면서, 언제 보장구를 장착하고 싶은 지를 자신이 결정해야 한다. ■

부적당한 검사와 평가는 한쪽 다리 지지기에서 골반의 안정성에 관여하는 중둔근과 소둔근에도 해당된다. 종전부터 환자는 측와위에서 검사를 받고, 물리치료사는 가능한 한도의 저항을 가하지만, 여기서는 환자는 대상(보상)적으로 고관절을 신전

위치가 아니라, 굴곡위치로 하여 외전하고 있으므로 자주 대퇴근막장근과 장경인대만이 테스트되는 결과가 된다. 이것은 용이하게 간과된다. 이 대상(compensation)을 억제하는 하나의 방법은 환자를 반 복와위(half-prone position)로 하여 고관절의 신전근군과 외전근군을 동시에 테스트하는 것이다. 이때, 요추의 과도한 전만에 주의해야 한다.

중둔근의 근력 평가는 한쪽 다리 지지 또는 보행 중의 테스트에 기초하여 시행되어야 한다. MMT 5의 평가는 중간 입각기에서 정상적인 안정성을 고관절에서 관찰할 수 있었을 때에만 주어야 한다. 고관절 외전근군의 근력부족을 가진 환자는 초기 닿기와 한쪽 다리 지지가 시작되기 조금 전의 부하 반응기에서, 반대측으로의 과도한 골반의 경사나, 체간의 관찰지절 측으로의 측굴을 나타낸다.

종전의 테스트 방법에 의해서 발생하는 고관절 외전근력의 잘못된, 그리고 또는 과대한 평가는 환자에게 크게 불리해진다. 왜냐하면 주된 문제가 바르게 인식되지 않고, 치료의 대상으로 되지 않기 때문이다. 과대평가는 대퇴 절단의 환자에게도 해당되며, 그 이유는 저항을 주기 위한 지레의 팔(lever arm)이 짧기 때문이다.

잘못된 평가(assessment)를 방지하기 위해서, 고관절 외전근군은 앞에서 언급한 것 같은 기능적인 테스트에 의해서 평가되어야 한다. "관찰 보행 지도자 협회"에서는 이상의 근력평가를 권장하고 있다.

계측장치를 사용한 검사의 활용

관찰을 통한 상세한 보행분석과 검사를 위한 테스트, 그리고 거기서 발생하는 치료중재의 실시에서 많은 경우, 바로 좋은 치료성과를 나타낼 수 있다. 임상 테스트와 밖으로부터의 관찰에 의해서는 명백히 할 수 없다. 특히, 복잡한 문제를 가진 경우에는 부가적인 정보 수집을 위해 계측장치를 사용한 검사가 필요하다.

예컨대, MMT로 명백한 임상적 요인을 정확이 확인할 수 없는, 또는 촉진(palpation) 내지는 관찰할 수 없는 경우, 계측장치를 사용한 검사에 의해서 병리학적 전체 모습을 해명하고, 또한 개개의 치료를 입안하기 위한 기초로서, 중요하고 정확한 데이터를 제공해준다. 이때도, 보행기능에서의 관절의 운동에 관한 정상과 비정상의 생체역학의 포괄적인 기초지식이 중요하다.

장차 증가하여 가는 이러한 계측장치의 활용을 위해서는 극복해야 할 많은 과제 때문에, 거듭나는 기능적 해부학과 운동 분석의 지식이 필요하다는 것은 명백하다.

만져서 느끼는 능력 및 관찰능력을 가능한 한 신장시키는 것은 요망되는 일이다. 최근에는 많은 기술적인 지원이 있다. 예컨대, 어떤 환자가 실제로 갖고 있는 근력의 평가에 의심이 생겼을 때에, 계측장치에 의한 검사가 정확한 데이터를 제시해준다. 이것에 의해서 미묘한, 그러면서도 중대한 근력의 장애가 인식된다. 정확한 근력 계측을 위한 등속성 계측장치도 많이 이용된다.

그러나, 검사를 위해 가장 가치가 큰 것은 비침습적으로 신체 안의 상태를 들여다볼 수 있는 관찰 방법이다. X선이나 MRI라는 이제까지의 기술은 하중이 걸려있지 않은 수동적인 관절의 정적인 화상(영상)을 제공한다. 이러한 데이터를 효과적으로 평가하기 위해, 존재하는 기능적 장애와 결부시키는 경험법칙을 활용해야 한다.

동적 MRI (KMRI)를 이용하면, 관절의 동적인 움직임을 부하 시에도 비부하 시에도 정확하게 관찰할 수 있다. 이것은 이미 존재하는 병리에 결부시킬 필요는 없으며, 직접, 신경학적 및 정형외과적으로 존재하는 기능장애를 관찰할 수 있다는 것을 의미한다. 이러한 테크놀로지가 어떻게 기능을 하고, 어떻게 의미 있게 사용되는지에 대해서는 Powers와 Schellock이 상세하게 언급하였다 (2000).

그러나 이들의 기술적인 가능성은, 임상가가 관찰한 사건을 이해하고, 바르게 평가하기 위해 필요한 지식을 갖고 있을 때에만, 환자에게 의미가 있다. 그러나, 계측장치로 확인된 비정상 운동의 모두에 대해서 치료할 필요는 없다. 오히려 획득한 식견을 환자와의 종합적인 연관성 속에 놓고 보아 회복을 위한 효과적이고 의미 있는 치료방침으로 전용되어야 한다.

3.7 기록과 O.G.I.G. 보행분석 시트

기록은 필요악인 것 같지만, 물리치료사의 업무 중의 중요한 일부로 간주해야 한다. 물리치료사에 의해서 이루어진 업무와 결과를 기록으로서 남겨두는 것은 오랜 동안 소홀히 하여 왔다. 이것은 아마도, 전문영역에 걸친 이해하기 쉬운 용어가 부족하였다는 것과 근거가 되는 학술적으로 인지되어 있는 요소의 지식이 부족하였던 것이 이유라 생각된다.

O.G.I.G.에 의해서 개발된 보행분석 시트(이 책 부록, www. gehen-verstehen.net에서 무료로 다운로드)는 특히, 하지와 척추에 장애가 있는 환자의 검사와 치료경과의 기록에 이용할 수 있다. 이것은 오로지 학술적으로 뒷받침되어 있는 생체역학의 지식을 기초로 하여, 국제표준으로서 사용되고 있는 용어를 사용하고 있으므로, 체계적이고 동시에 시간을 절약하면서 시행하는 정확한 검사에 도움이 된다.

치료의 임상적 테스트에서, 체계적인 기록은 특히 중요하다. 치료의 전후에서, 관찰과 테스트에 의해서 확인된 질적 및 양적인 요소가 기록되면, 개별적 치료의 성과를 비교할 수 있다. 임상에서 이것은 물리치료사가 실제로 효과를 신속하게 확인하면서 치료에 중재할 수 있다는 것을 의미한다.

보행분석 시트의 활용을 위한 보충사항

관찰을 통한 보행분석을 이용한 분석은 주된 문제와 그 원인을 명백히 할 수 있다. 이 때, 위에서 언급한 보행분석 시트는 대상운동(evasive movement), 중요하지 않는 비정상 운동, 그리고 결정적인 주된 비정상 운동을 시스템적으로 확인할 수 있다. 그러나 건전한 보행과 병적 보행의 기초지식이 없이는 이 보행분석 시트를 사용해서 검사하여 결과를 평가해도 성공하지 못한다.

주목: 규명된 신체구조에 유래하는 장애와 비정상 운동의 모두가 중요하지는 않다. 따라서 모두를 치료할 필요는 없다. 중요한 것은 무엇보다도 환자가 경험하고 있는 기능적 제약에 직접 관련되는 장애와 비정상 운동에 착안하는 것이다.

이 보행분석 시트는 관찰된 움직임과 테스트 결과를 해당하는 항목에 체크를 하든가 기입할 수 있는 체크리스트와 같이 3개의 부분으로 구성되어 있다.

- part 1 : 1보행주기에서의 가장 중요한 기능을 체크하기 위한 일람 및 빈번하게 볼 수 있는 대상운동
- part 2 : 42개의 정의된 보행의 비정상 운동. 이들은 괄호 쓰기로 각 비정상 운동이 보행주기의 어디에서 특히, 중요한 의미를 갖는 지를 보여준다.
- part 3 : 모든 테스트 결과, 원인 및 치료에 의

한 결과의 기록.

part 1

- 주된 문제와 권장되는 치료는 우선 검사와 분석이 끝난 후에 기입되고, 이것은 비망록 및 환자와 의사, 기타의 물리치료사에의 정보로 도움이 된다.
- 다리의 기능이 한쪽 다리마다 평가된다. 어느 쪽의 다리가 검사되어 있고, 또는 초점이 맞춰져 있는 관찰하는 다리가 어느 쪽인가를 시트에 체크표시를 한다.

주요 이벤트

다음으로 보행주기의 8개 단계(phase)에서의 주요 이벤트를 체크해야 한다. 물리치료사는 시트의 항목에 따라서 관찰하여가고, 시트에 체크표시를 한다. 보행주기의 어떤 단계에서의 "아니요"의 체크는 하중의 옮겨감이나, 한쪽 다리 지지 또는 유각지절(swing limb)의 전방 움직임이라는 기능적 과제가 충족되어 있지 않음을 나타낸다.

이 밖에, 이들과 결부되어 있는 예컨대, 충격흡수, 한쪽 다리 지지의 안정성, 전방 움직임의 유지나 발의 들기라는 특유의 기능이 저해되어 있을지도 모른다.

흔들지레 기능 (Rocker function)

발꿈치(heel), 족관절(ankle), 전족부(전족부 흔들지레)를 정확하게 평가하는 연습을 쌓으면, 물리치료사는 눈앞에 일어나고 있는 입각기의 움직임의 흐름의 전체 모습을 신속하게 파악할 수 있다. 관찰된 흔들지레 기능(Rocker function)은 "과다", "부족", "정상"의 어느 것인가로 평가되고, 각각의 흔들지레(rocker)는 정의된 시간 안에서 고유의 회전축을 갖고 있다(2.4.2장 "흔들지레 기능" 참조). 정상적인 시간을 초과하여 이 회전축이 존재하면, 그 흔들지레 기능은 "과다"로 평가된다. 각각의 회전축이 시간적으로 정상보다 짧거나, 전혀 존재하지 않을 때는 그 흔들지레 기능은 "부족"으로 평가된다.

예:

- 평가 "부족"
  - 환자가 바닥에의 초기 닿기를 이미 15° 저굴한 상태(낮은 발꿈치)에서 시행하였을 때, 발꿈치 흔들지레의 평가는 "부족"이다. 전족부가 이미 크게 내려가 있으므로, 발을 전면 접지시키기 위한 발꿈치(heel) 흔들지레 기능은 약간밖에 작동하지 않는다. 이것은 종골의 회전축이 근소한 시간만 존재하고, 그 단계(phase)에서의 종골의 정상적인 저굴보다도 훨씬 작다는 것을 의미한다.
  - 초기 닿기와 부하반응기에서 전족부가 이미 바닥에 접하여 있다는 것에 의해서, 발꿈치 흔들지레가 존재하지 않고, 그러므로 원래 전족부가 바닥에 접할 때까지의 종골의 회전축이 존재하지 않으면, 발꿈치 흔들지레의 평가는 마찬가지로 "부족"이 된다.
- 평가 "과다"
  - 중간 입각기에서 족관절 배굴위치가 정상의 5°를 초과하고 있으면, 평가는 "과다"가 된다. 여기서는 족관절을 회전축으로 한 회전의 움직임이 오래 존재한다. ■

대상운동

뒤시엔느 파행이나, 트렌델렌부르크 징후(Trendelenburg symptom)라는 자주 출현하는 대상운동이나 비정상 운동은 시트에 기록되어 있으므로, 관찰결과에 따라서 체크표시를 하도록 되어있다.

팔의 흔듦 / 머리의 위치

이 항목에서는 머리의 두드러진 위치 또는 비대

칭의 팔의 흔듦이 기록된다.

계단 오르내리기

기능적 보행의 분석을 위한 검사에는 계단의 오르내리기가 가능한지 어떤 지의 테스트가 반드시 포함된다. 보행 장애를 가진 환자는 일상생활에서 특히, 활동범위 안에서 장애와 제한에 의한 직접적인 영향을 경험하고 있다.

복합과제

정상 보행에서는 움직인다는 일과 인식에 관한 일을 동시에 해치우는 능력이 있다(Dual task)(Wright/Kemp 1992). 예컨대, 왼팔에 서류 다발을 껴안고, 오른손으로 커피 컵을 들고, 동료와 잠시 복잡한 문제에 대해서 논의하면서, 휴게실에서 걸어서 계단을 올라가 2층으로 간다는 것은 당연한 것으로 여겨진다.

예컨대, 편마비와 같은 중추계의 장애를 가진 환자의 경우, 단순히 보행하는 것만으로도 많은 정신적 활동이 요구되고, 간단한 질문에 답하는 것만으로도 멈추어 서야 한다. 이러한 환자에서는 움직인다는 일과 인식에 관한 일을 동시에 해치우는 것이 불가능하거나 매우 곤란하다.

복합과제의 능력 체크는 보행 중에서의 간단한 계산문제가 적합하다. 기록은 치료 전후에 이루어지고, part 3에 정확한 테스트/검사결과를 기입할 수 있다.

임상 힌트: 복합 과제를 테스트할 때, 긴 시간적 간격(interval) 후에 테스트 결과를 비교하기 위해서는 예컨대, 환자가 걷는 계측거리를 10 m라는 것처럼 같게 해둔다. 그리고 10개의 간단한 계산식의 작은 리스트를 준비해 두고, 환자는 보행을 하면서 그것을 풀어야 한다. 예컨대, 다음과 같은 계산이다.

3+4 = 7×2 = 14 - 5 = 9 : 3 = 3.

이 때, 아래의 파라미터를 사용한다.

- 정해진 보행거리를 통과하기 위해 소요된 시간은?
- 얼마만큼 많은 계산식에 대처할 수 있었는가?
- 바른 해답은 그 중 몇 개인가?

이 테스트는 하나의 치료 단위의 전후 또는 하나의 재활치료가 종료한 후에 실시된다. ■

part 3

충격흡수 기전

충격흡수 기전이 부적당한 것이라면, 그것이 다른 관절에 미치는 영향을 즉각 고려해야 한다. 예컨대, 골반의 충격흡수 기전이 부족하면, 그 영향은 경추에까지 미친다.

테스트 / 검사 결과

상세한 것은 이 단원 "검사의 실시"(113쪽)를 참조.

가능성이 있는 원인

여기서는, 신체 구조적 장애와 가능성이 있는 원인, 기능적 제약의 주된 요인을 체크, 또는 짧고 정확하게 기술한다. 이 때 주의해야 할 것은 신경학에서 알려져 있는 것처럼, 대뇌변연계 · 정서요인도 역시, 자주 보조적인 역할을 수행하고 있을지도 모른다는 것이다. 이것에 의해서, 모든 인지적, 정서적 그리고 사회감정적인 요인이 다른 원인과 함께 영향을 준다고 생각된다. 이러한 것을 간과하거나, 처음부터 눈을 돌리지 않으면 특히, 신체 구조적으로 효과적이어야 할 치료중재가 마지막에는 헛되이 되는 일이 있다.

보행속도의 검사

보행속도를 m/분으로 산출하는 대신에, 자신의

진료실에서 환자의 보행시간 또는 보행 수만을 계측하면 되도록 거리를 정해두어도 좋다. 예컨대 최저 10 m〔2.3.6장 "보행속도"(19쪽) 참조〕. 만일 가능하다면, 그 보행거리의 전후에 도움닫기 구간과 감속 구간(각각 2 m)을 설정할 것을 권장한다. 긴 시간적 간격 후에도 계측결과를 비교할 수 있기 위해, 보행거리와 같은 테스트 파라미터가 언제나 같아지도록 주의한다.

주목: 대부분의 경우, 짧은 보폭(STED)은 비환측에 관찰된다. 이것은 환자가 습관적으로 환측 다리에 충분히 하중을 싣지 않고, 이것에 의해서 입각시간이 짧기 때문이다.

제4장 계측장치를 이용한 보행분석

계측장치를 이용한 보행분석에서는 보행을 더 정확히 검사하기 위해 컴퓨터에 의한 전자제어를 사용한 장치가 사용된다. 이러한 기술적으로 높은 장치를 갖춘 보행분석실은 기초연구 및 기타의 학술적 연구에 적합하고, 정상 보행, 병적 보행의 기전에 관한 많은 데이터를 제공하고 있다.

진단학의 영역에서도, 보행분석실은 차츰 보다 큰 의미를 갖고 있다. 환자로부터 제공되는 검사 결과를 기초로, 수술계획(예컨대, 경축의 환자에서의 재건술, 인공관절 전치환술)의 효과성을 판단하는 재료가 된다. 이러한 이유 때문에 보행분석실은 증가하고 있다.

생체역학적인 움직임의 정량화를 위해, 주로 3개 형태의 계측장치가 사용된다.

- *운동형상학적 계측장치* (예컨대, 적외선 카메라를 사용한 3차원 운동 분석 장치, 전자 각도기를 사용한 운동 분석) : 공간에서의 신체 또는 신체 일부의 움직임의 계측과 서술(description).
- *운동역학적 계측장치* (예컨대, 지면 반응력계) : 거기에 존재하는 효과를 미치는 힘 또는 움직임의 원인의 계측. 이때, 존재하는 힘의 크기와 방향에 관심을 갖게 된다.
- *근전도 계측장치* (동적인 근전도-electromyography ; EMG) : 근육이 활동하고 있을 때, 직접 또는 간접적으로 전위를 계측.

보급되어 있는 계측방법

3차원 운동 분석

이 방법에서는 각 관절의 움직임의 범위와 시간 그리고 타이밍을 조사한다. 이에 더해서, 운동 분석 시스템(예컨대, VICON motion system)에 의해서 시상면, 전두면 그리고 수평면에서, 고관절, 슬관절, 족관절 그리고 거골하관절의 움직임이 묘사된다. 우선 검사를 받을 환자에게 반사 마커(reflex marker)가 붙여지고(계측에 따라서 고관절, 골반, 다리 그리고 발), 최저 6대의 적외선 카메라가 보행 중의 마커의 움직임을 기록한다. 이 데이터는 디지털화된다. 이어서 특별한 프로그램을 가진 컴퓨터가 마커의 움직임을 기초로 각 관절의 3차원 공간에서의 일련의 움직임을 계산한다.

지면반응력 장치

지면 반응력계는 일련의 움직임 속에서 일어나는 관절에 기능적으로 요구되는 근육활동(관절 모멘트)의 계산을 가능케 한다. 시상면과 전두면에서의 하지의 각 관절의 관절 모멘트는 역동역학으로 계산된다. 지면 반응력계와 운동 분석 시스템을 사용해서 산출된 값은 개인의 인체 측정학 상의 데이터(신장, 체중, 하지지절의 길이와 둘레길이)와 함께 하지지절과 각각의 질량, 관성 모멘트 및 중력중심 위치의 데이터를 사용해서, 지면 반응력계의 데이터와 함께 사용된다.

피험자에게는 우선 지면 반응력계가 숨겨진 보행로를 걸어가게 한다. 숨겨져 있는 것은 지면 반응력계에 집중하는 것이 보행에 영향을 미치는 일이 있기 때문이다. 입각한 다리가 지면 반응력계에 접촉하자마자, 수직방향, 전후방향, 좌우방향의 지면 반응력이 계측된다. 그리고 운동 분석 시스템에서 얻어진 데이터를 함께 하면, 1보행주기 중에서의 압력 중심(center of pressure, 지면 반응력 벡터의 작용점)의 위치와 하지지절의 가속도가 결정된다. 이 데이터가 운동역학의 계산에 적합한 소프트웨어의 도움을 받아, 각 관절에 발생하는 관절 모멘트를 결정하기 위해 이용된다.

역동역학적 계산에 의해서 관절 모멘트가 계산된 후에, 관절의 수동적인 요소에 의해서 일어나는 모멘트를 차감하면, 근육 장력에 의한 참의 관절 모멘트가 결정된다.

예: ▶ 슬관절에 신전방향의 외부 모멘트가 존재할 때, 지면 반응력 벡터는 슬관절의 전방을 통과하고 있으며, 슬관절의 과신전을 방지하기 위해 굴근군의 활동을 불러일으킨다고 생각된다. 그러나 관절낭, 인대, 건의 수동적 장력에 의한 충분한 안정성 덕분으로, 부가적인 근육활동의 필요성은 없어진다. 또한 신전력은 지면 반응력에 의한 신전방향의 모멘트로 얻어지므로 신전근군의 활동도 필요가 없어진다.

▶ 같은 기전이 고관절에도 적용된다. 시상면에서 지면 반응력이 고관절의 후방에 있을 때, 신전방향의 외부 모멘트가 존재하지만, 고관절의 관절낭, 인대, 건의 수동적 장력에 의한 충분한 안정성 덕분으로, 고관절 굴근군의 활동이 없이 시상면에서의 안정성이 생긴다. ■

신장과 체중이 상이한 복수의 환자의 데이터를 비교하기 위해, 모멘트의 값은 그 환자의 다리의 길이와 체중으로 나눠서, 비교 가능한 수치로 만

보충설명

외부 모멘트와 내부 모멘트 : 이전에는 입각기에서의 회전 모멘트를 계산하기 위해, 지면 반응력 벡터(힘의 크기와 방향)가 그 힘이 작용한 순간에 촬영된 사진으로 전사되어 있었다. 지면 반응력 벡터에서부터 각 관절의 회전축까지의 수직거리는 컴퓨터로 계산되었다. 이 거리가 지레의 팔(lever arm)이다. 다음으로 지면 반응력의 모멘트를 구하기 위해, 지레의 팔과 힘의 벡터를 서로 곱한다. 즉, 움직임의 각 단계에서 지레의 팔이 길고 지면 반응력이 크면, 회전 모멘트도 이에 상응해서 커진다. 다음의 방정식이 성립한다.

회전 모멘트(M) = 힘(F) × 지레의 팔(r)!

시상면에서 회전 모멘트는 관절의 어느 쪽으로 지면 반응력 벡터가 통과하고 있는 가에 따라서, 굴곡 또는 신전력을 발생시킨다. 관성력과 중력의 효과가 여기서는 생략되어 있으나, 그래도 역시 이 방법은, 입각기에서 발생하는 응력의 이해에는 도움이 되는 도구(tool)였다.

이들의 계산방법을 기초로 하여 산출되는 모멘트는 각 관절에 작용하는 외부 모멘트이다. 내부의 능동적인 힘(예컨대, 근육의 활동) 또는 수동적인 힘(인대나 관절낭)은 외부 모멘트에 대해서 반대방향을 작용한다.

예컨대, 중간 입각기에서, 배굴방향의 외부 모멘트가 발생하면, 지면 반응력 벡터가 족관절의 전방을 통과하고(그림 4.1a), 하퇴의 전방으로의 무너짐을 방지하기 위해 하퇴삼두근이 활동할 것이 요구된다. 이와 같이 내부에 저굴방향의 회전 모멘트가 발생하고, 배굴방향의 외부 모멘트에 대해서 반대방향으로 작용한다(그림 4.1b).

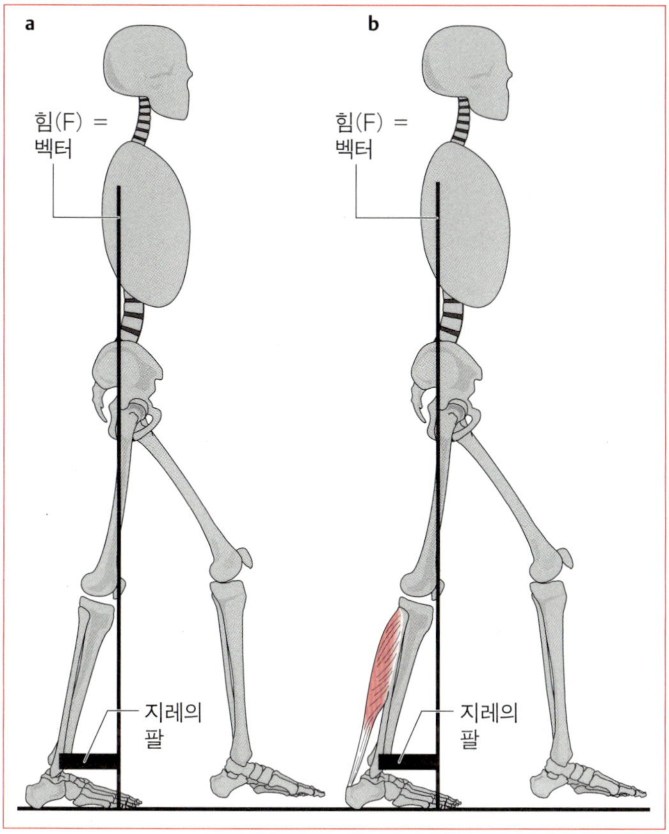

그림 4.1a와 b 시상면에서의 지면 반응력 벡터와 족관절
a : 외부 모멘트는 배굴방향
b : 가자미근과 비복근의 원심성 활동에 의해서 일어나는 저굴방향의 내부 모멘트

든다. 그 결과는 일반적으로 Nm/kgm으로 나타낸다(그림 4.1a).

동적 근전도 (EMG)

동적 근전도에서는 근육의 활동시간과 상대적 강도가 계측된다. 피부와 피하조직 아래의 근육의 활동을 직접 계측하는 것은 불가능하지만, 근전도는 근육기능의 간접적인 지표가 된다. 그러나, 거기에서 결론지어진 근력은 제한된 범위에서의 추측에 지나지 않는다(De Luca 2002).

계측에서는 근섬유의 화학적 흥분에 수반하는 전위를 근육과 경계에 있는 연부조직을 통해서 계측하고, 임펄스(impulse)로서 그려낸다(Schewe 2000). 이 때, 근전도 증폭기에 의해서 증폭되고, FM신호로 옮겨져 디지털화된다. 예로, 미국의 Bio-Sentry Telemetry사의 계측기를 사용한 경우가 있다.

계측에는 두 가지의 상이한 전극을 사용한다.

- 근육 내에 바늘을 삽입하는 형태. 근복과 건을 촉진(palpation)으로 확인한 다음 바늘을 삽입하고, 전기 자극에 의해서 근육이 활동하는 것을 확인함으로써, 전극이 바른 위치에 꽂혀있는지를 체크한다. 이 방법을 응용하려면, 특별한 강습을 받고 면허를 취득할 필요가 있다.
- 체외형의 피부접촉 전극의 응용에서도, 전극을 대는 정확한 위치에 주의한다. 그러나 이 방법은 특별한 강습을 필요로 하지 않는다. 심부의 근육이나 가까이에 있는 근육의 활동을 엄밀하게 구별할 수는 없다(Cross talk).

기타의 계측방법

발 스위치 장치 (foot switch system)

이 시스템은 발의 지면에의 닿기 패턴과 닿기시간을 계측한다. 이 계측은 거의 비용이 들지 않는 장치이며 임상현장에서 계측을 시행할 수 있다. 필요한 센서는 특제의 안창(insole), 또는 발꿈치, 중족골두, 엄지발가락에 붙이는 약 1.5cm²의 평탄하고, 압력에 민감한 스위치이다(그림 4.2). 이들에 의해서 발바닥의 특정 부분이 지면에 닿고 있는 정확한 시간(타이밍과 길이)이 계측되고, 계측데이터가 정상 패턴과 비교된다. 계측결과는 개개의 환자의 보행주기의 특징을 나타낸다.

호기가스 분석 (산소 소비량 측정)

에너지 소비와 보행의 효율을 조사하기 위해, 많은 방법 중에서 특히 이루어지는 것은 일하는 동안의 산소소비의 계측이다. 대부분의 연구에서 일반적으로 사용되는 방법은 호기가스 분석이다(그림 4.3). 계측되는 환자에게는 예컨대, 트레드밀 위를 달릴 때 정해진 부하를 건다. 산소소비가 안정된 수준에 도달하면, 호기와 흡기가 분석된다(breath-by-breath method). 이 때, 분석되는 파라미터는 산소섭취 및 이산화탄소 방출이다. 산소섭취로부터 칼로리 소비가 계산된다. 이산화탄소의 양은 산소섭취로 나뉘어 호흡 몫이 되고, 지방의 연소를 나타낸다. 이들의 모든 데이터 일에 필요한 에너지 소비를 아는 단서가 된다.

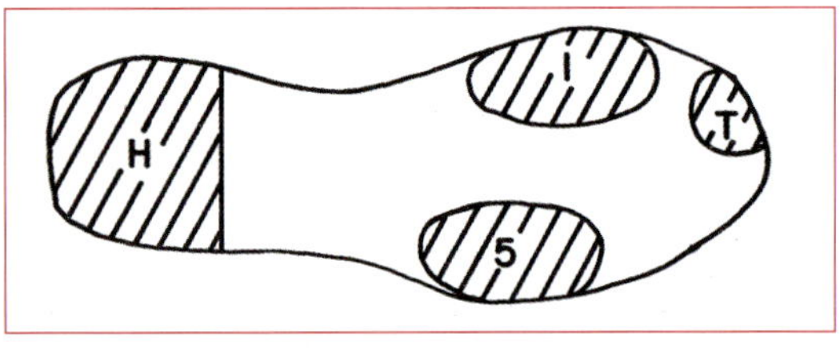

그림 4.2 발 스위치 시스템
H = (heel) 발꿈치, 5 = 제 5중족골두, 1 = 제 1중족골두, T = (toe) 엄지발가락

주목: 계측장치를 사용한 검사방법은 자동적으로 명확한 진단결과가 얻어지는 것은 아니다. 모든 계측은 신중하게 계획하여야 한다. 필요로 하는 센서나 마커는 정확하게 부착하여야 하고, 모든 계측장치, 케이블, 센서, 카메라 및 컴퓨터와 소프트웨어는 틀림없이 기능을 해야 한다. 얻어진 모든 데이터는 신중하게 동시에 바르게 평가되고 해석되어야 한다. 습관적인 오류도 일어나기 쉬운 것이다.

계측장치를 사용한 보행분석에서도, 정상 운동에 관한 기초지식과 훈련된 관찰하는 눈은 얻어진 데이터와 결과의 해석과 체크를 위한 중요한 필요조건이다. 요약하면, 계측장치를 사용한 검사는

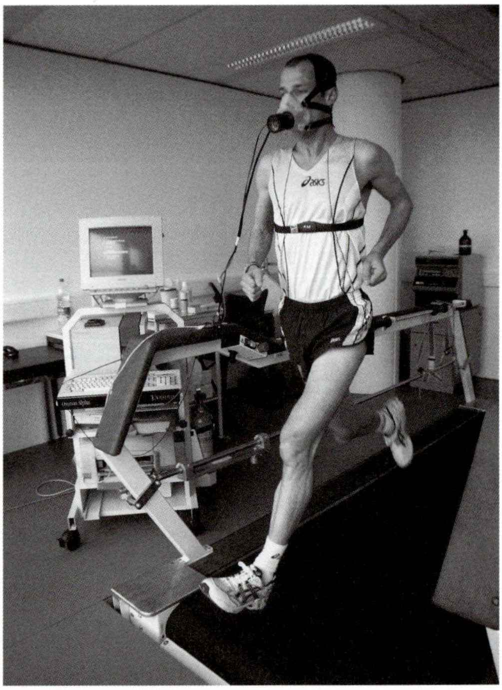

그림 4.3 호기가스 분석
케른에 있는 독일 스포츠학교에서의 계측

매우 복합적인 과정이며, 한 사람이 해내는 것은 거의 불가능하다. 계측과 얻어진 정보의 해석에 책임을 가진 전문가 팀의 존재가 효과적이다.

로스엔젤레스의 란초 · 로스 · 아미고 국립 재활센터의 병리운동학연구소에서는 모든 팀 구성원을 위하여 1주일에 1회, 보행분석회의가 소집되고, 컴퓨터 계측으로 얻어진 데이터가 다시 한 번, 관찰을 통한 보행분석에 의해서 체크되고 비교된다. 계측과 비디오에 의한 관찰에서 일치가 되어야 비로소, 거기에서부터의 데이터의 해석은 연관성을 갖는 것이 된다. 또한, 상대편의 결과가 다르면, 계측을 다시 한다.

제5장 병적보행-비정상 운동(편위) 원인과 영향

보행의 비정상 운동을 관찰하고 평가하기 위하여, 우선 이미 설명한 정상 보행의 기능 및 기전을 바르게 이해하여야 한다(제2장). 이것은 다양한 비정상 운동에 정의를 부여하고, 그리고 의미 있는 진찰결과를 얻기 위한 기초를 형성한다. 가장 빈번하게 관찰되는 비정상 운동은 란초 · 로스 · 아미고 국립 재활센터의 Perry 박사와 그녀의 팀에 의한 오랜 세월의 작업에 의해서, 연구되고 명명되어 있다(Perry 1992).

아래에 43가지의 비정상 운동의 정의와 그 주된 원인, 보행에서의 기능적 과제의 수행에 관련되는 영향과 의미를 설명한다. 이들은 주된 비정상 운동에 수반하는 이차적 현상도 포함하고 있다. 이들에 의해서, 대부분이 몇 가지 비정상 운동의 조합에 의한 환자의 개별문제를 정확하게 인식하고, 기록하여 적절하게 치료하는.것이 가능해진다.

베르니케만 자세나 뒤시엔느 파행이라는 일반적으로 잘 알려진 명칭은 비정상 운동의 단순한 복합된 총칭명이다. 이들의 관련성과 특징은 환자에 따라서 다른 경우도 있고, 게다가 쓰고 있는 총칭명의 정의는 정확하지 않은 부분이 있으므로, 개개의 문제를 이들의 명칭만으로는 기술할 수 없다.

치료의 효율성은 부분적으로 대상운동을 포함하는 많은 관찰할 수 있는 비정상 운동 중에서, 얼마나 빨리, 주된 비정상 운동과 그 특유의 원인을 간파할 수 있는가에 따른다. 이 단원에서는 개개의 비정상 운동에서 가능성이 있는 원인을 열거하고 있으므로, 의심이 가는 원인에 대한 확증이나 새로운 가설을 세울 수 있다.

명백히 관찰할 수 있는 어떤 관절의 비정상 운동이 사실은 다른 관절에 그 이전부터 존재하고 있던 숨겨진 비정상 운동의 결과라는 것은 이상한 일은 아니다. 이러한 경우, 관찰된 비정상 운동은 주된 비정상 운동이 아니라, 다른 관절의 주된 비정상 운동에 수반하는 이차적 현상이다.

예: 예컨대, 용이하게 관찰되는 과도한 슬관절 굴곡의 원인이 때로는 알아차리기 매우 어려운 주된 비정상 운동인 과도한 배굴인 경우가 있다. 이 때, 슬관절 굴곡은 단순히 배굴에 수반하는 이차적 현상이고, 물리치료사는 비정상 운동으로서 어떤 원인이 고려의 대상이 되는지, 과도한 배굴도 포함하여 확인할 필요가 있다. 리스트를 사용하면, 하나의 주된 비정상 운동에 대해서 모든 중요한 비정상 운동과 원인을 신속하게 확인할 수 있고, 예컨대, 많은 가능성을 가진 뒤시엔느라는 말에 현혹되지 않아도 된다. ■

주목: 환자에게 보행의 비정상 운동의 전형적인 불이익은

- 입각 안정성의 저하(한쪽 다리 지지). 그리고 이에 상당하는 안도감의 손실
- 보행속도의 저하
- 가속력의 저하(내구력의 감소)
- 에너지 소비의 증가 : 이 때문에 빨리 피로해진다.

보행의 비정상 운동은 경우에 따라서는 환자에게 이점이 되는 경우도 있다. 비정상 운동이 보행에 미치는 플러스 작용을 고려하는 것은 개개에 적용하는 치료전략을 짜는 데 도움이 된다(제6장).

5.1 족관절에서의 12가지 비정상 운동

거퇴관절과 거골하관절에서 아래에 서술된 보행의 비정상 운동이 관찰되는 일이 있다.

저굴위치에서의 발꿈치 닿기 (낮은 발꿈치)

▶ 족관절은 15° 저굴, 슬관절은 완전신전의 상태에서 초기 닿기

▶ 처음에 닿는 것은 발꿈치뿐이지만, 이 때 발이 바닥에 대해서 거의 평행이다.

전족부로 초기 닿기 (forefoot contact)

족관절이 약 20° 저굴하고, 슬관절이 20° 굴곡한 상태에서, 전족부에서부터 초기 닿기

발바닥 전체에 의한 초기 닿기 (foot-flat contact)

발바닥 전체로 초기 닿기

갑작스런 발 떨어지기 (foot slap)

발꿈치 닿기 후의 제어되어 있지 않은 저굴동작. 찰싹하는 소리를 수반한다.

과도한 저굴 (excess plantarflexion)

정상으로 하는 범위를 넘어서 저굴하여 있다.

과도한 배굴 (excess dorsal flexion)

정상으로 하는 범위를 넘어서 배굴하여 있다.

과도한 회외 (excess supination)

정상으로 하는 범위를 넘어서, 종골 또는 전족부가 안으로 젖혀진 상태.

과도한 회내 (excess pronation)

정상으로 하는 범위를 넘어서, 종골 또는 전족부가 밖으로 젖혀진 상태.

발꿈치 들고 걷기 / 너무 이른 발꿈치 들고 걷기 (heel-off / premature heel-off)

부하 반응기와 중간 입각기에서 발꿈치가 바닥에서 떨어져 있다.

발꿈치가 지면에서 떨어지지 않음 (no heel-off)

말기 입각기와 전유각기에서 발꿈치가 지면에서 떨어지지 않음.

발가락 끌기 (toe drag)

유각 단계에서 발가락, 전족부, 또는 발꿈치가 지면에 닿아 있다.

반대측으로의 발돋움 (contralateral vaulting)

유각단계의 관찰하는 다리를 전방으로 흔드는 것이 가능해지도록, 조기부터 또는 과도하게 반대측 입각지절의 발꿈치를 들어 올린 상태.

5.1.1 주된 문제로서의 족관절의 과도한 저굴, 낮은 발꿈치, 전족부닿기(forefoot contact), 발바닥닿기(foot-flat contact), 갑작스런 발바닥닿기(foot slap)

입각단계에서 족관절의 과도한 저굴은 보폭(STED)과 보행속도를 감소시키고, 전방 움직임을 제한한다. 동시에 안정성도 제한되어, 직립자세가 곤란해진다.

유각단계에서 과도한 저굴은 자유로운 다리의 스윙을 저해한다. 이 때문에 에너지 소비가 증가한다.

주목: 부하 반응기, 전유각기, 초기 유각기의 움직임의 흐름은 족관절에서 저굴을 발생시킨다. 이 때, 관절의 정상적인 움직임의 범위는 각 단계에 따라서 5~15°의 저굴이다. 이 범위를 초과하면 기능적인 문제가 발생한다. 관찰할 때, 위의 3개 단계에서 약간의 과도한 저굴은 알아차리는 것이 매우 어렵다. 그 밖의 모든 단계에서 과도한 저굴은 용이하게 식별할 수 있다.

각 단계에서의 영향

초기 닿기

과도한 저굴의 경우는 3가지 초기 닿기의 비정상적인 형태가 있다. 각각의 차이는 말기 유각기에서의 슬관절의 위치(position)와 연관성이 있다.

낮은 발뒤꿈치 (low heel)

- ▶ 저굴위치에서 발꿈치 닿기(그림 5.1)
- ▶ 족관절은 약 15° 저굴, 슬관절은 완전신전의 상태에서 초기 닿기
- ▶ 처음으로 닿는 것은 발꿈치이지만, 이때 발이 바닥에 대해서 거의 평행
- ▶ 이것에 의해서 발꿈치 흔들지레 기능은 감소

발바닥 전체로 초기닿기 (foot-flat contact)

- ▶ 발바닥 닿기
- ▶ 발바닥 전체로 초기 닿기

전족부 닿기 (forefoot contact)

- ▶ 전족부 닿기 (그림 5.2)
- ▶ 족관절이 20° 저굴하고, 슬관절이 20° 굴곡한 상태에서 전족부에서부터 초기 닿기
- ▶ 발꿈치 흔들지레 기능은 소실

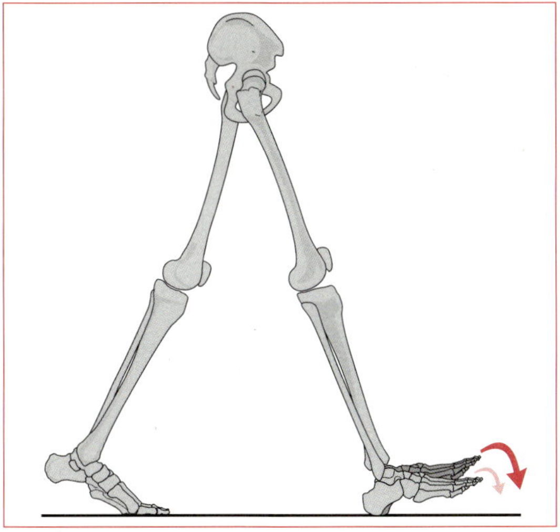

그림 5.1 낮은 발꿈치 저굴위치에서 발꿈치 닿기

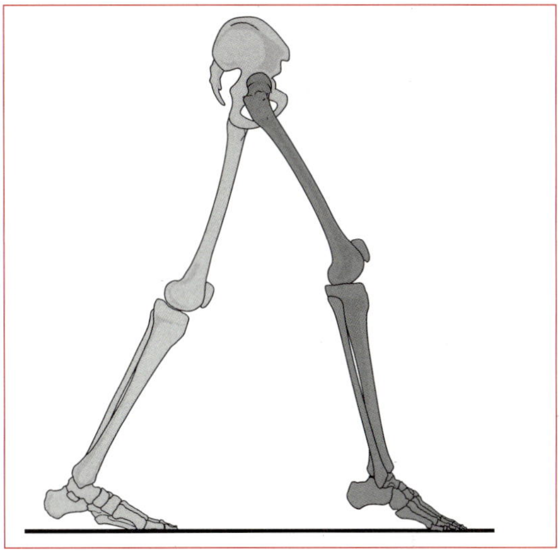

그림 5.2 전족부 닿기 (Forefoot contact)

부하 반응기 (loading response)

과도한 저굴의 원인과 초기 닿기의 형태에 따라서 부하 반응기에서 아래의 비정상 운동을 나타낸다.

갑작스런 발바닥 닿기 (foot slap)

배굴근군이 약하고, 전족부가 바닥으로 향하는 움직임이 적절하게 제동되지 않으면, 발꿈치의 초기 닿기에 이어서 바로 발바닥이 닿는다. 배굴근군의 근력 부족에 의해서, 하퇴의 전방 움직임도 충분히 이루어지지 않고, 결과적으로 슬관절 굴곡도 작아진다. 결과적으로 발꿈치 흔들지레 기능은 부적절하고, 충격흡수가 감소 또는 완전히 소실된다.

임상 힌트: 이 형태의 비정상 운동은 급속한 낙하에 의한 소리로 확인할 수 있다. ■

전족부로 초기 닿기 (forefoot contact)

초기 닿기는 전족부에 의해서 이루어진다. 체중부하 수용기에서 전족부 닿기는 원인에 따라서 3개의 관찰 가능한 운동패턴을 나타낸다.

- 족관절에 가동성이 남아있는 경우, 전족부의 닿기 직후에 발꿈치가 하중에 의해서 신속하게 지면으로 떨어진다. 이 동안에, 하퇴는 거의 직립한 채로이다(그림 5.3a).
- 족관절이 저굴위치에서 가동성이 없는 경우, 2개의 상이한 패턴이 있다.
  - 발꿈치가 지면에서 떠있는 채로의 상태(heel-off ; 그림 5.3b).
  - 발꿈치가 지면방향으로 눌리고, 슬관절이 급격하게 과신전 위로 눌린다(extension thrust; 그림 5.3c).

중간 입각기 (mid stance)

족관절의 과도한 저굴은 이 단계에서 하퇴의 전방 움직임을 저해한다. 발바닥의 지면에의 완전닿기가 유지되어 있으면, 하퇴는 예외 없이 슬관절의 수동적인 움직임의 범위만 움직인다. 족관절 흔들지레가 기능을 하기 위해서는 중간 입각기(보행주기의 30%)에서 족관절은 5° 배굴위치까지 가동하는 것이 필요하다. 그러므로 이 단계에서 5° 배굴위치에 충족되지 않는 모든 가동범위 제한은 비정상 운동이다. 족관절 흔들지레 기능이 저해되면, 이것에 비례해서 반대측 발의 보폭(STED)은 감소하고, 보행속도는 감소한다.

과도한 저굴을 가진 환자의 경우, 중간 입각기에서 3가지의 전형적인 대상운동(evasive movement)이 관찰된다.

- 너무 이른 발꿈치 들고 걷기(그림 5.4a)
- 슬관절의 과신전(그림 5.4b)
- 체간의 앞으로 기울어짐(anterior tilt)(그림 5.4c)

모든 비정상 운동은 과도한 저굴에도 불구하고, 신체를 전방으로 이동시키려는 시도와 노력의 표출이다. 이때, 대상운동의 크기는 보행속도와 잔존하는 슬관절의 가동성에 따라서 변화한다. 3가지 대상운동이 섞여 있는 것도 자주 관찰된다.

너무 이른 발꿈치 들고 걷기

너무 이른 발꿈치의 들기는 충분한 근력이 있고, 기타의 제약조건이 없는 환자에게 관찰된다. 이에 해당하는 환자는 낮은 발꿈치로 닿고, 가동성이 없는 저굴 구축을 갖고 있음에도 불구하고, 전족부보다 전방으로 신체를 운반할 수 있다. 이때, 발꿈치의 초기 들기가 관찰된다. 즉, 말기 입각기가 아니라, 중간 입각기에서 이미 발꿈치를 들기한다(그림 5.4a).

발꿈치 들고 걷기의 타이밍은 저굴 구축과 수의적인 내딛는 힘의 정도에 따라서 정확하게 결정된다. 발바닥 닿기의 시간은 이에 상응해서 짧아진다. 이 에너지 소비가 높은 운동은 부가적으로 시간을 필요로 하고, 보행속도는 약 30% 감소한다(Perry 1992).

슬관절의 과신전

신체의 내딛는 힘에 따라서, 뒤로 기울어진 위치(posterior tilted position)로 봉쇄된 경골 위에서 대퇴골이 앞으로 가려고 하는 순간, 슬관절의 과신전이 일어난다(그림 5.4b). 이 움직임에는 근력은 필요로 하지 않지만, 인대가 신장된다.

이 종류의 대상운동은 편마비나 불완전 척수마비, 중추성 마비의 환자에게 흔히 관찰된다. 슬관절 과신전의 움직임의 범위는 성장기의 어린이나 경축이 있는 경우에 더 커지는 일이 있다. 이 대상운동은 관절에 반복해서 체중부하를 가하게 되므로, 그 결과 인대는 신장되지 않을 수 없다.

체간의 앞으로 기울어짐

이것은 주로 신체 중력중심을 지지면상으로 가져오는 데에 도움이 되고 있을 뿐이고, 전방으로 향해서 걷는 것에는 약간밖에 도움이 되지 않는다. 체간의 기울기는 골반의 앞으로 기울어짐(anterior tilt)을 수반하고 있는 일이 흔히 있다(그림 5.4c). 이 자세에서 선 자세의 안정성이 얻어지고 있는 것인데, 고관절 신근군과 배근군은 활동이 강요되고 있고, 때로는 과부하가 된다. 앞으로 기울어짐이 중증인 환자는 정상적인 보행속도의 15% 정도의 매우 느린 보행을 한다. 가동성이 없는 저굴 구축이 중간 입각기에서 적절한 족관절 흔들지레 기능을 방해한다.

말기 입각기

말기 입각기에서 과도한 저굴이 보행의 기전에 미치는 영향은 전족부를 안정시키고, 그 바로 위를 넘어서 신체 중력중심을 전방으로 운반하는 능력에 좌우된다. 이 단계에서 환자가 발꿈치 들고 걷기에 도달할 수 없다면, 반대측의 보폭(STED)은 매우 작아진다. 보폭(STED)은 환측 다리의 슬관절의 과신전이나 체간의 앞으로 기울어짐이 허용하는 범위에도 영향을 받는다.

발꿈치를 들어 올리는 충분한 내딛는 힘이 있는 환자는 그 후에 대기하는 원래의 저굴운동과 과도한 저굴을 구분하기 어렵기 때문에, 보기에는 거의 정상적인 운동패턴과 유사한 움직임을 나타낸다(과도한 전족부 흔들지레 기능 : 그림 5.5). 이 움직임의 흐름 속에서, 신체 중력중심은 크게 들어 올려지고, 결과적으로 큰 에너지가 소비된다. 이 때 보폭(STED)은 작아진다.

전유각기

말기 입각기에서 전족부 지지가 달성되면, 전유각기에서는 분명한 비정상 운동은 관찰되지 않는다. 이 단계에서 족관절 저굴은 정상이다. 말기 입각기에서 발바닥이 완전히 닿아 있으면, 슬관절은 과신전, 체간은 앞으로 기울어지고, 반대측으로 체중부하가 옮겨진 후에 환측 다리의 발꿈치를 들기를 한다. 따라서 발꿈치 들고 걷기와 초기 유각기를 위한 대퇴의 움직임은 매우 늦은 시기에 일어난다.

초기 유각기

이 단계의 시작에서 족관절 저굴은 정상이므로, 과도한 저굴을 분별하는 것은 곤란하다. 발끝의 밀기를 위해, 고관절 굴곡과 슬관절 굴곡이 충분하다면, 이 단계에서 과도한 저굴은 기타의 영향을 미치지 않는다.

중간 유각기

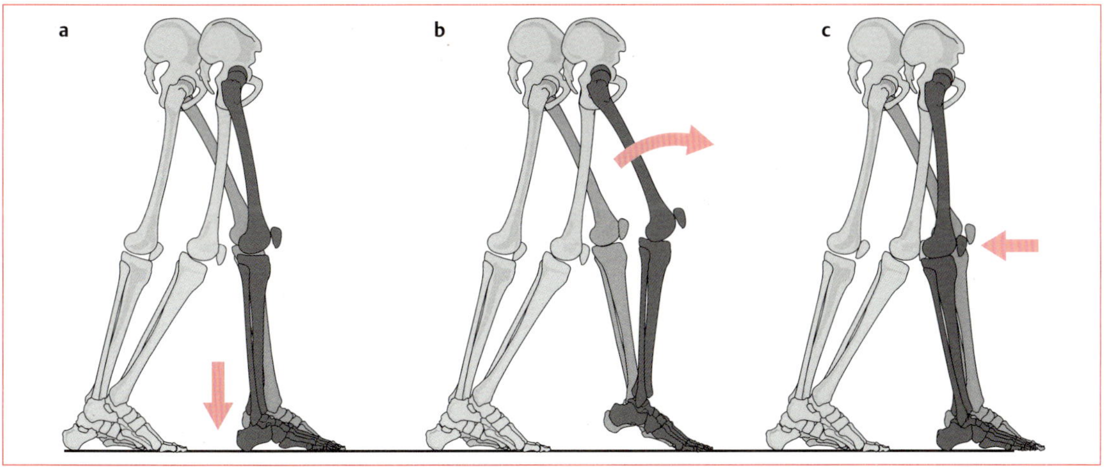

그림 5.3a–c 부하반응기에서, 전족부 닿기(forefoot contact) 후의 3개의 상이한 운동패턴

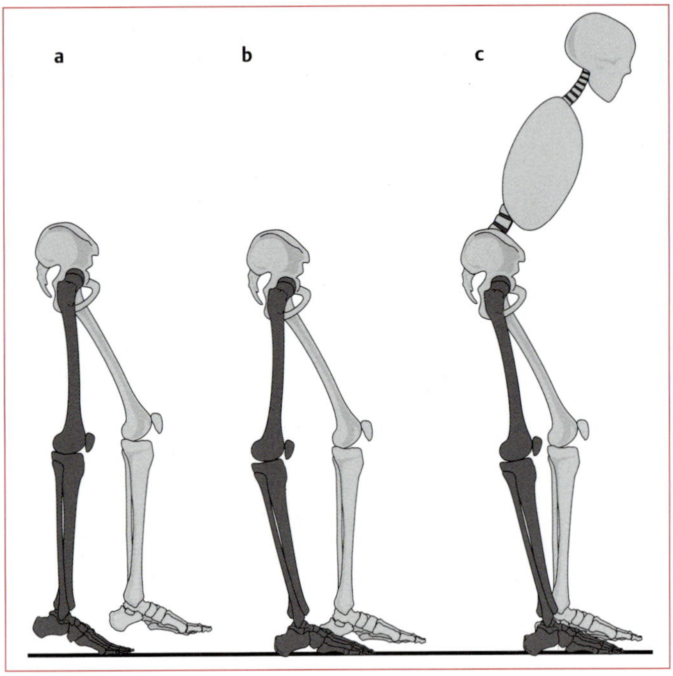

그림 5.4a–c 중간 입각기
과도한 저굴에서의 3가지 전형적인 대상 운동
a : 너무 빠른 발꿈치 들고 걷기
b : 슬관절의 과신전
c : 체간의 앞으로 기울어짐

과도한 저굴은 중간 유각기에 현저해진다. 이 단계에서 거퇴관절은 중립위치로 되돌아가 있어야 하지만, 발은 저굴한 상태이다. 결과적으로 발끝이 지면을 비비며[toe drag(그림 5.6a)], 유각단계가 빨리 종료하고, 전방이동은 크게 저해되어, 발이 걸려 넘어지는 원인이 된다.

배굴 부족에 대한 빈번하게 관찰되는 대상운동은 고관절의 과도한 굴곡운동이고, 이것에 의해서 발을 끝까지 흔드는 것을 가능케 한다(그림 5.6b).

과도한 슬관절 굴곡이 발을 바닥에 비벼대지 않기 위한 대상운동인 것처럼 잘못 파악하는 일이 자주 있다. 용이하게 관찰할 수 있는 과도한 슬관절 굴곡은 대퇴가 크게 들어 올려지는 것에 의한 결과이다.

주목: 대상운동을 위한 적절한 고관절 굴곡이 이루어지지 않는 경우, 이 밖에 3가지의 대상운동이 관찰되는 일이 있다.

- 회선(circumduction)
- 체간의 측굴
- 반대측의 발돋움. 입각지절의 족관절이 과도하게 저굴하고, 신체가 들어 올려진다. 이것에 의해서 환측 다리와 지면과의 클리어런스(clearance)가 확보되고, 발을 끝까지 흔들 수 있게 된다.

말기 유각기

말기 유각기에서의 발과 지면과의 클리어런스의 점에서 과도한 저굴은 거의 문제를 발생시키지 않는다. 그 이유는 고관절 굴곡과 슬관절 신전에서 족관절이 저굴하여 있어도 발을 지면 위에서 클리어런스를 유지하는 것이 가능하기 때문이다.

주목: 중간 유각기에서 관찰된 발끝을 바닥에 비벼대는 것은 말기 유각기가 시작되는 시기에 발이 상승함으로써 끝난다. 중간 유각기가 끝나도 발끝이 지면을 비비는 현상은 과도한 저굴에 슬관절 신전의 부족이 수반되고 있다는 것을

시사한다(Perry 1992).

족관절의 과도한 저굴의 원인

족관절의 과도한 저굴의 원인에는 고유수용기의 손상 이외에 아래의 4가지 범주가 있다.

- ▶ 배굴근군의 근력부족
- ▶ 저굴 구축(3가지의 범주)
- ▶ 비복근과 가자미근의 경축(분리되어 있지 않은 운동제어)
- ▶ 대퇴사두근의 근력부족에 대한 자세(position)

배굴근군의 근력부족

원래, 배굴근군은 지면으로 향하는 전족부에 적절하게 브레이크를 건다. 그 근력이 너무 약하면 갑작스런 발바닥 닿기(foot slap)가 발생한다. 배굴근군의 근력이 너무 약한 경우, 발을 중립위치까지 들어 올릴 수 없다. 장무지신근과 장지신근과 제 3비골근의 잔존하는 근력이 배굴과 외반(eversion)의 복합을 발생시킨다.

또한 반대의 가능성도 있다. 즉, 저굴과 회내의

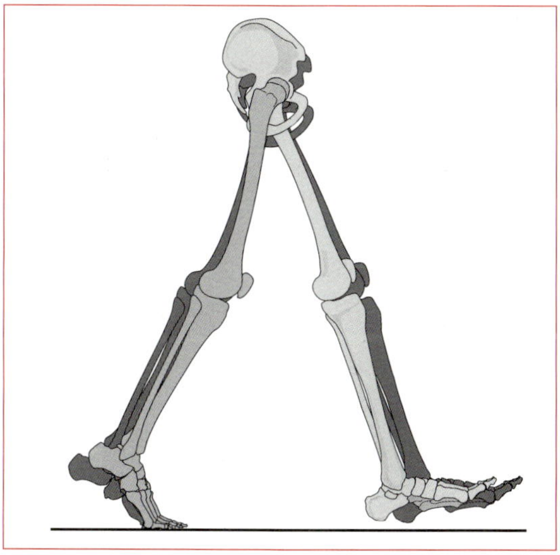

그림 5.5 말기 입각기
과도한 저굴에 의한 극단적인 발꿈치의 들어 올림

조합이다. 어른이 되고난 후 장애를 가진 경우, 15° 를 초과하는 과도한 저굴(첨족위치)은 드물며, 이것은 경축을 수반하는 마비가 원인인 경우에도 해당된다. 어린이 무렵부터의 배굴근군의 이완성 마비는 30° 까지, 또는 보다 큰 각도의 수동적 저굴의 원인이 된다.

저굴 구축

3개의 범주로 나눌 수 있다.

- ▶ 30° 의 저굴 구축
- ▶ 가동성이 없는 15° 의 저굴 구축
- ▶ 가동성이 있는 15° 의 저굴 구축

30° 의 저굴 구축

30° 내지 그 이상의 저굴 구축은 보행주기의 모든 단계에서 관찰할 수 있는 비정상 운동의 원인이 된다. 초기 닿기는 전족부에서 이루어지고, 슬관절 굴곡을 수반하며(그림 5.2), 이 순응은 전방 이동을 용이하게 한다. 발바닥 전체 닿기(foot-flat contact)는 가능하지만, 거의 이루어지지 않는다. 입각 단계에서는 예외 없이 전족부가 지지면이고, 발꿈치가 닿지 않으며 발꿈치 흔들지레 및 족관절 흔들지레기능이 결락(누락)되어 보폭(STED)은 축소된다. 유각 단계에서 환자가 대상운동을 하지 않으면, 발끝이 바닥을 비비는 발가락 끌기(toe drag)가 관찰된다.

가동성이 없는 15° 의 저굴 구축

보행주기의 몇 가지 단계에서 관찰 가능한 비정상 운동의 원인이 된다. 일탈의 크기는 보행능력의 세기에 반비례한다. 출현하는 비정상 운동은

- ▶ 초기 닿기에서의 낮은 발꿈치
- ▶ 부하 반응기에서의 발바닥 닿기
- ▶ 중간 입각기에서의 하퇴의 가속 부족(족관절 흔들지레 기능의 부족)

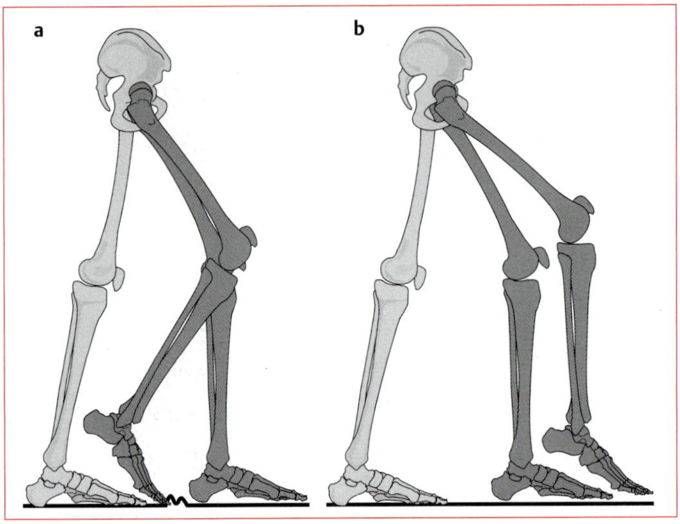

그림 5.6a와 b 중간 유각기
a : 발끝이 바닥에 끌림(toe drag). 과도한 저굴에 의한 발이 걸려 넘어지는 위험성
b : 과도한 저굴, 대상운동으로서 과도한 고관절 굴곡과 슬관절 굴곡

▶ 중간 유각기에서의 발가락 끌기

힘차게 보행하는 환자의 부하 반응기와 중간 입각기에서의 비정상 운동은 훈련된 눈이 아니면 관찰할 수 없다. 왜냐하면 발꿈치의 들기가 약간 지나치게 빠른 시기에 일어날 뿐이기 때문이다. 근력이 부족한 환자가 천천히 걸으면, 발끝으로 되풀이해서 박차기 위한 에너지와 내딛는 힘이 부족하여, 발꿈치의 들기 부족과 족관절 흔들지레 기능의 결락(누락)에 의해서 슬관절이 과신전할 수 있는 범위에까지 전방이동이 제한된다.

중간 입각기와 말기 입각기에서 배굴의 부족을 보완하는 기타의 운동은 거골하의 과도한 외반이고, 2가지 기전에 의해서 과도한 저굴이 두드러지지 않게 된다.

- ▶ 약간의 배굴은 외반의 정상적인 결과이다.
- ▶ 외반은 부가적으로 족근골 사이의 관절을 이완시키고, 거듭나는 배굴을 가능케 한다. 이 기전은 하퇴와 전족부 사이의 각도를 작게 한다(Norkin 등 1992).

가동성이 있는 15°의 저굴 구축

가동성이 있는 저굴 구축이 외부힘을 견디지 못하고 움직이는 성질은 족관절이 신체중량에 의해서 배굴하는 것을 가능케 하고 있기 때문에 초기 닿기와 부하 반응기만, 발로서는 불편한 위치가 발생한다. 정상 보행에서는 중간 입각기와 말기 입각기에서 비복근과 가자미근에 의해서 제어되지만, 가동성이 있는 저굴 구축의 경우에도 겉보기에 이와 같은 움직임이 관찰된다. 경골의 전방으로 움직이는 속도는 가동성의 정도에 따라서 변환한다. 이 비정상 운동은 거의 관찰할 수 없다. 동작 중의 EMG 계측을 시행하면, 저굴 구축과 가자미근의 활동의 차이를 분명히 구별할 수 있다.

가동성이 있는 저굴 구축은 중간 유각기에서 배굴근군의 근력부족의 결과와 마찬가지의 과도한 저굴을 나타낸다. 중간 유각기에서 배굴근군은 전혀 저항이 없는 상태에서 발을 신속하게 들어 올리는 MMT3에 상당하는 근력으로 활동한다(Winter 등 1986). 이 근력으로는 저굴 구축이 있는 족부를 들어 올릴 수 없다.

임상 힌트: 가동성이 있는 구축은 가동성을 체크함으로써 확인할 수 있다. 이때에는, 해당하는 관절을 각 방향으로 움직이기 위해,

어느 정도의 힘이 필요한 지를 정확하게 평가할 필요가 있다. 보통, 관절은 저항이 없이, 그 관절의 가동범위를 움직일 수 있다.
배굴근군의 근력부족을 가동성이 있는 저굴 구축으로부터 구별하기 위해, 부하 반응기에서 갑작스런 발바닥 닿기의 유무를 확인할 필요가 있다. 갑작스런 발바닥 닿기는 배굴근군의 근력이 부족한 경우에 일어나고, 저굴 구축에서는 일어나지 않는다. ■

비복근과 가자미근의 경축

경축이 강한 경우, 가자미근이나 비복근의 수축이 지속되는 경우가 있다. 이 경우, 보행패턴이 저굴 구축의 경우와 유사한 것이 된다. 이 하퇴삼두근의 과도한 근 긴장은 원시적인 신근군의 공동운동으로서 빈번하게 관찰된다.

말기 유각기에서, 대퇴사두근이 입각 준비를 위해 슬관절을 신전하기 시작하면, 가자미근과 비복근의 협동적인 활동이 일어난다. 말기 유각기에서 족관절은 중간 유각기의 배굴위치에서부터 15° 저굴위치까지 움직이고, 이것은 예컨대 편마비 환자의 경우에 볼 수 있는 현상이다.

입각 단계 전반에 걸쳐 족관절은 저굴이 지속되고, 초기 닿기에서부터 전유각기까지 영향을 미친다. 초기유각기와 중간 유각기에서 족관절은 배굴한다. 다리를 흔들어 내밀기 위한 원시적인 굴근 공동운동이 저굴근의 활동을 종식시킨다. 이 때문에 족관절은 거의 중립위치까지 배굴하고, 중간 유각기까지 그 자세를 유지한다.

주목: 초기 유각기와 중간 유각기에서 족관절이 그 이전의 저굴위치에서부터 배굴하면, 이것은 저굴 구축이 아니라, 경축에 의한 공동운동이라 할 수 있다(그림 5.7a와 b).

대퇴사두근의 근력부족에 대한 과도한 저굴

보호 기전으로서의 족관절의 과도한 저굴은 말기 유각기에서 출현한다. 근력이 부족한 대퇴사두근을 부하 반응기에서 발생하는 슬관절 굴곡으로부터 지키기 위해, 환자는 정상적인 선택제어를 사용해서, 발꿈치 흔들지레 기능을 감소시킨다. 가자미근의 조기 활동이 발을 약 10° 저굴시킨다. 비복근은 거의 관여하지 않는다. 발은 낮은 발꿈치 자세로 지면에 닿게하고, 나머지 저굴운동은 배굴근으로 제어된다. 이 운동이 하퇴의 전방 움직임을 작게 하고, 이것에 의해서 슬관절 굴곡을 방지한다. 그리고 제어를 위한 대퇴사두근의 활동을 필요 없게 한다.

그 이전의 중간 입각기에서의 전방 움직임 때, 슬관절의 신전을 유지하기 위해 하퇴삼두근이 필요량에 상당하게 작동한다. 그리고 족관절은 배굴이 제한되고, 슬관절의 굴곡이 제한되기 때문에 대퇴사두근의 활동은 적어도 된다. 대퇴사두근의 근력부족을 보완하기 위해 하퇴삼두근의 활동이 계속되지만, 전유각기가 되면 하퇴삼두근의 활동이 필요가 없어지므로, 이 시기에 족관절의 최대 배굴이 관찰된다. 나머지 단계에서의 족관절 배굴은 정상이 된다.

주목: 이 경우, 말기 입각기까지 지속되는 저굴은 하퇴삼두근의 대상운동에 의한 것이며, 반드시 하퇴삼두근의 경축 때문은 아니다. 그러나 편마비 환자에서는 대퇴사두근의 2차적인 폐용성 위축이 있으므로, 하퇴삼두근의 경축이 더 강화되는 일이 있다. 이것은 치료를 할 때에, 하퇴삼두근의 이완 이외에, 대퇴사두근의 원심성 기능을 각별히 훈련해야 함을 의미한다.

임상 힌트: 슬개대퇴관절의 통증을 앓는 환자는 부하 반응기에서 의도적으로 대퇴사두근의 정상적인 활동을 회피한다. 그리고 낮은 발꿈치를 시행하고, 원심성 근육의 활동에 의해서 발생하는 슬개골에의 압력을 내리는 경우가 흔히 관찰된다.

출현하는 통증은 슬개골이 유도되는 대퇴과(femoral condyle)의 고랑(groove)과의 관계에서 불완전한 형상의 적합에 유래하는 일이 흔히 있다(Powers 등 2000). 대퇴골과의 고랑이 평탄하게 되어있으면, 슬개골은 거기에서부터 벗어나 기전적으로 잘못된 위치(position)를 취한다. 정상적인 상황에서는 큰 관절면에 균일하게 분산될 슬개골의 압력이, 잘못된 위치에 의해서 접촉면이 감소하고, 작은 면에 압력 집중이 일어난다. 이것이 통증의 원인이 된다.

테이핑(taping)이나 목적에 일치한 근력훈련에 의해서 슬개골이 바른 위치로 되돌아가면, 슬관절의 통증은 바로 없어지고, 즉각 족관절의 정상적인 움직임과 대퇴사두근의 정상적인 활동이 가능해진다. 이 슬개골의 바른 포지셔닝에 의해서, 원래 갖춰져 있는 슬개골과 대퇴골의 관절면에 거의 균일한 압력분산이 일어난다.

주목:

- 슬개골의 잘못된 위치는 평탄하게 된 대퇴골과의 고랑이 원인으로 흔히 일어난다. 이 때, 빈번하게 관찰되는 내측광근의 위축은 슬개골의 잘못된 위치가 원인이 아니고, 단독으로 위축한 것도 아니다. 오히려 통증으로부터의 도피행위에 의해서 유도된 대퇴사두근의 불활동성이 위축의 원인이다.
- 내측광근을 단독으로 훈련하는 것은 불가능하다. 오히려 각 환자에게 적절한 하지의 각 체절의 정상적인 정렬(alignment)의 재구축에 주의를 기울여야 한다. 이것은 많은 경우, 대둔근, 중둔근, 대퇴사두근 전체 그리고 고관절 외회전

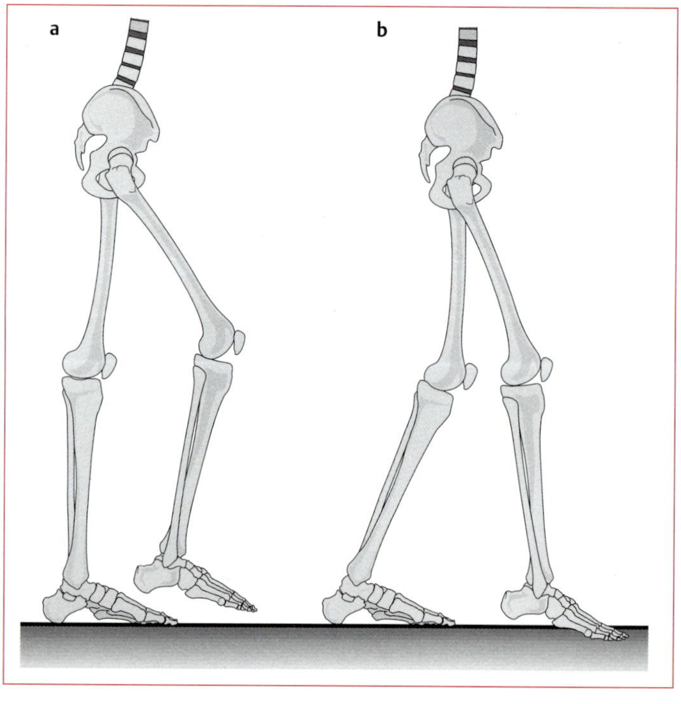

그림 5.7a와 b a : 중간 유각기에서 족관절은 배굴하고, 고관절과 슬관절의 굴곡 패턴이 관찰된다.
b : 말기 유각기에서의 동시 신전. 슬관절 신전에 족관절 저굴이 수반되고, 고관절 굴곡은 감소한다. 관찰지절 : 우측

근군의 적절한 근력훈련을 의미한다.

- 이 문제에서, 예컨대 거의 모든 경우에 시행되는 슬개골 지대 절단술이라는 수술적 요법은 불필요하고 도움이 되지 않는다(Powers 2000). ■

5.1.2 주된 문제로서의 족관절의 과도한 배굴

중간 입각기(5°)와 말기 입각기(10°) 이외의 모든 단계에서, 중립위를 초과한 배굴은 비정상 운동을 나타내고 있다. 이 양쪽의 단계에서 5° 이하의 배굴은 정상적인 범위이기는 하지만, 개개의 사례에서는 보행의 기전을 분명하게 기능적으로 저해하고 있는 경우가 있다. 각도가 약간이므로, 중간 입각기와 말기 입각기에서 배굴이 과도한지 아닌지는 관찰이 곤란할지도 모른다. 이들의 단계에서의 슬관절 굴곡, 및 말기 입각기에서 발꿈치 들고 걷기의 결여는 과도한 배굴을 나타낸다.

과도한 배굴의 개념은 정상적인 저굴의 결여를 나타내는 것에도 사용된다. 이러한 비정상 운동은, 부하 반응기, 전유각기 그리고 초기유각기에 출현하는 일이 있다. 과도한 배굴은 유각 단계보다도 입각 단계에서 기능적으로 관계가 된다.

과도한 배굴이 각 단계에 미치는 영향

초기 닿기

과도한 배굴이 때때로 출현하고, 불안정한 상황을 나타낸다. 발꿈치 흔들지레 기능이 과도하게 출현한다(그림 5.8).

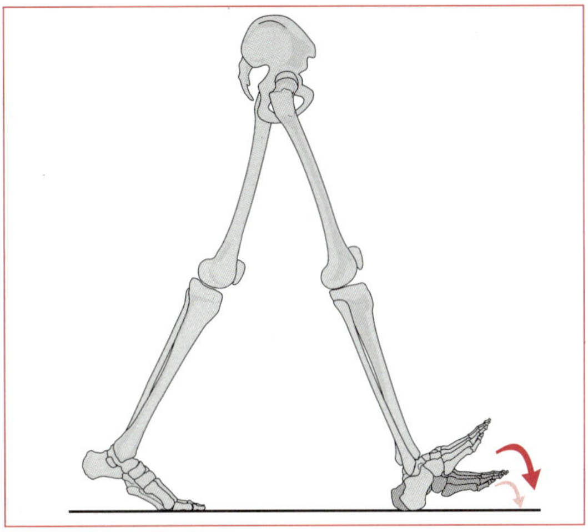

그림 5.8 초기 닿기
과도한 발꿈치 흔들지레

부하 반응기

2개의 과도한 배굴의 형태가 가능해진다.

- 발바닥 닿기(foot-flat)로 초기 닿기하고, 잇달아서 과도한 배굴 : 발바닥 전체로 초기 닿기하고, 보통은 발꿈치 흔들지레 기능에 수반하는 저굴 10° 가동범위가 저해된다. 그리고 그 후, 체중이 부하되면 과도한 배굴이 일어난다.
- 족관절의 정상적인 저굴의 저해 : 예컨대, 족관절의 강직이나 저굴 제한을 부착한 보장구의 장착에 의해서 족관절이 중립위로 고정되면, 하퇴가 부하 반응기에서 전족부가 바닥으로 향하는 속도에 비례해서 전방으로 움직인다. 이 결과, 정상의 2배의 움직임의 슬관절 굴곡을 수반하는 과도한 발꿈치 흔들지레 기능이 일어나고, 이것과 직결해서 대퇴사두근의 원심성의 활동 요구가 높아진다(그림 5.9).

중간 입각기

중간 입각기에서는 과도한 배굴이 기능적으로 의미를 이루는 2가지 상황이 발생한다.

- 반대측 유각지절의 내딛는 힘이 신체를 전방으로 움직이고, 입각지절의 하퇴가 그 움직임을 따라가면, 처음에는 저굴위치에 있었던 족관절에 급격한 배굴이 일어난다. 이때, 대부분의 사례에서 정상적인 수동적 가동범위인 10°의 배굴위치를 초과하는 일은 없다. 그러나, 이미 한

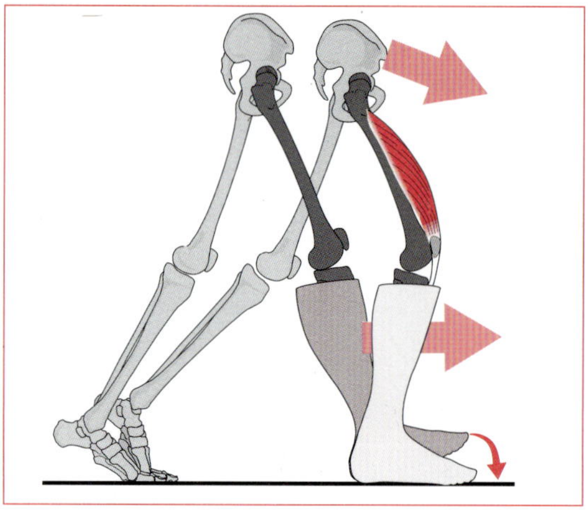

그림 5.9 부하 반응기
보장구에 의해서 족관절이 중립위로 고정된 경우의 과도한 발꿈치 흔들지레. 과도한 슬관절과 고관절의 굴곡이 수반한다.

쪽 다리 지지기의 시초에 족관절을 과도하게 배굴하여 있으므로, 환자는 불안정감을 경험한다.

- 하퇴와 발 사이의 정상적인 각도를 10° 이상 일탈하는 상황은 특히, 말기 입각기에서 관찰된다.

양쪽의 상황에서 즉, 하퇴의 움직임의 속도 상승과 과도한 배굴의 움직임에 의해서 대퇴사두근의 활동에 대한 요구는 높아진다. 동시에 하퇴의 제어 결여는 같은 시기에 대퇴사두근이 슬관절을 완전 신전할 수 없는 상황을 만들어낸다.

말기 입각기

말기 입각기에서, 슬관절 굴곡과 함께 발꿈치의 들기가 관찰되는 경우, 과도한 배굴을 확인하는

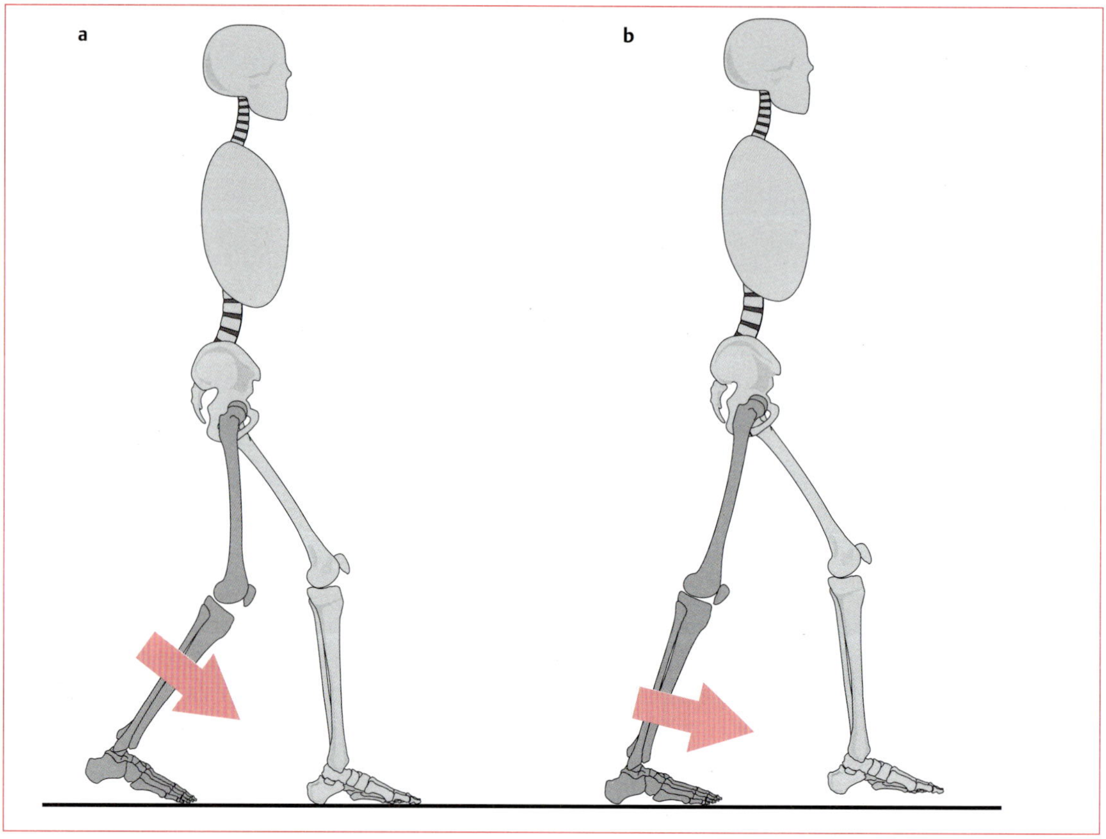

그림 5.10a와 b 말기 입각기
과도한 배굴은 2개의 비정상 운동 안에서 보여준다.
a : 슬관절의 과도한 굴곡과 함께 발꿈치의 들기가 일어나면, 과도한 배굴은 관찰이 곤란하다.
b : 발꿈치 들고 걷기의 결여(화살표는 하퇴의 자세를 보여준다).

것은 곤란하다. 이 양쪽의 사건은 주된 문제를 보기 어렵게 만든다(그림 5.10a).

발꿈치가 말기 입각기에서도 지면을 떠나지 않고 지면에 닿아 있는 경우는 과도한 배굴은 현저해진다(그림 5.10b).

전유각기

정상적인 20°의 저굴이 감소하여 있으면, 족관절에는 과도한 배굴이 존재한다. 대부분의 경우, 발꿈치의 들기가 늦어진다. 체간은 이미 관찰지절보다 전방에 위치하고, 하퇴는 정상적인 범위를 넘어서 전방으로 넘어진다(그림 5.11).

초기 유각기, 중간 유각기, 말기 유각기

족관절은 유각 단계이고, 중립위(neutral zero position) 에서부터 극히 약간 넘어서서 움직인다. 임상적으로 중요한 것은 초기 닿기 때의 족관절의 위치뿐이다.

족관절의 과도한 배굴의 원인

아래의 2가지 원인이 족관절을 과도하게 배굴시킨다.

- 하퇴삼두근의 근력부족
- 족관절의 중립위 고정

과도한 배굴은 고관절과 슬관절의 과도한 굴곡에 수반하는 2차적 현상인 경우가 있다. 또한 반대측의 발이 초기 닿기하기 쉽도록, 과도한 배굴이 의도적으로 이루어지는 일이 있다. 이들 기전의 기능적인 의미는 각 단계에서 변화한다.

하퇴삼두근의 근력부족

하퇴삼두근의 근력부족은 불활동성, 완전마비, 보튤리누스균의 과잉 접종에 의한 완전마비 및 아킬레스건에 대한 연장술 등에 의해서 야기되는 일이 있다. Perry(1992)에 따르면, 일반적으로 수술

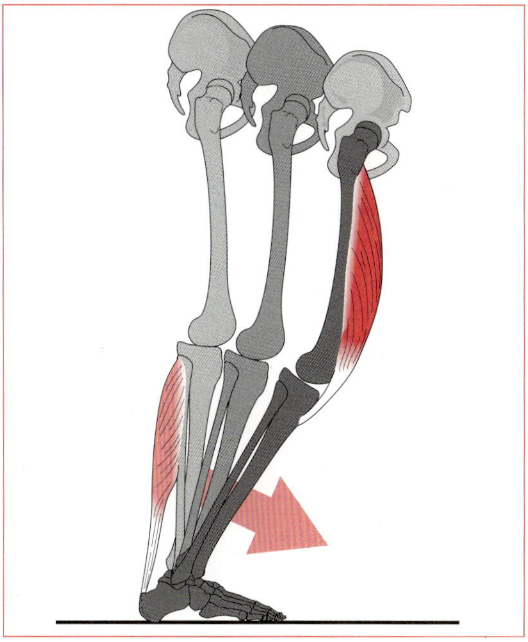

그림 5.11 전유각기
족관절의 과도한 배굴

결과가 양호하지 않은 이유는 수술된 근육을 환자가 반드시 신경제어할 수 있는 상태에 없다는 점에 있다(Kinney 등 1986, Gage 1991).

가자미근의 불충분한 원심성 제어의 근력은 한쪽 다리 지지기에서 하퇴의 안정성 부족으로 연결되고, 이것에 의해서 대퇴사두근에 대한 근력 요구가 높아진다. 중간 입각기에서, 하퇴가 발의 바로 위를 넘어서 전방으로 향하는 움직임은 족관절을 신속하게 과잉으로 배굴시킨다. 이때 중요한 것은 경골의 신체의 전방 움직임에 따르는 것 즉, 과도한 족관절 흔들지레 기능이 일어나는 것이다. 과도하게 전방으로 넘어진 경골은 슬관절을 굴곡시키고, 대퇴사두근의 활동 유지를 요구한다. 대퇴사두근은 경골에 의한 안정된 지원이 부족하므로, 이 이상 슬관절을 신전시킬 수 없다(그림 5.12). 가자미근을 지원하기 위한 비복근의 활동은 슬관절의 거듭나는 굴곡에 관여하고, 이것에 의해서 부가적으로 대퇴사두근에 대한 근력 요구

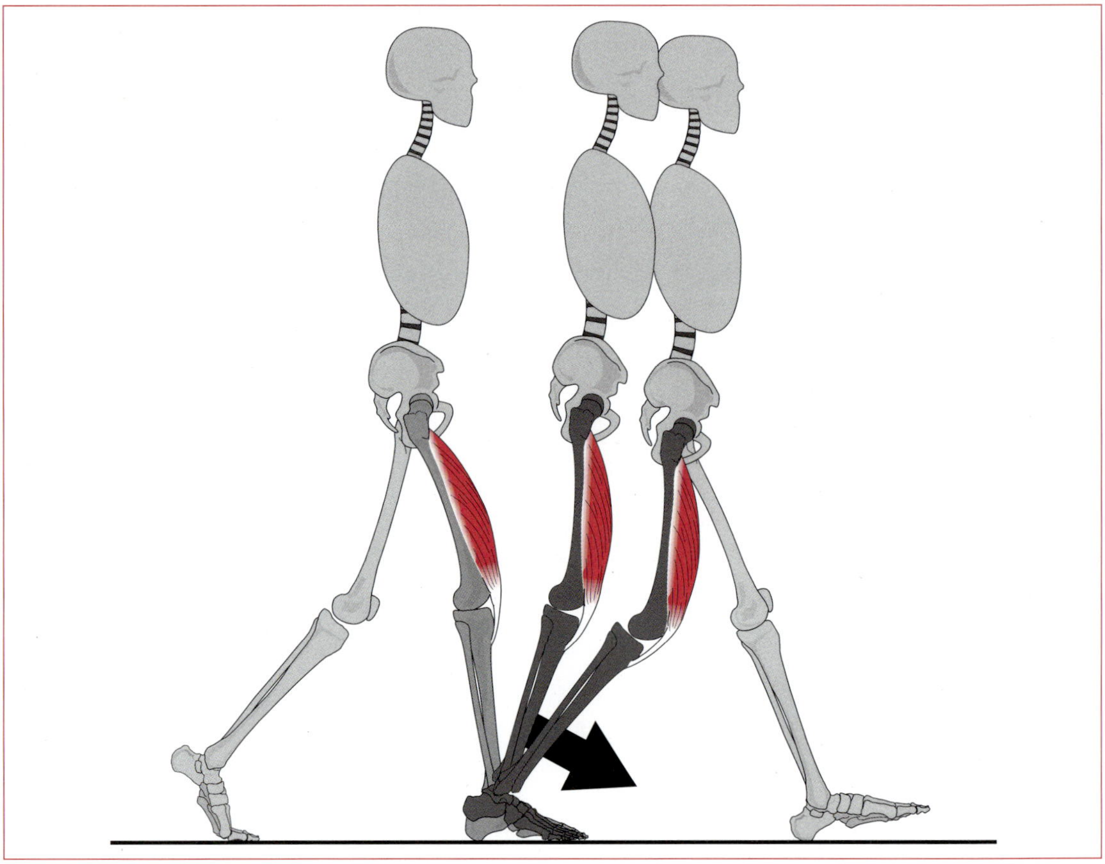

그림 5.12 가자미근의 근력부족에 의한 하퇴의 안정성의 결여는 슬관절 굴곡을 지속시킨다. 대퇴사두근은 하퇴의 안정된 토대 없이 굴곡위치의 슬관절을 신전시킬 수 없다.

는 높아진다.

하퇴삼두근의 근력부족이 보행의 기전에 미치는 영향은 반대측 보폭(STED)의 축소와 보행속도의 저하, 입각 단계에서 슬관절 굴곡의 증대와 이와 직결되는 대퇴사두근에 대한 근력 요구의 증대이다(Perry 등 1990). 슬관절에 굴곡 구축이 있는 경우, 과도한 배굴은 신체의 자세("패신저"의 자세)를 바르게 하기 위한 단순한 대상운동이다(그림 5.13).

주목: 가자미근의 근력이 부족한 경우, 말기 입각기에서 발꿈치의 들기가 일어나지 않는다(no heel-off). 중간 입각기에서 정상적인 배굴이 관찰되어도 역시, 말기 입각기에서 발꿈치의 들기가 일어나지 않는 경우가 있다. 발꿈치의 들기에서의 가자미근의 근력은 족관절 흔들지레기능에서 필요한 근력의 2배가 소요된다. 말기 입각기에서는 유지된 채로 슬관절 굴곡이 관찰되고, 슬관절이 신전위치는 아니다(그림 5.12).

Patla(1995)는 인간은 50세부터의 10년간에 보통 25~30% 근력이 저하한다는 것을 기술하고 있다. 그리고 그는 건강한 고령자의 경우에서도 말기 입각기에서 족관절을 제어하는 하퇴삼두근의 에너지 소비가 적다는 것을 확인하고 있다. 즉 고령자의 보폭(STED)은 작아지고, 보행속도는

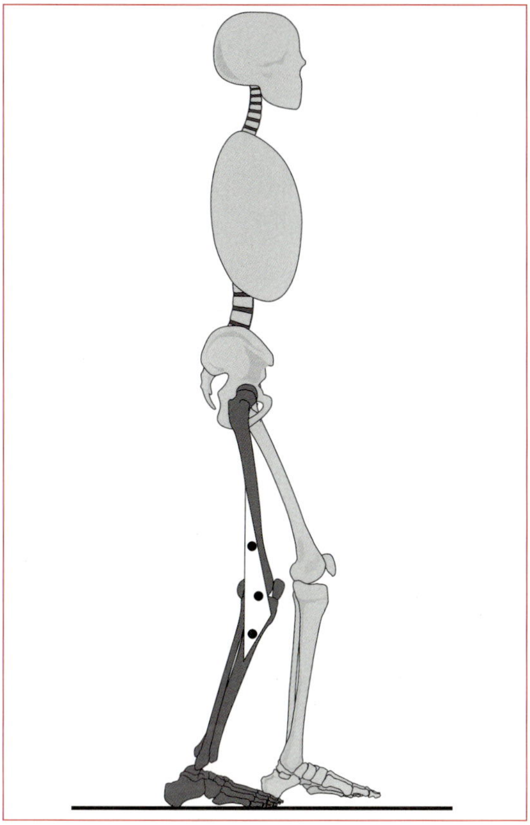

그림 5.13 대상운동으로서의 과도한 배굴이 슬관절의 굴곡 구축에도 불구하고, 직립자세를 가능케 한다.

저하하여간다(Patla 1995).

족관절의 중립위 고정

족관절이 중립위에 고정되어 있는 사례는 관절 고정술이나 딱딱한 AFO (shoe horn brace) 등이다. 부하 반응기에서 정상적인 저굴의 움직임이 저해되고, 과도한 발꿈치 흔들지레 기능이 일어난다(그림 5.9). 발이 발꿈치를 받침점으로 하여 바닥을 향해서 떨어져가는 것에 비례하여, 하퇴가 크게 전방으로 움직인다. 결과적으로 발의 낙하속도와 같은 속도로 슬관절이 굽고, 대퇴사두근에 대한 근력 요구가 이에 상응해서 높아진다(Perry 1992).

예: 스키를 타는 사람은 알 것으로 생각하는데, 휴게소에서 스키 부츠를 신고 있으면, 다소간 족관절은 배굴위치로 고정되어 있다. 스키 부츠로 보행하면, 이미 초기 닿기에서 슬관절을 과도하게 굴곡시켜 보행해야 한다는 것을 실감할 수 있다. 바로 이것이 과도한 발꿈치 흔들지레 기능의 느낌이다. ■

주목: 고정된 족관절을 허용하는 능력은 대퇴사두근의 원심성 근력에 의해서 결정된다. 이 근력이 너무 약하면 반장슬이 일어난다.

입각 단계에서의 슬관절의 굴곡 구축

중간 입각기에서 슬관절의 굴곡이 지속되면, 족관절의 과도한 배굴이 일어난다. 이것은 신체 중력중심을 지지면의 바로 위에 포지셔닝하기 위해서이고, 입각 단계에서 신체의 균형을 유지하고 있다. 배굴의 크기는 슬관절의 굴곡 구축의 크기에 비례한다(그림 5.13).

5.1.3 주된 문제로서의 과도한 회외(내반)

거골하의 회외에는 종골의 내반이 수반된다. 이것은 선 자세에서 종골이 내반하고 있다는 것을 의미하고, 거골의 아래에서 종골이 내측으로 향하고 있는 것을 후방으로부터 관찰할 수 있다.

제1중족골두가 바닥에서 떠 있음으로써, 선 자세에서의 전족부의 내반이 나타난다. 이 때, 발등은 들어 올려지는 경향에 있고, 전족부는 내전하고 있는 일이 있다[그림 2.55b (69쪽) 참조].

과도한 회외의 원인

과도한 회외의 하나의 원인은 과도한 근육활동

이다. 아래의 5개의 근육이 거골하관절의 내측에서 교차하여 있고, 거골하에서 발의 회외를 제어한다: 후경골근, 가자미근, 장지굴근, 장무지굴근 그리고 전경골근. 이들은 전경골근을 제외하고 모두 족관절 저굴근이다. 이들이 과도하게 활동하면, 저굴위치와 내반위치의 조합 즉, 내반첨족위치가 일어나고, 이것은 경축이 심한 편마비 환자에게 흔히 관찰된다.

보행주기의 다양한 단계에서 나타나는 관찰 가능한 과도한 회외의 기타의 원인은,

- 전경골근, 후경골근, 가자미근의 과긴장
- 내반 구축
- 한쪽 다리 지지기에서의 저굴 구축
- 장비골근과 단비골근의 근력부족
- 하퇴의 회전
- 궁(arch)의 증대를 초래하고 있는 골격의 변화
- 배굴근군의 선택적 운동제어의 결여

임상 힌트: 종골의 내반을 관찰하는 가장 좋은 방법은 후방으로부터의 관찰이다. 전족부의 비정상 운동은 중족골두의 지면 닿기 패턴으로 확인할 수 있다. 발의 윤곽을 대표하고 있는 제1중족골과 제5중족골의 자세는 임상에서 관찰해야 할 요점이다.

과도한 회외가 보행의 기전에 미치는 영향

- 체중부하가 옮겨질 때의 불편한 위치
- 거골하관절의 유연성이 손상됨으로써 충격흡수 능력의 저하
- 경우에 따라서는, 입각의 안정성의 저하 : 지지가 발바닥의 외측연(lateral margin)에 집중하고, 발목을 염좌할 위험성이 증대한다.
- 중간 유각기에서 발을 흔들 때의 클리어런스의 감소

5.1.4 주된 문제로서의 과도한 회내(외반)

거골하의 과도한 회내에는 종골의 외반이 수반되고 있는 것을 후방에서부터 잘 관찰할 수 있다. 부하 반응기에서 발꿈치의 외반이 강화되는 것을 확인할 수 있고, 동시에 내측궁(medial arch)은 저하한다. 이때 전족부의 내측 영역(제1중족골두)만이 체중을 지지한다.

하중 응답기에서 제5중족골보다 먼저 제1중족골에서부터 지면닿기를 하는 것도 외반자세를 의미한다. 골의 구성이 극단적으로 무너져 있는 경우는 횡궁(transverse arch)의 중앙이 지면에 닿는다(그림 2.55a).

과도한 회내의 원인

- 후경골근의 근력부족(부하 반응기와 중간 입각기)
- 가자미근의 근력부족(중간 입각기에서 나타난다)
- 외반변형
- 저굴 구축(중간 입각기에서 나타난다)
- 슬관절 또는 고관절의 비정상 운동
- 비골근군의 과긴장(유각기에서 나타난다)

과도한 회내가 보행의 기전에 미치는 영향

- 과도한 회내는 하퇴의 내회전을 발생시키고, 족근간관절과 슬관절을 이완시킨다. 이것에 의해서 이들 관절의 모든 구조(관절낭, 인대, 근육)에 부하가 걸린다.
- 안정된 전족부를 필요로 하는 전족부 흔들지레 기능이 저해된다. 거골하의 회내에 의해서 전족부는 이완하여 있다.

▶ 거퇴관절의 가동범위 제한이 있는 경우에는 제한된 배굴을 보상하기 위해 과도한 회내가 되는 일이 있다.

5.1.5 주된 문제로서의 발꿈치 들고 걷기, 너무 이른 발꿈치 들고 걷기

발꿈치 들고 걷기의 원인

▶ 과도한 저굴에 수반하는 이차적 현상(부하 반응기와 중간 입각기)
▶ 발꿈치의 통증〔예컨대, 종골극(calcaneus spine)〕
▶ 과도한 슬관절 굴곡에 수반하는 이차적 현상(부하 반응기와 중간 입각기)

발꿈치 들고 걷기가 보행의 기전에 미치는 영향

▶ 하중지지면의 축소
▶ 중족골두에 걸리는 하중압력의 증대

5.1.6 주된 문제로서의 발꿈치를 못드는 경우

발꿈치를 못드는 경우의 원인(중간 입각기)

▶ 하퇴삼두근의 근력부족
▶ 족관절 또는 중족골두의 통증
▶ 과도한 배굴에 수반하는 2차적 현상
▶ 발가락 관절의 부적절한 신전에 수반하는 이차적 현상

발꿈치를 못드는 경우가 보행의 기전에 미치는 영향

▶ 전족부 흔들지레 기능의 저해
▶ 반대측 보폭(STED)의 축소

5.1.7 주된 문제로서의 발가락 끌기(발끝이 바닥을 비비는 것)

발가락 끌기의 원인 (유각기)

▶ 고관절과 슬관절의 굴곡부족에 수반하는 이차적 현상
▶ 과도한 저굴에 수반하는 이차적 현상
▶ 고유수용기의 장애

발가락 끌기가 보행의 기전에 미치는 영향

▶ 유각지절의 전방 움직임의 저해
▶ 균형이 상실되는 일도 있으며, 넘어짐의 위험성이 발생
▶ 발가락을 다칠 위험성

5.1.8 주된 문제로서의 반대측의 발돋움

반대측의 발돋움은 유각기에 있는 관찰지절을 끝까지 흔드는 것이 저해되지 않도록, 반대측의 과도한 저굴에 의해서 신체를 들어 올리는 대상운동이다.

반대측의 발돋움의 원인

▶ 유각지절의 고관절과 슬관절의 굴곡제한에 대한 대상운동
▶ 유각지절의 유효길이의 연장(예컨대, 유각기에서의 과도한 저굴)에 대한 대상운동

반대측의 발돋움이 보행의 기전에 미치는 영향

입각기에서 하퇴삼두근에 대한 근력 요구가 높아진다.

- 발가락의 배측이 신발의 내부에서 문질러져, 피부의 염증이나 굳은 살이 생기는 일이 있다.
- 지지면의 축소가 균형에 대한 과도한 반응을 유도한다.

5.2 발가락의 3개의 비정상 운동

발가락에 관해서는 아래의 보행의 비정상 운동이 관찰되는 일이 있다.

업(up) (과신전)
발가락의 중립위를 넘어선 신전

부적절한 신전 부족 (inadequate extension)
- 정상과 비교해서 불충분한 MTP관절의 신전
- 이 비정상 운동은 말기 입각기와 전유각기에서 나타난다.

갈퀴발가락 / 망치발가락
- DIP관절의 굴곡과 PIP관절의 굴곡 또는 신전
- 말기 입각기와 전유각기에서 의미를 갖는다.

5.2.1 주된 문제로서의 발가락 들기

발가락 들고 걷기의 원인

- 전경골근의 근력부족 또는 불충분한 배굴에 대한 대상운동
- 심부감각장애(예컨대, 다발성경화증)
- 발가락 신근군의 과긴장

발가락 들고 걷기가 보행의 기전에 미치는 영향

- 경우에 따라서는 발의 들기에 도움이 된다.

5.2.2 주된 문제로서의 신전 부족

신전 부족의 원인

- 발가락 신전의 가동범위 제한, 예컨대, 외반무지 또는 강직무지(중간 입각기)
- 발가락 굴근군의 과긴장
- 전족부의 통증
- 발꿈치 들어 올림의 부족에 수반하는 이차적 현상(말기 입각기)

신전 부족이 보행의 기전에 미치는 영향

- 전족부 흔들지레 기능이 제한되고, 전방 움직임이 제한된다.
- 반대측의 보폭(STED)이 축소된다.

5.2.3 주된 문제로서의 갈퀴발가락 / 망치발가락

갈퀴발가락 / 망치발가락의 원인

- 발가락 굴근군 또는 신근군의 과긴장
- 외재근으로서의 신전근군과 내재근의 불균형
- 저굴근군의 근력부족에 대한 대상운동

갈퀴발가락 / 망치발가락이 보행의 기전에 미치는 영향

- 전족부 흔들지레 기능이 제한되고, 전방 움직임이 제한된다.

▶ 반대측의 보폭(STED)이 축소된다.

5.3 슬관절의 7가지 비정상 운동

슬관절에서는 아래의 비정상 운동이 관찰되는 일이 있다.

굴곡제한 (limited flexion) (슬관절의 굴곡 부족)
정상과 비교해서 너무 작은 굴곡

과도한 굴곡 (excessive flexion)
정상과 비교해서 너무 큰 굴곡

동요 (wobbles)
하나의 단계에서, 신속한 굴곡신전

과신전 (hyperextension)
중립위를 넘어선 슬관절의 신전

급격한 신전 (extension thrust)
슬관절이 격렬하게 완전신전을 하는 움직임

외반 / 내반 (valgus/varus)
대퇴골에 대한 경골의 내측 또는 외측의 각도 감소

반대측의 과도한 굴곡
(excessive contralateral flexion)

▶ 부하 반응기와 말기 입각기에서의 반대측 슬관절의 정상보다 큰 굴곡
▶ 이 때, 관찰지절(관찰하는 다리)은 유각기

5.3.1 주된 문제로서의 굴곡제한

부하 반응기에서의 굴곡 제한

부하 반응기에서, 5~10° 밖에 슬관절 굴곡이 없는 것이라면, 비교적 가동성이 부족한 다리를 나타내고, 병리적인 의미를 갖는다. 굴곡이 완전히 소실하여 있는 경우는, 보통은 대상운동이라 할 수 있다. 이때, 완전신전은 환자에게는 안전하고 안심할 수 있는 하중자세라 할 수 있다(그림 5.14).

부하 반응기에서의 슬관절의 굴곡제한의 원인

▶ 대퇴사두근의 근력부족
▶ 하퇴삼두근의 과긴장에 의한 전족부의 초기 닿기(forefoot contact) 또는 발바닥 전체에 의한 초기 닿기(foot-flat contact)에 수반하는 이차적 현상

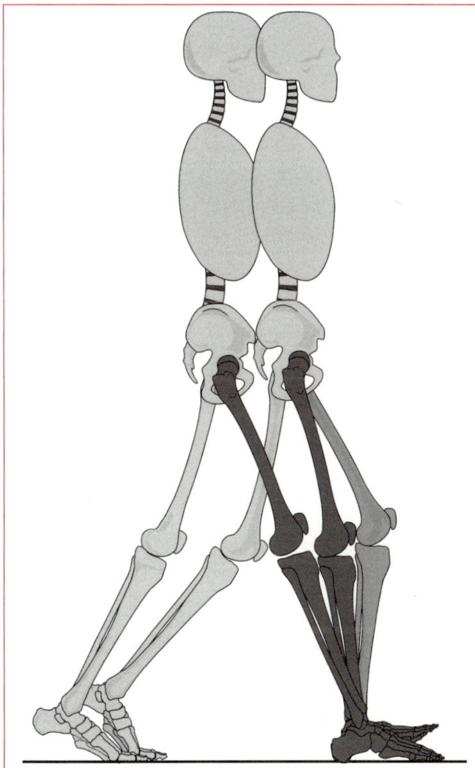

그림 5.14 부하 반응기
굴곡제한(슬관절의 굴곡 부족)은 충격흡수기능을 손상시킨다.

- 슬관절의 통증
- 대퇴사두근의 과긴장
- 고유수용기의 장애

주목: 대퇴사두근의 근력부족이 있는 경우, 높은 원심성 근력 요구에 대응할 수 없다. 부하 반응기에서 체중을 지지하는 안정성을 유지하기 위해서는 슬관절을 굴곡시키지 않도록 하여 대퇴사두근에의 원심성 근력 요구를 감소시킬 필요가 있다. 이 슬관절 신전위치는 한편으로는 가자미근, 다른 한편으로는 대둔근과 대내전근에 의한 고관절의 신전에 의해서 달성된다(그림 5.15).

이 단계에서의 신전의 목적은 슬관절을 지면 반응력 벡터의 후방에 위치시켜, 대퇴사두근을 활동시키지 않고, 수동적인 슬관절 신전과 다리의 안정성을 얻는 것이다.

임상 힌트: 슬관절에 통증이 있는 환자는 근력이 잔존하여 있음에도 불구하고, 대퇴사두근의 활동을 스스로 제한해버린다. 왜냐하면 대퇴사두근의 활동은 슬관절의 내부 압력을 올리기 때문이다. 장애의 정도(예컨대, 슬관절염에 의해서 손상된 관절면, 중증의 불안정성, 복수의 인대 손상 후의 반흔)에 따라서 관절 사이의 힘은 통증을 일으키고, 거기서부터 발생하는 대상운동(슬관절 신전)은 대퇴사두근의 근력부족의 경우와 완전히 같다. 훈련을 시작하기 전에, 슬관절의 상태를 체크하고, 결과를 생체역학적인 지식에 기초하여 종합적으로 판단해야 한다(105쪽의 "임상을 위한 힌트"를 참조). ■

부하 반응기에서 슬관절의 굴곡제한이 보행의 기전에 미치는 영향

- 충격흡수의 감소

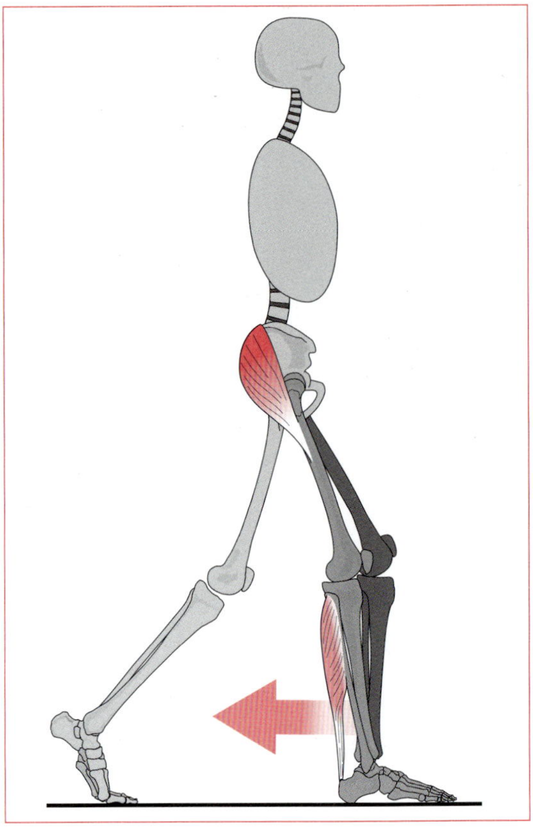

그림 5.15 부하 반응기
대퇴사두근의 근력이 부족하여 있는 경우, 슬관절 굴곡을 회피한다. 대둔근에 의한 고관절의 신전 및 가자미근에 의한 족관절의 저굴.

- 하퇴의 전방 움직임의 축소(발꿈치 흔들지레 기능 부족)
- 슬관절의 관절낭 후방을 손상하는 위험성
- 보행속도가 빠른 환자는 경우에 따라서 다른 관절의 미세한 손상

임상 힌트: 이 단계에서 충격흡수가 부족한 것은 근육에 의한 어떠한 종류의 완충장치도 존재하지 않는다는 것을 의미한다. 장기간에 걸쳐 발생하는 진동에 의해서 관절 내의 미세한 손상이 일어나기 때문에 경추의 통증 및 두통의 경우에도, 반드시 충격흡수의 관점에서 주의해야 한다. ■

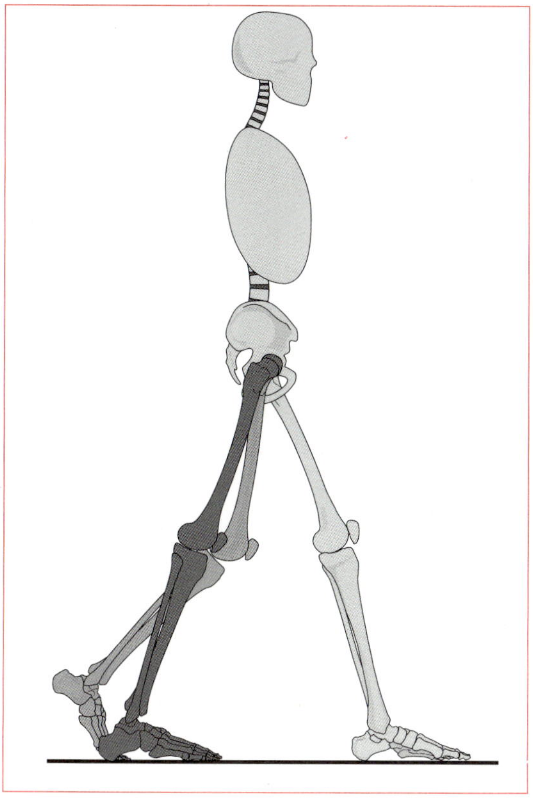

그림 5.16 전유각기
과도한 배굴을 수반하는 슬관절의 굴곡제한.

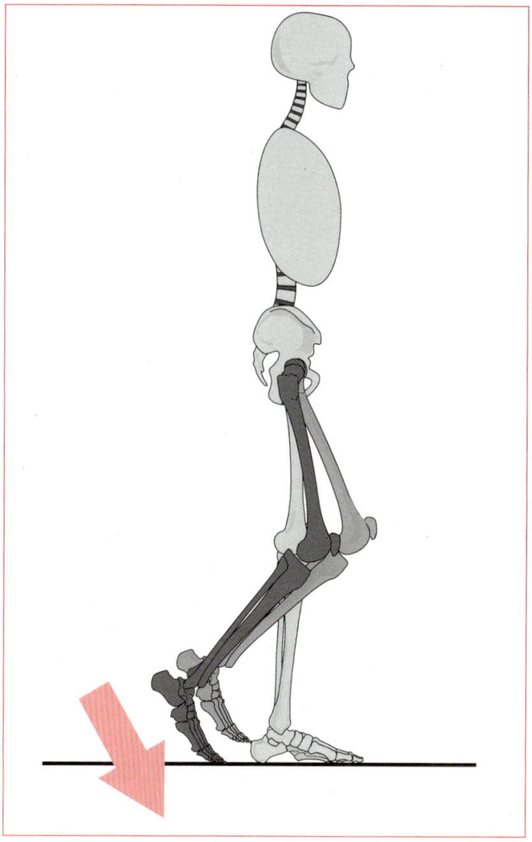

그림 5.17 초기 유각기
슬관절의 굴곡제한이 발가락 끌기(toe drag)를 초래한다.

전유각기와 초기 유각기에서의 슬관절의 굴곡제한

슬관절의 굴곡제한은 이 양쪽의 단계에서 유각지절의 전방 움직임이라는 기능적인 과제에 영향을 미친다. 슬관절의 굴곡이 부족하면 족관절은 과도하게 배굴하고, 발꿈치의 닿는 시간이 연장된다. 슬관절의 굴곡에 의해서 유각기의 준비를 한다는, 전유각기의 기능적 과제가 충분히 충족되지 않는다. 이것은 발들기를 위한 고관절과 슬관절의 굴근군에 대한 높은 근력의 요구로 연결된다(그림 5.16).

초기유각기에서의 슬관절의 굴곡제한은 발이 적절하게 들어 올려지지 않고, 발끝이 바닥을 비벼대는 것(toe drag)으로 연결된다(그림 5.17).

전유각기와 초기 유각기에서의 슬관절의 굴곡제한의 원인

- 저굴근군 또는 슬관절 신근군의 과긴장
- 운동제어의 부족
- 슬관절의 통증
- 슬관절의 신전 구축
- 슬괵근(hamstrings)의 과긴장에 의한 대퇴의 전방 움직임의 감소
- 고관절 굴근군의 근력부족에 의한 대퇴의 전방 움직임의 감소
- 과도한 고관절 굴곡 또는 말기 입각기에서 발꿈치의 들어 올림 부족에 수반하는 이차적 현상

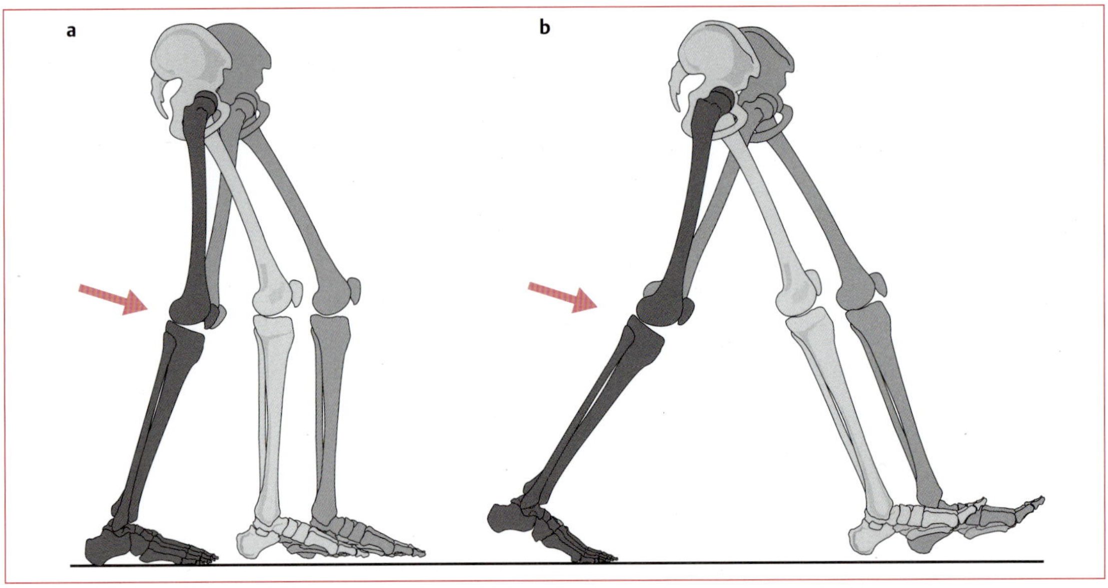

그림 5.18a와 b 중간 입각기와 말기 입각기
과도한 슬관절의 굴곡은 과도한 배굴을 수반하여 보폭(STED)을 감소시킨다(비교를 위해 배경에 정상적인 보폭(STED) 을 그렸다).

전유각기와 초기 유각기에서의 슬관절의 굴곡제한의 영향

- 초기유각기에서 발끝의 들기가 저해된다(그림 5.17).
- 전유각기에서 슬관절의 굴곡제한은 일반적으로 초기 유각기에서 슬관절의 굴곡제한을 초래한다.
- 대상운동이 에너지 소비의 증대를 초래한다.

5.3.2 주된 문제로서의 슬관절의 과도한 굴곡 (그림 5.18a와 b)

부하 반응기와 중간 입각기에서의 슬관절의 과도한 굴곡의 원인

- 슬관절의 굴곡 구축
- 슬관절 굴근군의 과긴장
- 슬관절의 통증
- 고관절의 과도한 굴곡에 수반하는 이차적 현상 (중간 입각기와 말기 입각기)
- 반대측 유각지절(말기 유각기)의 유효길이가 짧은 경우, 유각지절의 발꿈치를 지면에 접근시키기 위해, 관찰지절의 말기 입각기에서 의도적으로 슬관절을 과도하게 굴곡
- 고관절의 굴곡구축과 골반의 뒤로 기울어짐에 수반하는 이차적 현상
- 과도한 배굴에 수반하는 이차적 현상(그림 5.12)
- 대둔근과 대내전근의 근력 부족에 수반하는 이차적 현상

주목: 중간 입각기의 슬관절 굴곡은 원시적인 신전 패턴에 의한 슬괵근의 활동의 지속 즉, 과긴장을 나타내는 일이 있다. 이것은 편마비 환자에게 흔히 관찰된다.

경우에 따라서 환자는 체간을 전방으로 굽히고, 불충분한 족관절 배굴에 순응하는 일이 있다(그림

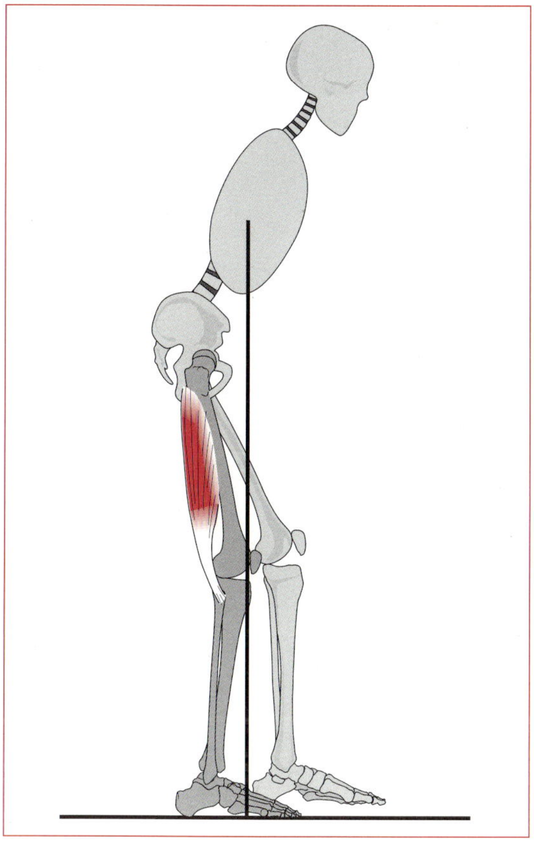

그림 5.19 슬괵근이 시간을 연장하여 활동하고, 근력이 부족한 대둔근에 대신해서 고관절을 신전하며, 이것에 의해서 슬관절은 굴곡한다. 환자는 신체 중력중심을 지지면의 바로 위에 유지하기 위해 몸을 구부린다.

5.19). 이 자세는 고관절 신근군의 활동을 높이고, 따라서 슬괵근이 긴장한다. 이들의 근육은 정상적인 타이밍에서 벗어나서 작용하지만, 균형 유지에 도움이 된다.

대둔근과 대내전근의 근력이 부족하여 있는 경우, 그 대신에 슬괵근이 고관절을 신전시킨다. 이때 이들의 근육이 하퇴에 정지하여 있기 때문에, 입각기에서 약 15°의 슬관절의 경미한 굴곡이 일어난다.

부하 반응기와 중간 입각기에서 슬관절의 과도한 굴곡이 보행의 기전에 미치는 영향

- 하퇴삼두근과 대퇴사두근과 고관절 신근군에 대한 근력 요구의 증대
- 다리의 안정성의 감소

말기 유각기에서의 과도한 슬관절 굴곡의 원인

- 슬관절의 굴곡구축
- 고관절 굴곡을 유지하면서, 동시에 슬관절을 신전하는 능력 부족
- 대퇴사두근의 근력 부족
- 슬괵근의 과긴장
- 전족부의 초기닿기 또는 발바닥 전체에 의한 초기 닿기를 가능케 하기 위한 의도적 운동
- 고관절 신근군의 근력부족 때의 의도적 운동. 불충분한 슬관절 굴곡은 말기 유각기에서 보폭(STED)을 감소시키고, 아울러서 고관절 굴곡도 감소한다. 고관절에 작용하는 굴곡방향의 모멘트는 작아지고, 고관절 신근군에 대한 근력 요구는 감소한다.

기타의 유각 단계에서의 과도한 슬관절 굴곡은 말기 유각기에서의 같은 원인에 기초하여 있으나, 비정상 운동이 보행의 기전에 미치는 영향은 말기 유각기에서 특히 중대해진다. 왜냐하면 이 단계의 슬관절 신전에 의해서 보폭(STED)이 달성되기 때문이다(그림 5.20).

말기 유각기에서 슬관절의 과도한 굴곡이 보행의 기전에 미치는 영향

- 관찰지절의 보폭(STED)의 감소(그림 5.20)
- 입각기를 위한 다리의 불충분한 준비

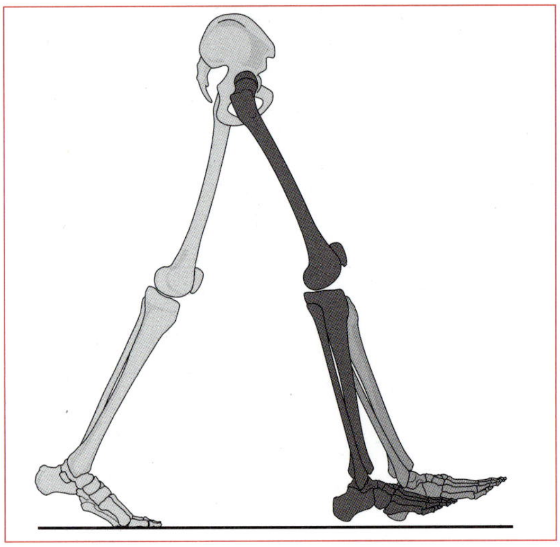

그림 5.20 말기 유각기
과도한 굴곡은 보폭(STED)을 감소시킨다(비교를 위해 배경에 정상적인 보폭(STED)을 그렸다).

- 다음에 대기상태의 초기 닿기에서 불편한 발의 포지셔닝

5.3.3 주된 문제로서의 동요

동요(wobbles)의 개념은 입각기에 번갈아 일어나는 슬관절의 작은 굴곡과 신전이다. 이 비정상 운동은 작은 움직임이기 때문에, 훈련된 눈으로밖에 확인할 수 없다. 동요는 부하 반응기나 중간 입각기, 말기 입각기에서 일어난다.

부하 반응기와 중간 입각기에서의 동요의 원인

- 고유수용기의 장애
- 대퇴사두근의 과긴장
- 저굴근군의 과긴장

부하 반응기와 중간 입각기에서 동요가 보행의 기전에 미치는 영향

- 전방으로의 내닫는 힘의 감소
- 입각지절의 안정성의 저하와 균형 장애

5.3.4 주된 문제로서의 슬관절의 과신전과 급격한 신전 (그림 5.21, 5.22)

슬관절이 중립위를 넘어서 신전하면, 그것이 과신전(hyperextension)이다. 이 움직임은 수동적으로 천천히 일어나는 일도 있는가 하면, 빨리 능동적으로 일어나는 일도 있다. 과신전은 하중을 지지하는 모든 단계에서 일어날 수 있으나, 대부

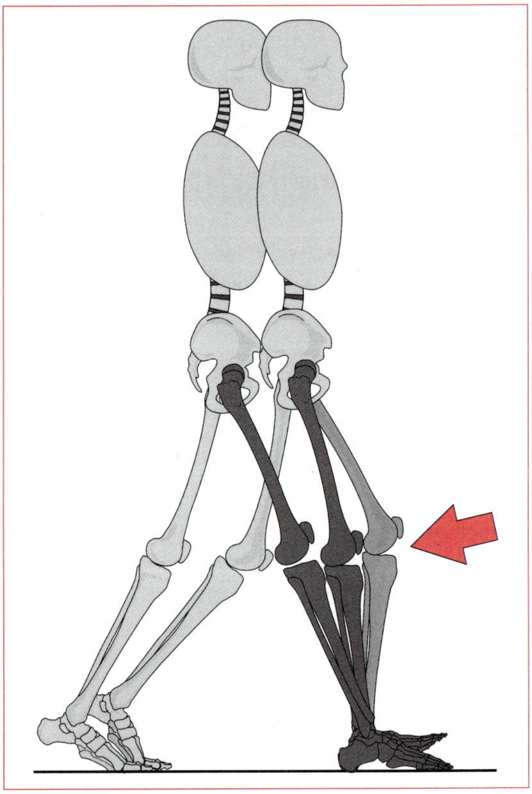

그림 5.21 부하 반응기
급격한 신전은 초기의 저굴 및 고관절의 굴곡 부족을 수반하고, 슬관절의 굴곡을 방해한다.

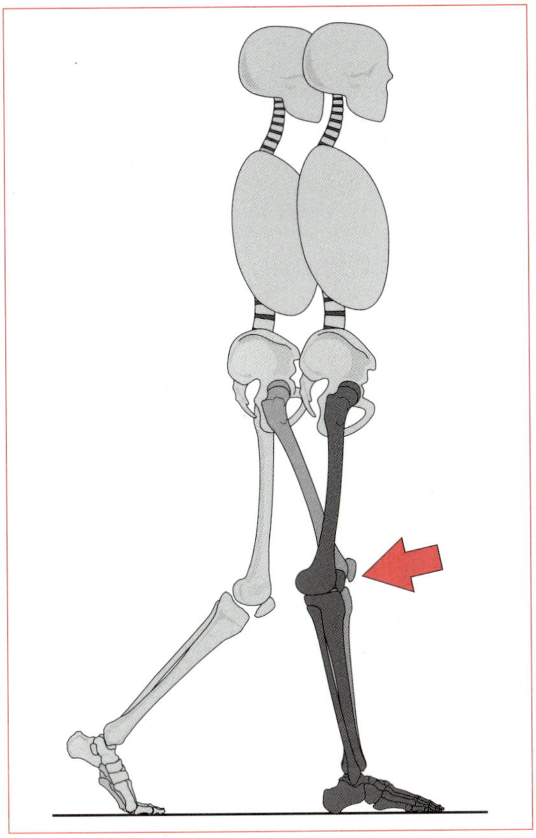

그림 5.22 부하 반응기
슬관절이 과신전의 가동범위를 갖고 있는 경우, 대퇴와 하퇴의 후퇴가 슬관절의 과신전을 일으킨다.

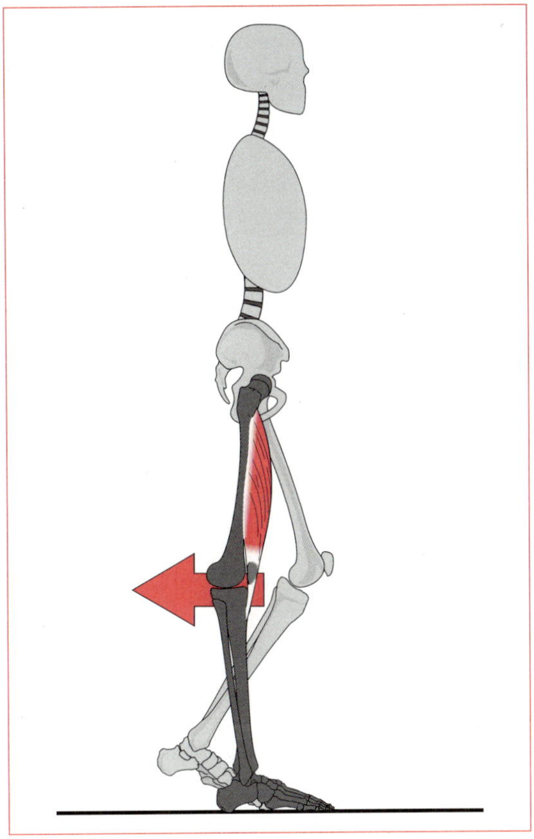

그림 5.23 중간 입각기
족관절의 과도한 저굴이 이차적으로 슬관절의 과신전을 일으킨다.

분은 중간 입각기나 말기 입각기에서 일어나고, 증상의 정도에 따라서는 전유각기까지 계속된다.

갑작스런 신전(extension thrust)은 신속하고 급격하게 슬관절이 후방으로 향하는 신전의 움직임이고, 신전의 크기는 중립위를 넘어가지 않는다. 급격한 신전은 자주 부하 반응기에서, 다리에 하중이 옮겨진 직후의 반사로 나타난다.

부하 반응기에서의 과신전과 급격한 신전의 원인

- 대퇴사두근의 근력 부족
- 고유수용기의 장애
- 대퇴사두근의 과긴장(그림 5.23)
- 다리의 안정성을 높이기 위한 의도적 운동
- 저굴 구축이나 가자미근의 경축 또는 저굴근군의 과긴장에 의해서 야기되는 전족부의 초기 닿기에 수반하는 이차적 현상(그림 5.24).

부하 반응기에서 과신전과 급격한 신전이 보행의 기전에 미치는 영향

- 슬관절의 후면에 있는 모든 조직을 손상시키는 위험성
- 충격흡수의 감소
- 하퇴의 전방 움직임의 감소

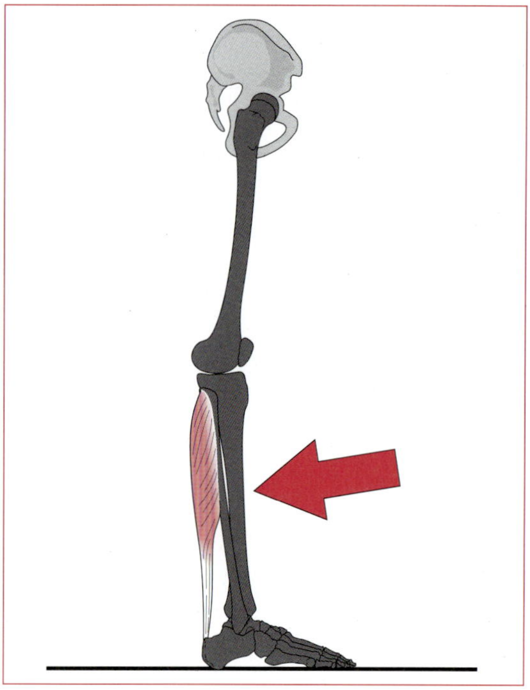

그림 5.24 부하 반응기
대퇴사두근의 과긴장이 슬관절 굴곡을 방해하고, 과신전을 일으킨다.

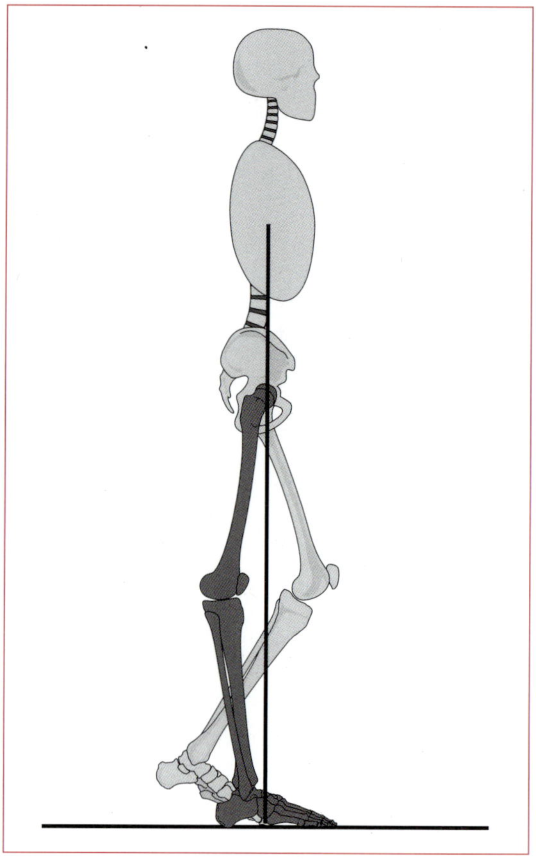

그림 5.25 중간 입각기
슬관절의 과신전이 대퇴사두근의 근력 부족을 보상한다. 지면 반응력 벡터가 신전방향의 모멘트를 발생시킨다.

중간 입각기와 말기 입각기에서의 과신전과 갑작스런 신전의 원인

- 고유수용기의 장애
- 다리의 안정성을 높이기 위한 의도적 운동 : 슬관절의 전방을 통과하는 지면 반응력 벡터에 의해서 슬관절에 신전방향의 모멘트가 발생한다(그림 5.25).
- 저굴 구축에 수반하는 이차적 현상(그림 5.26).

중간 입각기와 말기 입각기에서 과신전과 갑작스런 신전이 보행의 기전에 미치는 영향

- 하퇴의 전방 움직임의 감소
- 슬관절의 후면에 있는 모든 조직을 손상시키는 위험성

유각기에서의 과신전과 갑작스런 신전의 원인

- 고유수용기의 장애
- 말기 유각기에서 슬관절을 신전하기 위한 의도적 운동

유각기에서 과신전과 갑작스런 신전이 보행의 기전에 미치는 영향

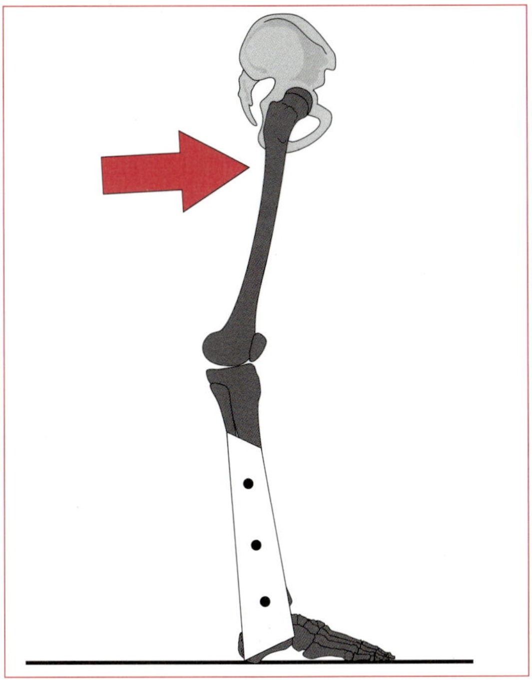

그림 5.26 중간 입각기와 말기 입각기
과도한 저굴에 수반하는 이차적 현상으로서의 슬관절의 과신전.

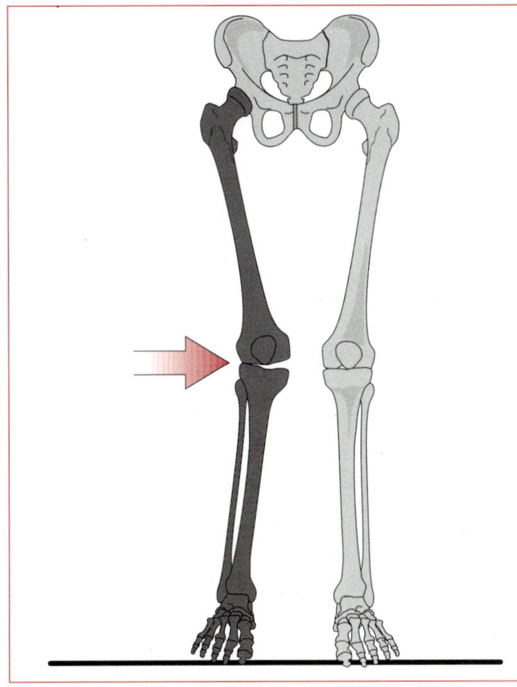

그림 5.27 슬관절의 외반자세.

양쪽 모두 슬관절을 완전 신전시키는 것에 기여한다.

5.3.5 주된 문제로서의 슬관절 외반 · 내반

전두면에서의 정상적인 경골의 자세는 연직(수직)이고, 대퇴골에 대해서는 약 10° 외전하여 있다. 외반 또는 X형 다리 자세에서는 경골의 원위 끝이 슬관절에 대해서 과도하게 외측방향으로 외전하여 있다(그림 5.27). 따라서, 발은 외측으로 벗어나서 위치한다. 그러므로 정지선 자세 때에 양 발의 간격은 양 무릎의 간격보다 크게 벌어져 있다. 슬관절의 외측에 과도한 부하가 가해지기 때문에, 슬관절 외측의 구조는 보다 빨리 마모한다.

과도한 내반(O형 다리)에서는 경골의 원위 끝이 슬관절에 대해서 내측으로 벗어나 있다(그림 5.28). 정지선 자세 때에 양측의 슬관절은 양 발에 비해서 크게 벌어져 있다. 내측 반월판 등, 슬관절의 내측 구조는 강한 하중에 노출되어 보다 빨리 마모한다.

주목: 보행 때에 고관절이 내회전하고 슬관절이 굴곡하면, 마치 외반변형이 존재하는 것처럼 헷갈리게 한다. 또한 고관절 외회전과 슬관절 굴곡의 조합은 내반변형으로 오인하기 쉽다. 유각기에서는 고관절 회전도 슬관절 굴곡도 일어나므로, 외반이나 내반이라는 비정상 운동은 입각기에서 관찰해야 한다.

외반 · 내반의 원인

- 관절 또는 인대의 불안정성
- 골성의 변형(선천성 또는 성장단계의 원인, 외

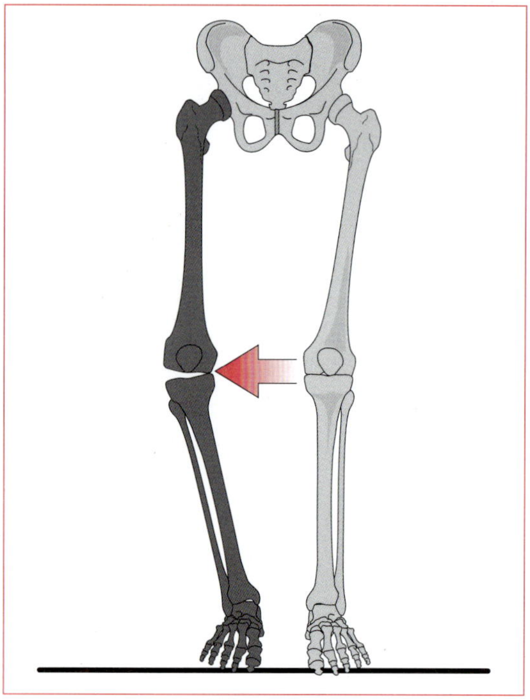

그림 5.28 슬관절의 내반자세.

상에 기인)

- 거골하관절의 기능장애(예컨대, 슬관절 외반에서의 과도한 족관절의 회내)
- 고관절 외전근군의 근력 부족에 대한 대상운동으로서의 체간 측굴에 수반하는 이차적 현상(슬관절 외반)

임상 힌트: 골성의 변형이 항상 반드시 외반의 원인이라고는 할 수 없다. 근육의 불균형이나 거골하관절의 기능장애도 외반의 원인 또는 증대의 원인이 될 수 있다. 예컨대, 중둔근이나 소둔근 등, 고관절의 외전근이 약한 경우, 과도한 거골하의 회내가 존재하면 한쪽 다리 지지가 불안정해져 무릎 외반이 발생한다. 이것은 골성에 의한 것은 아니고, 근육 활동의 협동성의 결여이다.

Bizzini(1998)는 내측붕괴〔그림 3.4(116쪽)〕의 상황을 기술하였다. 여기서는 거골하관절의 과도한 회내에 의해서, 하퇴의 근위 끝의 내회전과 내측 넘어짐이 발생한다고 언급하였다. 결과적으로 대퇴과(femoral condyle)는 내회전하고, 골반은 반대측이 아래로 처지고, 요추가 입각지절측으로 약간 측만한다. 이것은 자주 슬관절과 요추의 통증의 원인이 된다. 골절단술은 여기서는 보여주지 않지만, 한쪽 다리 지지의 안정화를 위한 고관절 외전근군의 집중적인 훈련과 거골하관절의 자세 교정(족부 내재근의 훈련 또는 보장구)이 필요하다고 언급하였다.

슬관절의 분명한 외반의 비정상 운동은 내측붕괴와의 관계에서의 수반현상으로서 발생하고, 골성의 변형은 최소한인 경우가 흔히 있다. 이러한 경우, 골절단술이 아니라, 근육의 상황을 교정하는 훈련을 대체안으로서 환자에게 제안할 수 있지만, 이들의 성과는 결정적으로 환자가 하려고 하는 마음에 달렸다. ■

중간 입각기와 말기 입각기에서 외반 · 내반이 보행의 기전에 미치는 영향

- 다리의 안정성의 저하
- 슬관절의 통증
- 대상운동의 기전의 발생

아래의 질병에서, 보행의 반복운동은 외반 또는 내반을 강화시키는 일이 있다.

- *류마티스성관절염* : 어느 쪽인가 하면, 외반자세가 많고, 통증이 있는 고관절이나 경우에 따라서는 통증을 수반하는 발의 외반변형을 방지하기 위한 대상운동인 체간의 측굴이 원인이다. 이 대상운동은 외측의 관절 열극에 과도하게 부하를 걸어, 외반의 원인이 된다.
- *마비성의 보행* : 내반보다도 외반을 보다 빈번

하게 발생시킨다. 원인이 되는 기전은 고관절 외전근군의 근력 부족을 보충하기 위한 체간의 측굴이다. Perry(1992)에 따르면, 항상 반복되는 이 움직임에 의해서, 충분히 슬관절의 변형을 발생시킨다. 골반 반대측의 과도한 아래로의 처짐이 수반되는 환자에서는 드물게 슬관절 내반이 발생하는 일이 있다.

- *변형성 슬관절증* : 슬관절의 내측을 지나는 지면 반응력 벡터에 의해서, 내측의 관절 열극에 치우친 하중이 부하된다. 변형성 관절증의 슬관절은 이 힘에 반응하여 진행성 내반변형에 도달한다. 환자는 슬관절의 내측 부하를 제거하기 위해, 체간을 입각지절측으로 보상적으로 측굴한다(Prodromos 등 1985).

5.3.6 주된 문제로서의 반대측의 슬관절 굴곡

관찰지절이 유각기에 있는 동안, 반대측의 슬관절이 부하 반응기, 중간 입각기, 말기 입각기에서 과도한 굴곡을 나타낸다.

관찰지절(관찰하는 다리)의 유각기에서 반대측의 슬관절이 과도하게 굴곡하는 원인

- 유각지절(관찰지절)을 지면에 접근시키기 위한 의도적 운동
- 반대측 슬관절의 과도한 굴곡

관찰지절의 유각기에서 반대측 슬관절의 과도한 굴곡이 보행의 기전에 미치는 영향

- 반대측의 다리가 짧아지고, 관찰지절의 유효길이가 간접적으로 연장
- 관찰지절의 들기의 저해
- 관찰지절의 전방 움직임의 저해
- 반대측 입각지절의 에너지 소비의 증대

5.4 고관절의 7가지 비정상 운동

고관절의 비정상 운동은 이 관절이 가지는 가동성에 기초하여 3개의 모든 관찰면에서 일어날 수 있다. 고관절은 하지와 체간을 연결하고 있으므로, 비정상 운동의 관찰은 골반과 체간의 운동에 대해서 각각 주의할 필요가 있다. 정상적인 고관절의 기능으로부터의 일탈은 대퇴골과 골반, 그리고 간접적으로 체간의 비정상 자세에 의해서 관찰할 수 있다. 보행 중에서 골반은 움직임이 작거나, 또한 대퇴골의 일어날 수 있는 비정상 운동에 수반하여 반대로 움직이는 일이 있다. 이것은 체간과 관절연결의 가동성에 의존해서 일어난다. 따라서 보행 중의 비정상 운동을 판단할 때에는 대퇴의 움직임과 골반의 움직임을 명확히 한정해야 한다.

고관절에서는 아래의 비정상 운동을 관찰할 수 있다. 골반이 아니라 연직선(수직선)에 대한 대퇴골의 자세를 기준으로 정의하고 있다.

굴곡제한 (limited flexion)
(불충분한 고관절 굴곡)
정상에 비하여 작은 굴곡

과도한 굴곡 (excess flexion) (과도한 고관절 굴곡)
정상에 비하여 큰 굴곡

끌어당겨 원래의 자리로 되돌림 (되돌림 움직임)
말기 유각기에서 관찰되는 대퇴의 전방 움직임

의 직후에 일어나는 후퇴하는 움직임

내회전 (internal rotation)

슬개골이 내측으로 향하는 방향으로의 비정상 운동

외회전 (external rotation)

슬개골이 외측으로 향하는 방향으로의 비정상 운동

내전 (adduction)

전두면에서 중립위로부터 내전하고 있을 때의 비정상 운동

외전 (abduction)

전두면에서 중립위로부터 외전하고 있을 때의 비정상 운동

빈번하게 사용되는 개념으로서의 회선(circumduction)은 외전과 외회전이 함께 일어난 후에, 내전과 내회전이 함께 일어나는 운동이다. 그러나 병리의 종류에 따라서는 비정상 운동의 조합이 변화한다. 이 때문에 이 용어는 대상운동으로써 흔히 사용되지만, 이 용어에서는 개개의 비정상 운동의 특유한 관련성도, 개별적인 움직임의 범위도 기술할 수 없다. 이러한 이유로, 여기서는 회선이라는 용어는 이후에는 사용하지 않는다.

5.4.1 주된 문제로서의 굴곡제한

부하 반응기의 불충분한 고관절 굴곡의 원인

- 고관절 신전근군에 대한 근력 요구를 경감하기 위한 의도적 운동. 고관절 굴곡이 약간이라면 굴곡방향의 외부 모멘트는 감소한다. 이 모멘트에 대항하여 작용하는 신전근군의 근력은 적어도 된다.
- 말기 유각기에서 후퇴운동에 의한 불충분한 고관절 굴곡

불충분한 고관절 굴곡이 부하 반응기에 미치는 영향

- 불충분한 슬관절 굴곡
- 불충분한 족관절 저굴

양방의 영향이 충격 흡수를 저해하는 일이 있다.

유각기에서의 고관절 굴곡 제한의 원인

- 고관절 굴근군의 근력 부족
- 고관절을 신속하게 굴곡할 수 없는 운동제어의 장애
- 배와위에서 뻗힌 발을 들어 올릴 때, 고관절의 굴곡이 40°에 충족되지 않는다.
- 고관절 신근군의 과긴장
- 고관절의 통증
- 고관절 굴곡의 가동범위 제한
- 부하 반응기에서 고관절 신근군에 대한 근력 요구를 경감하기 위한 의도적인 제한
- 발 또는 발끝을 지면에 비벼대는 것(drag)에 의한 결과
- 말기 유각기에서의 후퇴운동의 이차적 현상

유각기에서 고관절의 굴곡 제한이 미치는 영향

- 발의 들기의 저해
- 양방으로의 내딛는 힘의 감소
- 다리의 전방 움직임의 저해
- 보폭(STED)의 축소

주목: 고관절의 충분한 굴곡은 발을 지면에서 떼게 하기 위한 중요한 전제조건이다. 환자가 초기 유각기에서 고관절을 적어도 15° 굴곡할 수 없으면, 다리의 전방 움직임은 저해된다. 또한, 대퇴의 내딛는 힘이 적으면, 슬관절의 굴곡도 이에 상응하여 감소한다(그림 5.17).

초기 유각기에서의 고관절의 굴곡제한은 그 후의 유각기에 및 초기 닿기로 이월되는데, 그 이유는 원래 고관절 굴근군은 중간 유각기에서 약간 활동하고, 말기 유각기에서는 전혀 활동하지 않기 때문이다. 고관절 굴곡제한이 있는 경우에는 결과적으로 보폭(STED)은 축소된다.

임상 힌트: 초기 유각기에서 발끝을 지면에 비벼대는 것, 그리고 기타의 단계에서의 슬관절과 족관절 기능의 일탈도 고관절의 굴곡제한의 원인이 될 수 있다. 이때, 그것이 1차적 또는 2차적인 원인인지를 판별하기 위해서는 문제로 되어있는 관절의 모든 단계에서의 기능을 체크해야 한다. ■

고관절의 굴곡제한에 대한 대상운동

고관절의 굴곡제한이 있는 경우, 유각지절의 전방 움직임이 제한되기 때문에 아래의 대상운동이 관찰된다.

- 골반의 후경 : 골반이 신속하게 뒤로 기울고, 치골결합이 위를 향한다. 대퇴를 당겨 올리기 위해 복근이 이용된다(그림 5.29). 이 대상운동은 전유각기와 초기 유각기의 이행기에 관찰된다.
- 골반의 들어 올림
- 과도한 골반의 전방회전
- 고관절의 외전
- 골반의 들어 올림에 잇달아서, 과도한 골반의 전방회전 및 고관절의 외전이 수반하는 대상운동. 체간의 전체 질량이 움직여지므로 에너지 소비는 높아진다.
- 과도한 슬관절 굴곡 : 적당하고 유효한 고관절의 수동적인 굴곡이 전유각기와 초기 유각기의 이행기에 급격한 슬관절 굴곡에 의해서 일어난

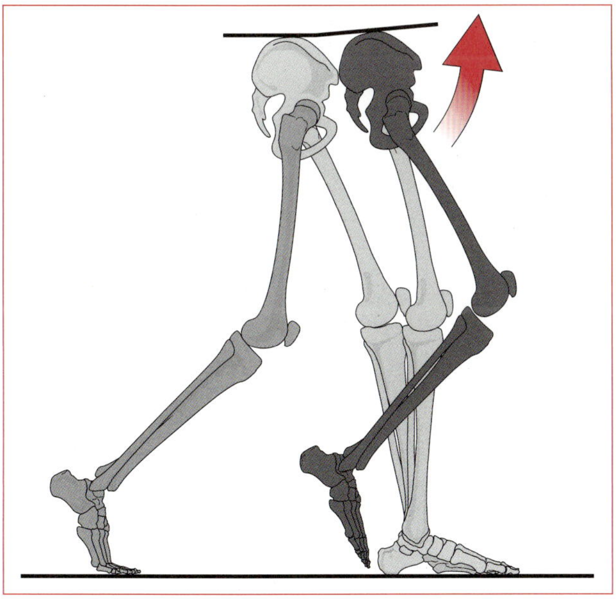

그림 5.29 전유각기와 초기 유각기 고관절의 굴곡제한에 대한 대상운동으로서의 골반의 뒤쪽으로 기울어짐.

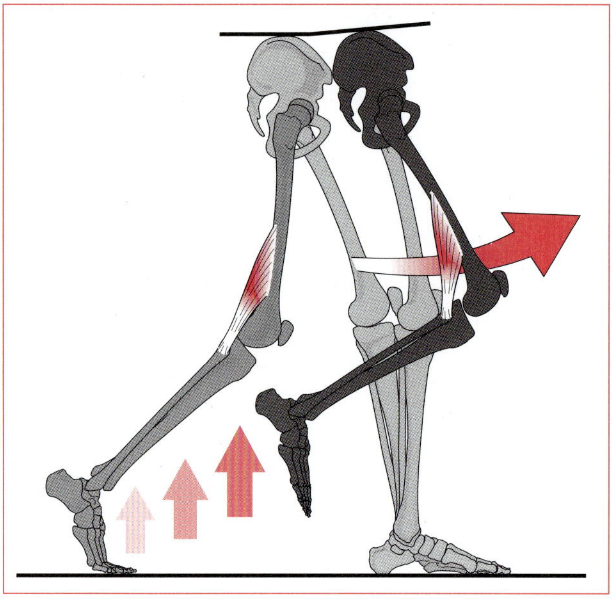

그림 5.30 대상운동으로서의 신속하고 과도한 슬관절 굴곡은 다리의 중력중심 위치를 바꿈으로써, 이완 마비된 고관절 굴곡을 일으킨다.

다. 그 이유는 발의 중량을 포함하는 하퇴가 후방으로 옴으로써, 다리의 전체 중량이 매달려 있는 점인 고관절의 바로 아래에 하지의 중력중심이 오기 때문에, 수동적으로 대퇴는 전방으로 움직이기 때문이다(그림 5.30).

- 반대측의 발돋움 : 고관절의 굴곡제한에 불구하고, 관찰지절을 끝까지 흔들기 위해, 반대측의 발꿈치를 조기에 과도하게 들어 올린다.
- 체간의 측굴 : 체간을 입각지절측으로 측굴한다.

5.4.2 주된 문제로서의 과도한 고관절 굴곡

부하 반응기에서의 과도한 고관절 굴곡의 원인

- 고관절의 굴곡 구축 (그림 5.31a와 b)
- 장경인대의 구축 (그림 5.32a와 b)
- 2차적인 현상 : 부하 반응기에서 족관절의 과도한 배굴이 1차적인 원인이고, 이 때 슬관절이 과도하게 굴곡하고 있을 때(과도한 발꿈치 흔들지레 기능 : 그림 5.9).

고관절 굴근군의 단축 또는 관절낭의 위축은 고관절의 굴곡 구축의 전형적인 원인이다. 또 하나의 빈번하게 관찰되는 원인인 장경인대의 구축은 자칫 간과하기 쉽다(그림 5.31b). 보행을 할 때, 체중부하 수용기에 상응해서 고관절의 내전이 일어나고, 장경인대는 이것에 의해서 부가적으로 긴장한다. 결과적으로 골반이 앞으로 기울어지고, 고관절은 과도하게 굴곡한다. 이것은 예컨대, 스포츠선수에서의 요통의 원인이 된다.

고관절 굴곡구축의 일반적인 확인방법인 토마스 기법은 고관절 굴곡근군 단축의 확인에 효과적이지만, 장경인대의 단축에 대해서는 확인할 수 없다. 토마스 기법에서 사용되는 외전과 신전에서는 장경인대는 긴장하지 않기 때문에, 단축이 있는 경우에도 가동범위 제한을 나타내지 않을지도 모른다. 고관절 신전위치와 함께 내전을 시켰을 때에, 장경인대에 단축이 있으면 고관절은 굴곡하므로 단축이 있다는 것을 판단할 수 있다.

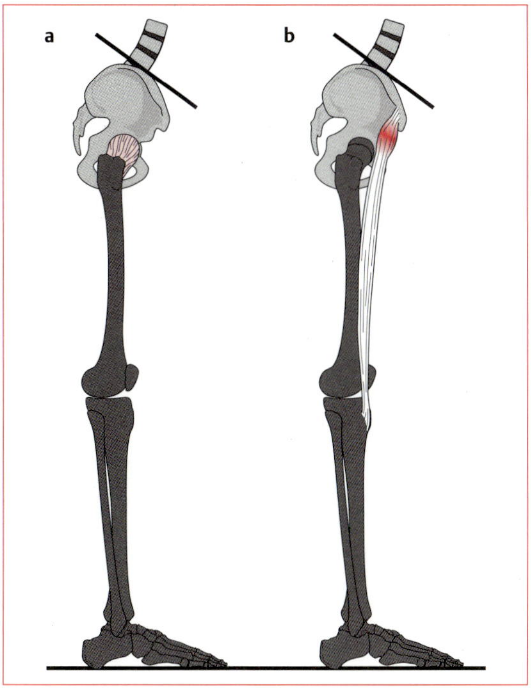

그림 5.31a와 b 장경인대가 구축하여 있는 경우에, 고관절의 가동성이 없는 굴곡구축으로 오인하는 일이 있다.
a : 관절낭의 위축, b : 장경인대의 구축

부하 반응기에서 고관절의 과도한 굴곡이 보행의 기전에 미치는 영향

- 대퇴사두근과 고관절 신근군에 대한 근력 요구의 증대
- 다리의 안정성의 감소
- 에너지 소비의 증대

중간 입각기에서의 고관절의 과도한 굴곡의 원인

- 고관절의 굴곡구축
- 고관절 굴근군의 경축
- 부하 반응기에서의 이차적 현상 : 1차적인 원인으로서 족관절의 과도한 배굴과 슬관절의 과도한 굴곡이 일어난 경우(과도한 발꿈치 흔들지레 기능)
- 고관절의 통증
- 말기 입각기에서의 발꿈치의 들어올림 부족(no heel-off)에 수반하는 이차적 현상

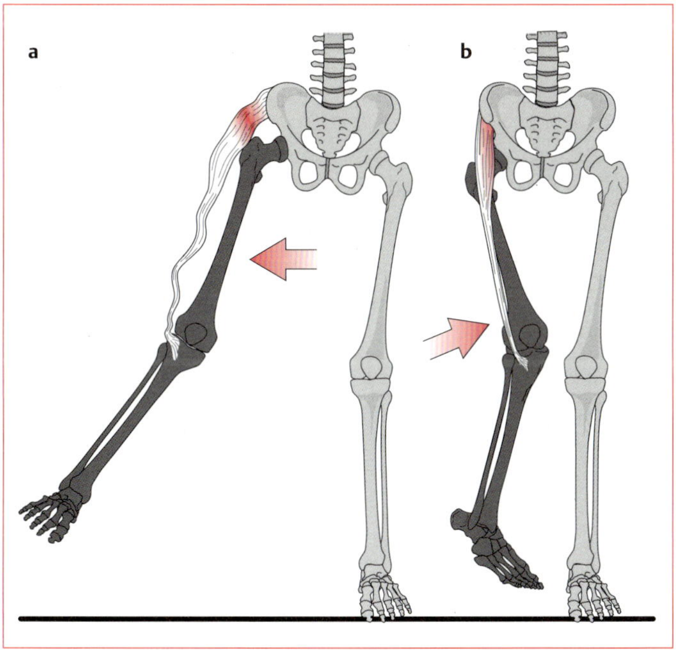

그림 5.32a와 b 장경인대의 구축
a : 장경인대의 구축은 고관절이 신전 · 외전하여 있으면 인식할 수 없다. 장경인대는 이 자세에서 이완하여, 고관절 신전을 허용한다.
b : 고관절이 내전하여 신전하면, 장경인대의 구축은 신전을 제한한다.

주목: 신장은 경축을 가진 근육을 자극하여 수축시킨다. 보행을 할 때, 경축을 가진 고관절 신근군은 자유로이 움직일 수 있는 가동범위를 넘어섰을 때에 반응한다. 이때, 고관절 전부를 뻗는 8개의 모든 근육이 반응하는 일도 있고, 가동범위의 차이에 따라서 몇개의 근육이 반응하는 일도 있다. 따라서 과도한 고관절 굴곡의 정도와 시간은 환자에 따라서 다르다.

또한, 내전근군, 외전근군 그리고 회전근군이 자극되어 관여하게 된다. 임상에서는 예컨대, 경축을 가진 편마비 환자에서, 개별적으로 다른 운동패턴이 관찰된다. 보행에서의 운동패턴을 신중하게 분석함으로써, 개별적으로 존재하는 경축을 가진 운동패턴에 관해서 적응하는 치료계획을 세우는 것이 바람직하다.

중간 입각기에서 고관절의 과도한 굴곡이 보행의 기전에 미치는 영향

- 대퇴사두근과 고관절 신근군에 대한 근력 요구의 증대
- 다리의 안정성의 감소
- 에너지 소비의 증대
- 반대측 보폭(STED)의 단축

유각기에서의 고관절의 과도한 굴곡의 원인

불충분한 슬관절의 굴곡이나 과도한 족관절 저굴에 의해서, 일어나기 쉬워지는 발가락 끌기(toe drag)에 대처하기 위한 의도적 동작(그림 5.33)

유각기에서 고관절의 과도한 굴곡이 보행의 기전에 미치는 영향

- 에너지 소비의 증대

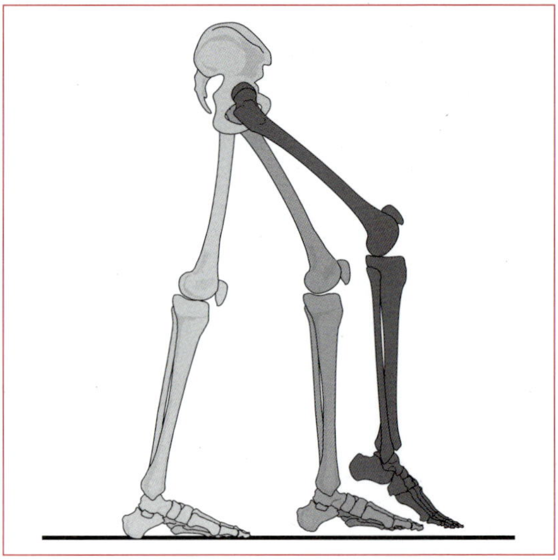

그림 5.33 중간 유각기
대상운동으로서의 과도한 고관절 굴곡. 이것에 의해서, 과도한 족관절 저굴에도 불구하고, 발을 바닥에서 뗄 수 있다.

- 토우 클리어런스의 개선(경우에 따라서)

과도한 고관절 굴곡은 초기 유각기, 중간 유각기 및 말기 유각기에서 일어날 수 있다. 이때, 기능적 과제인 유각지절의 전방 움직임은 저해되지 않는다.

5.4.3 주된 문제로서의 끌어당겨 원래의 자리로 되돌림(되돌림 움직임)

끌어당겨 원래의 자리로 되돌림(되돌림 움직임)이란 예컨대, 폴리오 후유증 등의 대퇴사두근 마비를 가진 환자가 말기 유각기에서 무릎을 뻗히고, 다음에 대기 중인 부하 반응기의 준비를 하기 위한 고관절의 대상운동이다(그림 5.34a와 b). 고관절을 신속하고 과도하게 굴곡하여 하퇴를 전방으로 가져가서, 말기 유각기에서 지체 없이 대퇴를 능동적으로 끌어당겨 제자리로 되돌린다.

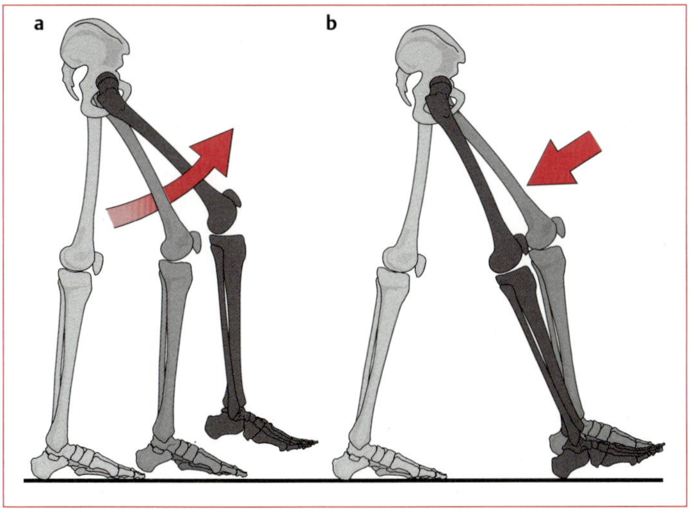

그림 5.34a와 b 말기 유각기
되돌림 움직임은 이완성 마비를 가진 슬관절을 신전시키는 대상운동이다.

이 방법은 하퇴의 관성력을 빌려서 슬관절을 신전시키는 것을 가능케 하고, 결과적으로 초기 닿기에서의 고관절의 굴곡각도와 고관절 신근군에 대한 근력 요구는 감소한다. 이 움직임의 범위는 체크 시트의 정상범위를 반드시 넘어서는 것은 아니다. 되돌림 움직임은 모든 사례에서 분명히 관찰되는 것은 아니다.

말기 유각기에서의 되돌림 움직임의 원인

- 심부감각 장애
- 다음에 대기 중인 부하 반응기를 위해 안정된 무릎을 유지하기 위한 의도적 동작
- 대퇴사두근과 고관절 신근군에 대한 근력 요구를 경감시키기 위한 의도적 동작
- 슬괵근(hamstrings)의 과긴장
- 고관절이 굴곡하여 있는 동안, 슬관절 신전을 조절하는 근육활동의 결여

되돌림 움직임이 보행의 기전에 미치는 영향

결과적으로 보폭(STED)이 단축한다.

! 주목: 경축을 가진 환자에서 공동운동 패턴이 우세하면, 많은 경우, 굴근 패턴이 발을 지면에서 발의 들기를 위해 작용한다. 말기 유각기에서, 굴근 패턴은 신근 패턴으로 바뀌고, 다리는 말기 유각기의 준비를 한다. 슬관절이 신전하는 순간, 고관절이 신전한다.

5.4.4 주된 문제로서의 고관절 내회전

모든 단계(phase)에서의 고관절에서의 과도한 내회전의 원인

- 내회전근의 과도한 활동 또는 구축
- 대퇴골의 전염(anterior torsion)
- 대퇴사두근이 근력부족인 경우에 슬관절의 안정성을 개선하기 위한 의도적 운동

과도한 내회전이 보행의 기전에 미치는 영향

- 내측으로 비틀린 발의 위치(toe-in)가 다리의 기능적 변화를 일으킨다. 이것에 의해서 전방

보충설명 : 반막양근과 반건양근은 고관절의 후방 내측을 뻗고 있으므로, 고관절의 내회전근으로서 작용한다. 경축이나 공동운동 패턴에 의한 과도한 활동에 의해서, 회전의 효과가 강화된다. 양방 모두 슬관절에서의 굴곡과 고관절에서의 신전에 대해서 2관절근으로서 작용한다. 이들의 활동은 공동운동 패턴에서 굴근으로서도 신근으로서도 관찰된다.
외전근군의 전부인 대퇴근막장근과 중둔근의 전부조직의 과도한 활동은 고관절의 내회전을 일으킨다. 이들 근육의 굴근으로서의 활동은 과도한 내회전을 초래한다.
대퇴사두근이 근력부족인 경우, 초기 닿기 때의 충격은 슬관절의 외측측부인대와 장경인대에 의해서 유지되는 대퇴골의 내회전에 의해서 막아낸다. 경우에 따라서는 슬관절의 약간의 굴곡이 출현하는 일도 있다. 이것은 대퇴사두근이 근력부족이라도 슬관절을 과신전시키고 싶지 않은 경우에 일어난다.

움직임과 경우에 따라서는 발을 바닥에서 떼는 것이 저해된다.

- 슬관절의 외측 부하(부하 반응기와 중간 입각기)

5.4.5 주된 문제로서의 고관절 외회전

부하 반응기와 중간 입각기에서의 과도한 고관절 외회전의 원인

- 외회전 자세 구축
- 족관절 배굴운동의 제한(하퇴의 석고붕대 고정).

부하 반응기와 중간 입각기에서 과도한 고관절 외회전이 보행의 기전에 미치는 영향

- 외측으로 비틀린 발의 위치(toe-out)가 지지면을 증대시킨다. 전족부 흔들지레 기능의 저해
- 신체중량을 전방으로 운반할 때에 내측 슬관절 구성체에의 부하의 증대

유각기에서의 과도한 고관절 외회전의 원인

- 고관절 굴근군의 근력부족에 관계없이 다리를 전방으로 운반하기 위한 의도적 운동
- 토우 클리어런스를 얻기 위한 의도적 운동

유각기에서 과도한 고관절 외회전이 보행의 기전에 미치는 영향

토우 클리어런스를 얻기 쉽게 한다.

주목: 보행을 할 때에 정상적인 고관절의 회전운동은 각 방향으로 5° 이내의 범위이므로 관찰할 수 없다. 보행에서 다리의 전후 움직임의 방향전환이 이 약간의 회전을 숨겨버린다. 바꿔서 말하면, 관찰할 수 있을 정도의 회전은 과도하다는 것을 의미한다. 회전의 크기의 평가 이외에, 과도한 회전의 1차적인 원인을 규명하는 것이 치료에서는 중요하다. 다리의 과도한 회전은 고관절 그 자체의 회전인 경우도 있으나, 골반 또는 체간의 회전이 원인인 경우도 있다(Tylkowski 등 1982).

5.4.6 주된 문제로서의 고관절의 내전 · 외전

전두면에서 대퇴의 움직임은 내전 · 외전이다.

관찰에 의한 보행분석에서, 눈으로 보아 내전과 외전을 인식할 수 있는 경우는 이미 과도하므로 이들의 비정상 운동을 단순히 내전 내지는 외전이라 부르고 있다.

모든 단계에서의 과도한 고관절 내전의 원인

- 내전근군의 과도한 활동(그림 5.35)
- 내전근군의 구축
- 골반의 반대측 아래로 처짐의 이차적 현상(같은측 외전근군의 근력부족; 그림 5.36)

주목: 고관절의 과도한 내전은 고관절 내전근군에 구축이 있을 때에 관찰되고, 자주 내회전 경축 또는 굴곡 경축을 수반한다. 이것은 입각기에 관찰되는 현상이다. 환자를 배와위로 하여 관찰하면, 구축이 완화되는 것을 보여준다. 내전근군의 구축은 드물게 일어나는 반대측 외전구축의 경우와 마찬가지로, 반대측 골반의 아래로 처짐을 초래한다.

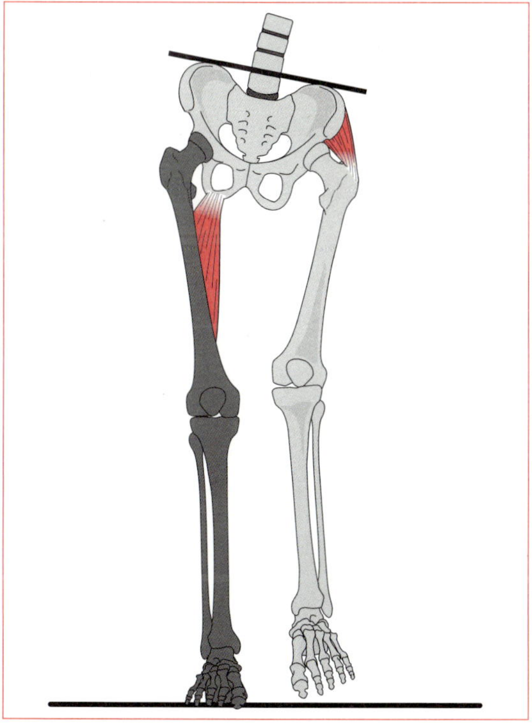

그림 5.35 내전근군이 구축하여 있는 경우, 고관절의 과도한 내전은 반대측 골반의 아래로 처짐의 원인이 된다. 드문 원인으로서는 반대측 외전근군의 구축이 있다.

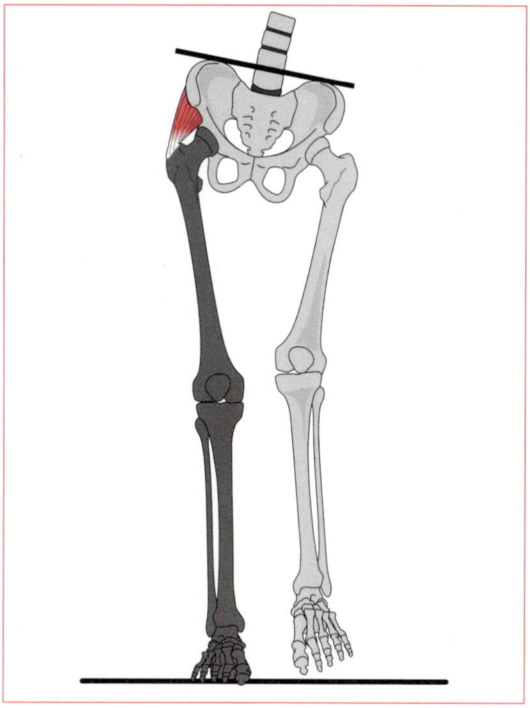

그림 5.36 같은측 외전근군의 근력부족에 의한 반대측 골반의 아래로 처짐이 일어나고, 이것에 의해서 고관절이 과도하게 내전하는 경우가 있다.

과도한 고관절 내전이 보행의 기전에 미치는 영향

- 지지면의 축소
- 다리의 안정성 저하
- 반대측 골반의 아래로 처짐에 의해서, 경우에 따라서는 반대측의 토우 클리어런스가 저해된다.

임상 힌트: ▶ 유각기에서의 과도한 내전의 원인 : 편마비 환자에게는 장내전근, 단내전근, 박근의 3개를 검사할 것을 권장한다. 장골근의 활동이 약하거나 결락(누락)하면, 이들 3개의 근육이 고관절을 굴곡시킨다. 그러나, 이들의 근육은 동시에 대퇴의 과도한 내전을 야기한다. 게다가 유각기의 다리는 내전근군을 신장하여 경축을 야기하는 일이 있으며, 더욱이 과도한 내전을 야기한다(그림 5.37). 따라서, 근육의 연쇄작용의 유무를 정확히 관찰해야 한다.

▶ 고관절 외전근군의 근력부족에 의한 과도한 내전 : MMT 3이하의 중둔근의 근력부족인 경우는 골반과 체간을 안정위치에 유지할 수 없고, 유각지절측 골반의 아래로 처짐을 초래한다(트렌델렌부르크 징후). 중둔근의 지구력 부족을 확인하기 위해서도, 테스트 직전에 환자에게 적절한 부하를 걸어야 한다(검사 전에 30분 정도 걷게 한다. 또는 이에 상당하는 훈련을 하는 등). 이러한 부하의 직후에 시행하는 MMT에서는 지구력에 관해서 적절한 수치가 나온다. 만일 지구력이 부족하여 있으면, 이에 상응해서 충격흡수 기능은 부족하다. 척추에 만성 통증을 가진 환자의 경우, 여기에 숨겨진 원인이 있는 경우가 있다. ■

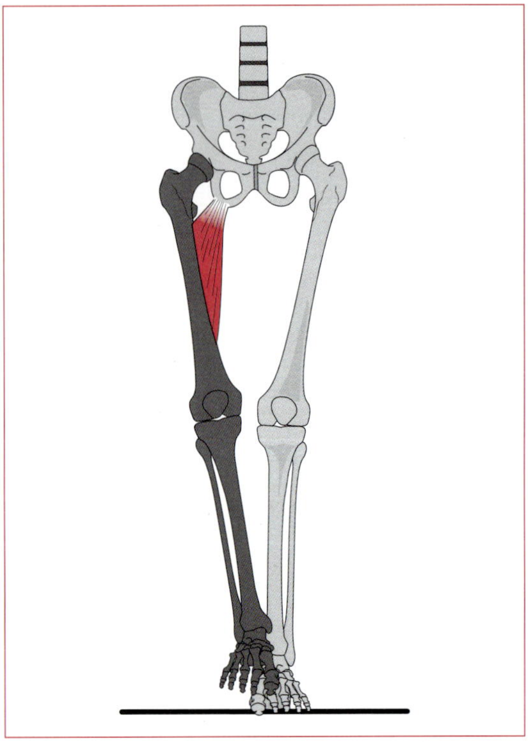

그림 5.37 굴근으로서 대상(보상)적으로 활동하는 내전근군 또는 내전근군의 경축에 의한 고관절의 과도한 내전.

주목: 극단적인 경우, 과도한 내전은 가위걸음(scissor gait)이 된다(그림 5.38). 이때, 대퇴는 내전하여 다리가 교차한다.

고관절의 굴곡과 내회전에 의해서 대퇴가 내전하고, 발꿈치가 외측을 향하는 것을 거짓내전이라 한다(그림 5.39).

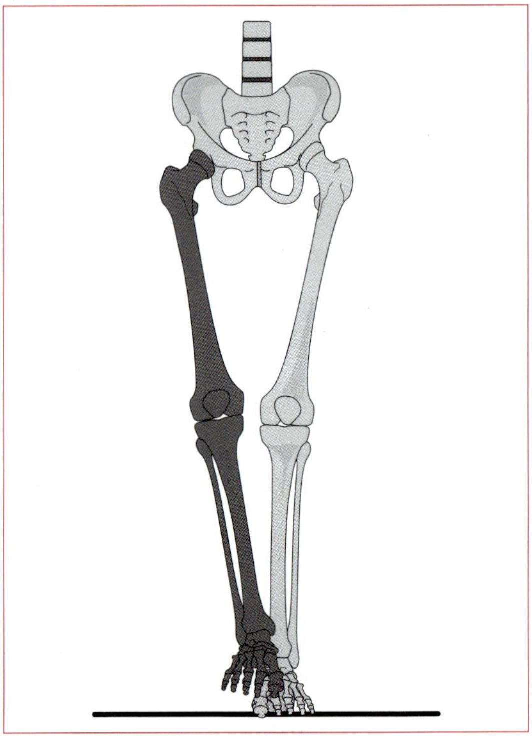

그림 5.38 과도한 내전에 의한 가위걸음.

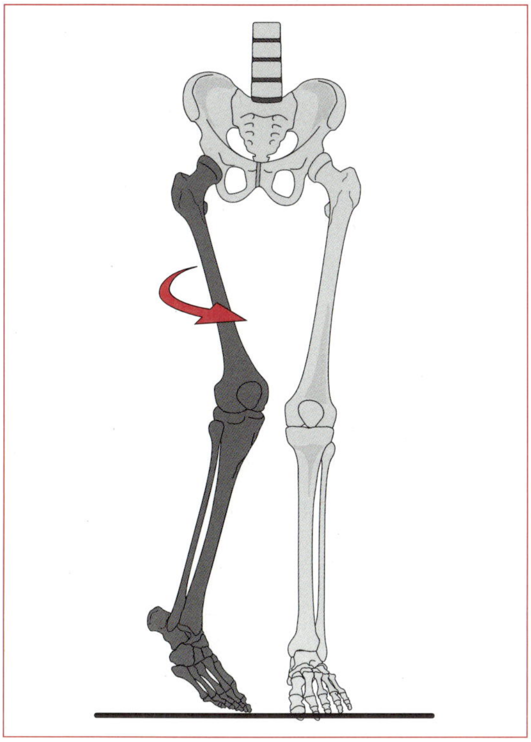

그림 5.39 거짓내전.

물리치료에서는 이 거짓내전과 과도한 내전은 명확히 나눠서 정의해야 한다.

5.4.7 주된 문제로서의 과도한 고관절 외전

입각기에서의 다리의 외전은 지지면을 증대시키지만, 이것에 의해서 반대측으로 체중부하를 옮겨가기 위해 많은 에너지를 소비해야 한다. 유각기에서 다리의 유효길이는 단축되고, 발을 바닥에서 떼는 것은 용이해진다.

모든 단계에서의 과도한 고관절 외전의 원인

- 외전근군의 구축
- 관찰지절의 유효길이의 연장
- 연장된 유효길이를 가진 다리의 토우 클리어런스를 얻기 위한 대상운동

모든 단계에서 과도한 고관절 외전이 보행의 기전에 미치는 영향

- 지지면의 증대
- 유효길이의 단축
- 에너지 소비의 증대

주목: 과도한 외전·내전의 동적인 원인은 근력부족이나 경축, 대상운동에 있는 경우가 있다. 정지 시에 측방으로 기운 자세는 보행 시에 과도한 고관절 내전·외전을 초래하는 일도 있다. 골반이 기운 자세는 한쪽은 과도한 고관절 내전, 반대측은 과도한 고관절 외전을 일으키므로, 비정상 운동의 1차적인 원인을 규명할 때에 양측의 가동범위와 근육제어를 평가해야 한다.

5.5 골반의 9가지 비정상 운동

골반에서는 아래의 비정상 운동을 확인할 수 있다.

골반의 들어 올림 (hikes)
- 골반의 한쪽이 중립위를 넘어서 들어 올려진다.
- 골반이 어깨에 접근한다.

골반의 뒤로 기울어짐 (posterior tilt)
- 골반이 뒤로 기울어진다.
- 아래를 향하고 있는 치골결합이 전방을 향한다.
- 요추의 전만이 감소한다.

골반의 앞으로 기울어짐 (anterior tilt)
- 골반이 앞으로 기울어진다.
- 치골결합이 아래쪽을 향한다.

▶ 요추의 전만이 강화된다.

전방회전 부족 (lacks forward rotation)
　정상에 비해서 작은 전방으로의 회전

후방회전 부족 (lacks backward rotation)
　정상에 비해서 작은 후방으로의 회전

과도한 전방회전 (excess forward rotation)
　정상에 비해 큰 전방으로의 회전

과도한 후방회전 (excess backward rotation)
　정상에 비해 큰 후방으로의 회전

같은 측의 아래로 처짐 (ispilateral drop)
　관찰지절측의 장골릉이 반대측과 비교해서 낮아진다.

반대측의 아래로 처짐 (contralateral drop)
　반대측의 장골릉이 관찰지절측과 비교해서 낮아진다.

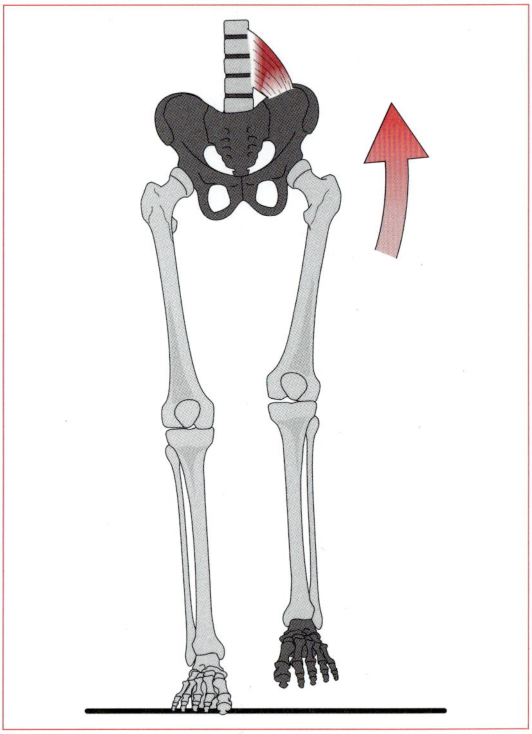

그림 5.40 골반의 들어 올림 (pelvic hike).

5.5.1 주된 문제로서의 골반의 들어 올림

초기 유각기와 중간 유각기에서의 골반의 들어 올림은 고관절과 슬관절의 불충분한 굴곡 또는 족관절의 과도한 저굴에 대한 대상운동이다. 말기 유각기에서 골반은 원래의 위치로 되돌아간다.

유각기에서의 골반의 들어 올림의 원인

유각지절을 들어 올려서, 토우 클리어런스를 얻기 위한 의도적 동작(그림 5.40).

유각기에서 골반의 들어 올림이 보행의 기전에 미치는 영향

에너지 소비가 증대하는 일이 있다.

5.5.2 주된 문제로서의 골반의 뒤로 기울어짐

치골결합이 위를 향하는 것같은 골반의 뒤로 기울어짐을 관찰하는 일은 드문 일이며, 과도한 골반 앞으로 기울어짐이 보통의 앞으로 기울어진 자세로 되돌아가는 움직임과 엄밀하게 식별되어야 한다. 정상적인 앞으로 기울어진 자세(약 10° 전경)로 되돌아가는 것은 보행이상이 아니다.

골반의 뒤로 기울어짐의 원인(모든 단계)

▶ 슬괵근의 단축
▶ 골반의 후경에 의해서 고관절 신근군의 길이를 단축시켜, 발휘하는 근력을 감소시키기 위한 의도적 운동(하중 응답기)
▶ 발을 전방으로 운반하기 위한 의도적 운동(유

각기 : 그림 5.29).

- 요통
- 요추의 신전제한

골반의 뒤로 기울어짐이 보행의 기전에 미치는 영향

- 에너지 소비의 증대
- 중간 입각기에서 슬관절의 과도한 굴곡을 초래하는 일이 있다.

5.5.3 주된 문제로서의 골반의 앞으로 기울어짐

골반의 앞으로 기울어짐의 원인 (모든 단계)

- 복근군의 근력부족
- 고관절 신근군의 근력부족
- 고관절 굴근군의 구축 또는 경축(그림 5.41)
- 전경된 체간의 이차적 현상

임상 힌트: 고관절 신근군의 근력부족인 경우, 부하 반응기에서 신체 중력중심을 전방으로 이동하기 위해 골반을 반사적으로 앞으로 기울어지게 한다. 이 비정상 운동은 입각기에서 관찰된다. 말기 입각기에서 골반은 중립위로 되돌아간다. 고관절 신근군의 근력부족이 관찰되는 예로, 환자의 보행을 개선하기 위해 시행되는 슬괵근(hamstrings)의 이완술 내지는 연장술이 있다. 이것은 특히 고관절 굴근군에 경축을 가진 경우에 적용된다.

수술요법이나 보존요법에 관계없이, 개개의 사례에서 고관절 신근군의 집중적인 기능적 훈련을 시행해야 한다. ■

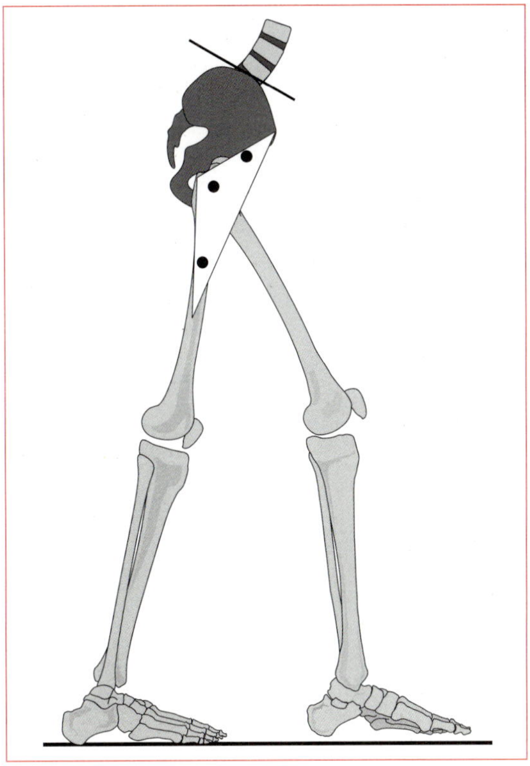

그림 5.41 고관절의 굴곡 구축 또는 경축에 수반하는 골반의 앞으로 기울어짐.

주목: 경축반응을 하는 근육을 가진 환자는 배와위에서 시행되는 테스트에서, 보행의 경우와는 다른 결과를 나타내는 경우가 대부분이다. 수술요법의 계획 또는 장기적 결과의 예후를 위해 필요한 기능적으로 연관성이 있는 데이터는 동적인 EMG 테스트의 결과를 가미한 보행분석에 의해서 얻어진다.

골반의 앞으로 기울어짐이 보행의 기전에 미치는 영향

- 에너지 소비의 증대
- 요추 전만을 강화하는 요통을 초래하는 일이 있다.

주목: 수평면에서의 비정상 운동 : 골반의 회전은 전방, 후방 모두 과도하거나 부족한 경우가 있다. 관찰에 의해서 골반의 회전이 인식되면, 그것은 과도한 것이다. 계측장치를 사용해서 5°를 넘는 회전이 관찰된 경우, 이것은 과도한 비정상 운동이다.

5.5.4 주된 문제로서의 전방회전 부족

척추에 경축을 가진 환자는 골반회전이 없어진다. 사례에 따라서는, 수술요법에 의한 고정이 원인일 수 있다. 보행을 관찰하면, 환자는 신체가 딱딱한 인상을 준다.

전방회전 부족의 원인 (부하 반응기와 유각기)

- ▶ 경축에 의한 후인의 이차적 현상
- ▶ 부하 반응기에서, 대퇴사두근과 고관절 신근군에 대한 근력 요구를 감소시키기 위한 대상운동
- ▶ 반대측의 후방회전 부족
- ▶ 요통

전방회전 부족이 보행의 기전에 미치는 영향

보폭(STED)의 단축을 초래한다.

5.5.5 주된 문제로서의 후방회전 부족

후방회전 부족의 원인 (중간 입각기와 유각기)

- ▶ 체간과 골반의 움직임에 관여하는 근육의 운동 제어 장애
- ▶ 요통
- ▶ 고관절의 과도한 굴곡의 이차적 현상

후방회전 부족이 보행의 기전에 미치는 영향

반대측 보폭(STED)의 단축을 초래한다.

5.5.6 주된 문제로서의 과도한 전방회전

관찰측의 골반이 전방으로 과도하게 나온 상태를 과도한 전방회전이라 한다. 또는 유각지절과 함께 동적으로 전방으로 이동하는 경우에도 과도한 전방회전이 일어난다.

과도한 전방회전의 원인 (모든 단계)

- ▶ 불충분한 고관절 굴곡에 관계없이 다리를 전방으로 흔들기 위한 의도적 운동
- ▶ 반대측 골반의 과도한 후방회전

과도한 전방회전이 보행의 기전에 미치는 영향

- ▶ 말기 유각기에서의 보폭(STED)의 연장
- ▶ 요통을 초래하는 일이 있다.

5.5.7 주된 문제로서의 과도한 후방회전

관찰지절의 골반이 후방에 남겨진 상태를 과도한 후방회전이라 한다. 그뿐만 아니라, 말기 입각기에서 골반이 급격하게 후방회전을 하는 동적인 움직임도 있다. 이것은 반대측이 발꿈치 닿기를 유지한 채로 시행한다. 상당히 급속한 운동이다. 이것은 중간 정도의 보행속도에서 관찰된다.

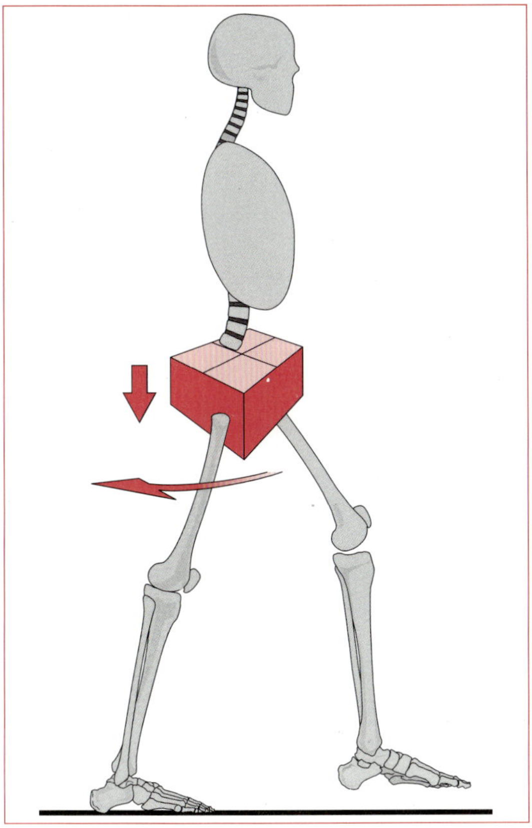

그림 5.42 발꿈치 들고 걷기의 결여를 수반하는 골반의 과도한 후방회전.

과도한 후방회전의 원인 (중간 입각기와 유각기)

- 다리의 움직임으로부터 골반의 움직임을 분리시키는 능력의 결여
- 고관절의 과도한 굴곡에 대한 대상운동(중간 입각기)
- 발꿈치의 들어 올림 부족을 수반하는 하퇴삼두근의 근력부족(no heel-off : 그림 5.42)
- 과도한 저굴의 이차적 현상

과도한 후방회전이 보행의 기전에 미치는 영향

- 전방 움직임이 감소하는 일이 있다(부하 반응기와 유각기)
- 전방 움직임을 개선하기 위한 의도적 운동(중간 입각기)

5.5.8 주된 문제로서의 관찰지절의 골반의 아래로 처짐

관찰지절의 골반의 아래로 처짐의 원인 (부하 반응기와 중간 입각기)

관찰지절의 단축

관찰지절의 골반의 아래로 처짐이 보행의 기전에 미치는 영향

등(back)의 통증의 원인이 되는 일이 있다.

관찰지절의 골반의 아래로 처짐의 원인 (유각기)

- 반대측 고관절 외전근군의 근력부족(그림 5.43)
- 초기 닿기에서 관찰지절을 지면에 접근시키기 위한 의도적 운동
- 내전근군의 구축 또는 경축

관찰지절의 골반의 아래로 처짐이 보행의 기전에 미치는 영향 (유각기)

- 반대측 입각지절의 안정성을 감소시키는 일이 있다.
- 에너지 소비의 증대
- 관찰지절의 토우 클리어런스의 감소
- 등(back)의 통증을 일으키는 일이 있다.

주목: 측만증이 관찰지절 또는 반대측 골반이 처지는 원인이 되는 경우가 있다(그림 5.44).

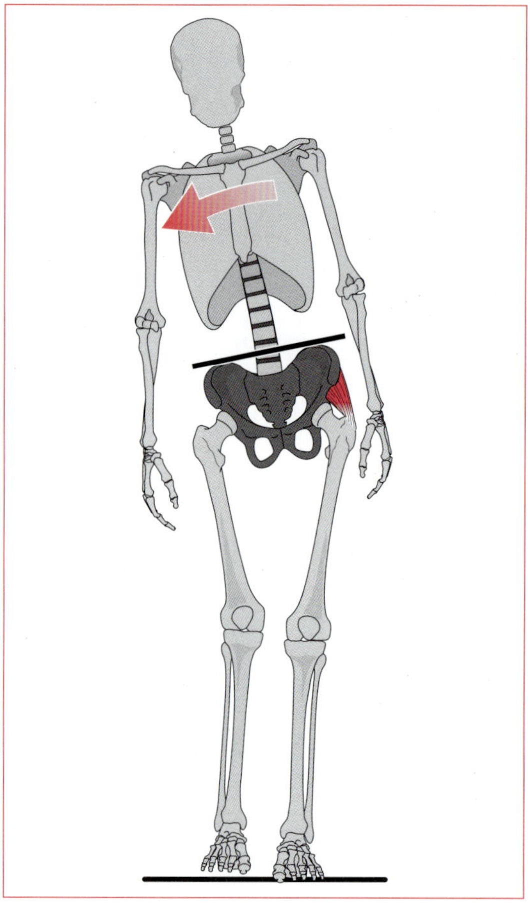

그림 5.43 반대측 고관절 외전근군의 근력부족에 의한 유각지절측의 골반의 아래로 처짐.

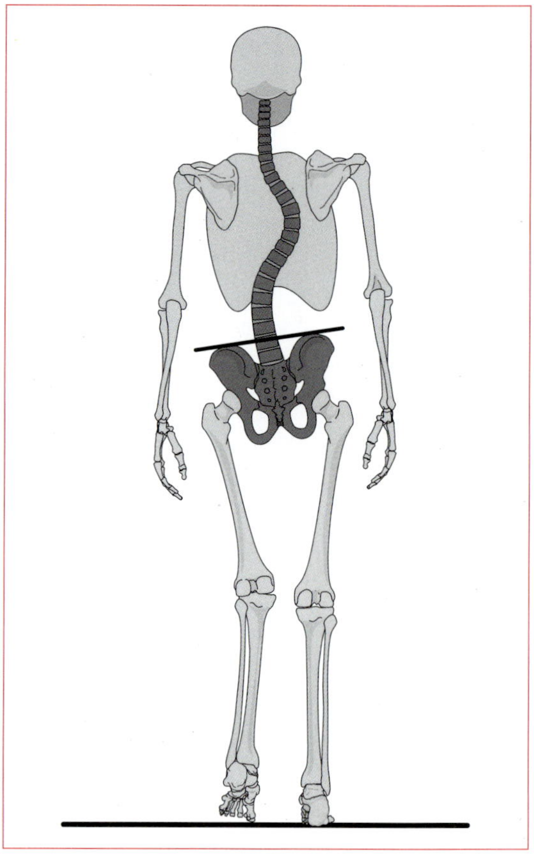

그림 5.44 측만에 의한 골반의 아래로 처짐.

5.5.9 주된 문제로서의 반대측 골반의 아래로 처짐

반대측 골반의 아래로 처짐의 원인 (부하 반응기와 중간 입각기)

- 관찰지절의 고관절 외전근군의 근력부족(그림 5.45a와 b)
- 반대측의 초기 닿기에서 반대측 발을 지면에 접근시키기 위한 의도적 운동
- 고관절 내전근군의 구축 또는 경축(그림 5. 35).

주목: 근력 테스트에서 입각지절측의 고관절 외전근군이 MMT 3+ 미만이라면, 골반의 불안정이 일어난다. 신체 중력중심이 입각지절의 고관절 바로 위로부터 내측으로 온 순간에, 골의 반대측이 아래로 처진다(트렌델렌부르크 징후 : 그림 5. 45a). 신체 중력중심은 입각지절로부터 유각지절의 방향으로 벗어난다. 이때, 긴장된 장경인대가 고관절 외전근군의 극도의 근력부족을 대상(보상)하는 것이 관찰된다. 고관절 외전근군의 극도의 근력부족에서, 대상운동으로서의 체간의 입각지절 측으로의 측굴이 일어난다(뒤시엔느 파행 : 그림 5.45b).

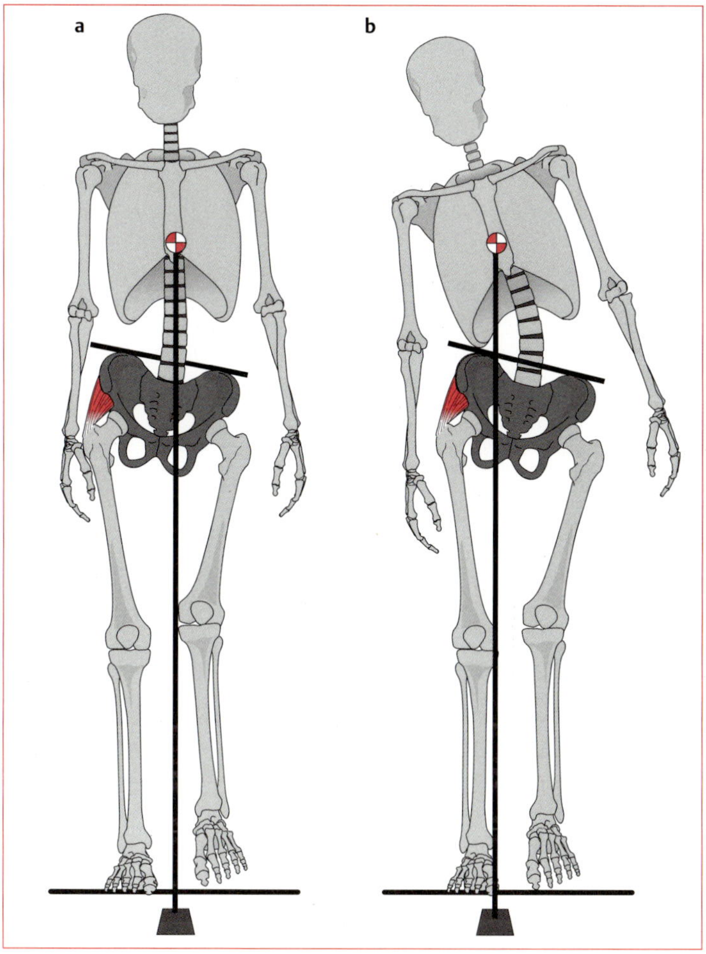

그림 5.45a와 b 관찰지절의 고관절 외전근군의 근력부족에 의한 반대측 골반의 아래로 처짐
a : 신체 중력중심이 입각지절에서 떨어진 상태(트렌델렌부르크 징후)
b : 대상운동으로서의 입각지절 측으로의 체간의 측굴. 신체 중력중심은 입각지절에 접근한다(뒤시엔느 파행).

반대측 골반의 아래로 처짐이 보행의 기전에 미치는 영향 (부하 반응기와 중간 입각기)

- 입각지절의 안정성이 감소하는 일이 있다.
- 유각지절(반대측)의 토우 클리어런스의 감소
- 에너지 소비가 증대하는 일이 있다.

반대측 골반의 아래로 처짐의 원인 (유각기)

입각기에 있는 반대측 다리의 단축에 의해서 토우 클리어런스의 감소가 일어나고, 토우 클리어런스를 확보하기 위해 관찰지절의 골반을 들어 올린다.

반대측 골반의 아래로 처짐이 보행의 기전에 미치는 영향 (유각기)

등(back)의 통증을 일으키는 일이 있다.

5.6 체간의 5가지 비정상 운동

체간에서는 아래의 비정상 운동을 확인할 수 있다.

전경 (forward lean)

연직(수직)선에 대한 체간의 전방으로의 경사

후경 (backward lean)

연직선에 대한 체간의 후방으로의 경사

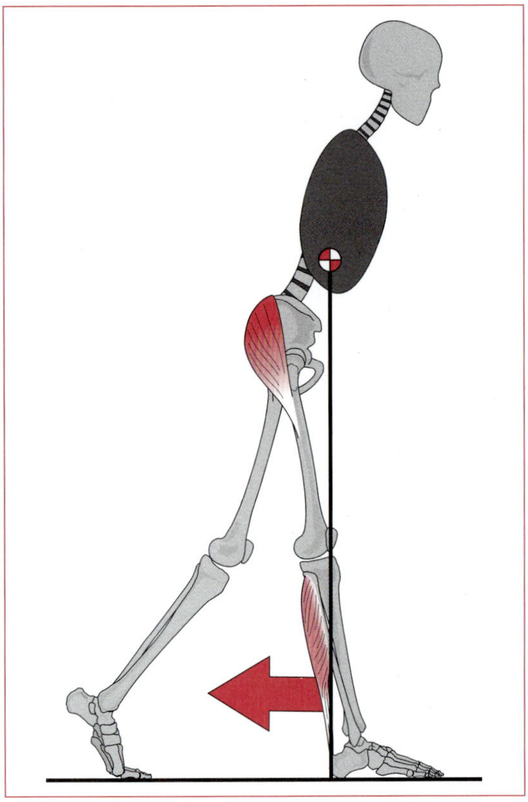

그림 5.46 중간 입각기
대퇴사두근의 근력부족에 대한 대상운동으로서의 체간의 앞으로 기울어짐. 지면 반응력 벡터는 슬관절의 전방을 통과하고, 슬관절을 신전시킨다. 가자미근이 하퇴를 후방으로 끌어당긴다.

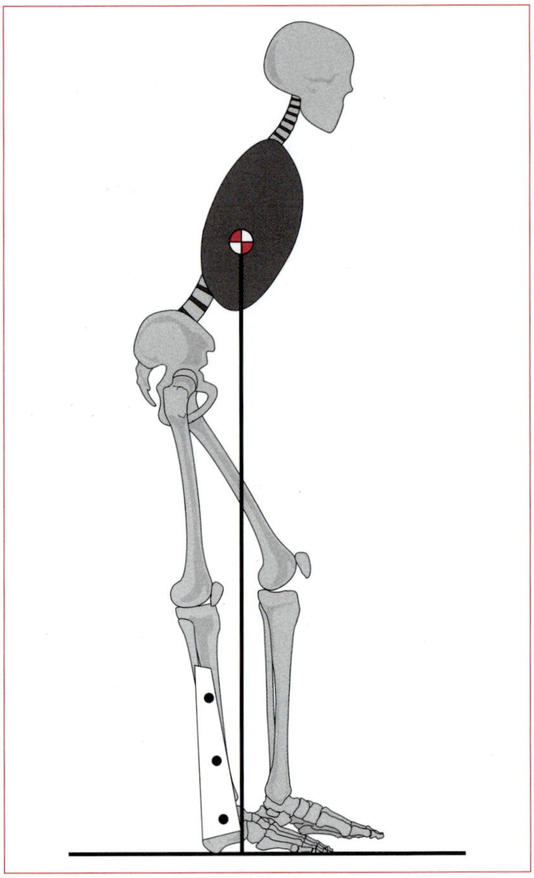

그림 5.47 족관절의 가동성이 없는 저굴 구축에 대한 대상운동으로서의 체간의 앞으로 기울어짐. 이와 같이 하여 신체 중력중심이 발의 지지면의 바로 위에 유지된다.

측굴 (lateral lean)

연직선에 대한 체간의 측방으로의 경사

과도한 전방 · 후방회전 (rotates forward/backward)

정상과 비교해서 큰 체간의 전방 · 후방회전(관찰지절측)

5.6.1 주된 문제로서의 체간의 앞으로 기울어짐

체간의 앞으로 기울어짐의 원인 (부하 반응기, 중간 입각기)

- 대퇴사두근의 근력이 부족할 때에 슬관절을 신전위치에서 안정시키기 위한 의도적 운동(그림 5.46)
- 시각에 의한 피드백의 도움을 받아 고유수용기의 장애를 대상(보상)하기 위한 의도적 운동
- 족관절의 과도한 저굴에 관계없이 전방으로 움직이기 위한 의도적 운동(그림 5.47)
- 체간 신전의 가동범위 제한
- 복통

▶ 고관절 신근군의 근력부족을 대상(보상)하기 위해 상지로 보행 보조구를 사용
▶ 부하 반응기와 중간 입각기에서의 과도한 고관절 굴곡의 이차적 현상

체간의 앞으로 기울어짐이 보행의 기전에 미치는 영향

▶ 에너지 소비 및 고관절과 체간의 신근군에 대한 근력 요구의 증대
▶ 등(back)의 통증의 원인이 되는 일이 있다.
▶ 안정성 또는 전방 움직임을 개선하는 일이 있다.

5.6.2 주된 문제로서의 체간의 뒤로 기울어짐

체간의 뒤로 기울어짐의 원인 (부하 반응기와 중간 입각기)

▶ 고관절 신근군의 근력이 부족할 때에 근력 요구를 감소시키기 위한 의도적 운동. 지면 반응력 벡터는 고관절의 후방을 통과하고, 고관절에 수동적인 신전이 발생한다(그림 5.48)
▶ 고관절의 가동성이 없는 굴곡 구축에 대한 대상(보상). 이 때, 골반은 과도하게 앞으로 기울어진다(그림 5.49).

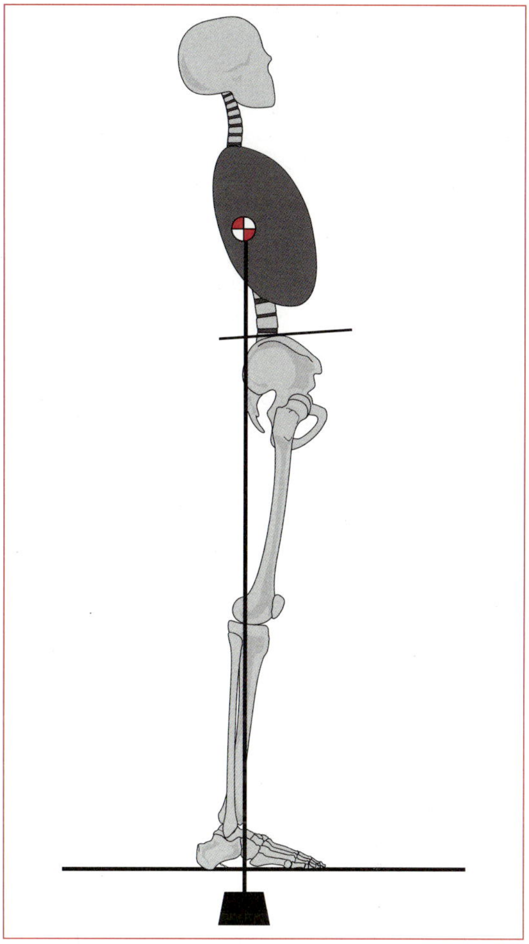

그림 5.48 고관절 신근군의 근력부족에 대한 대상 운동으로서의 체간의 뒤로 기울어진 고관절의 과신전과 족관절 배굴에 의해서, 신체 중력중심은 족관절 지지면의 바로 위에 유지된다.

체간의 뒤로 기울어짐이 보행의 기전에 미치는 영향 (부하 반응기와 중간 입각기)

▶ 에너지 소비가 증대하는 일이 있다.
▶ 전방으로의 내딛는 힘의 감소
▶ 등(back)의 통증의 원인이 되는 일이 있다.

체간의 뒤로 기울어짐의 원인 (유각기)

▶ 고관절 굴근군의 근력 부족, 또는 전방 움직임의 불충분한 운동제어에 대한 의도적 운동(그림 5.50)
▶ 요추 고정

체간의 뒤로 기울어짐이 보행의 기전에 미치는 영향

▶ 에너지 소비의 증대
▶ 등(back)의 통증의 원인이 되는 일이 있다.

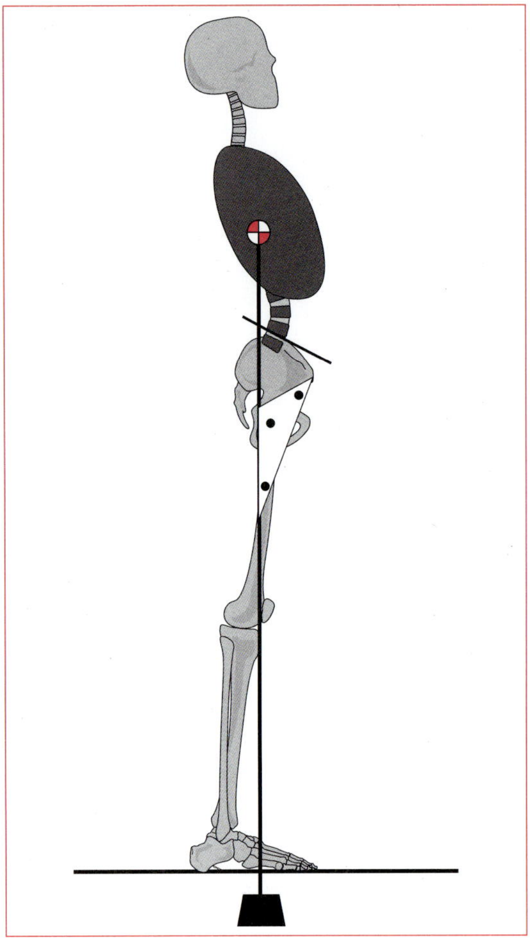

그림 5.49 고관절의 굴곡 구축에 대한 대상운동으로서의 골반의 앞으로 기울어짐을 수반한 체간의 뒤로 기울어짐.

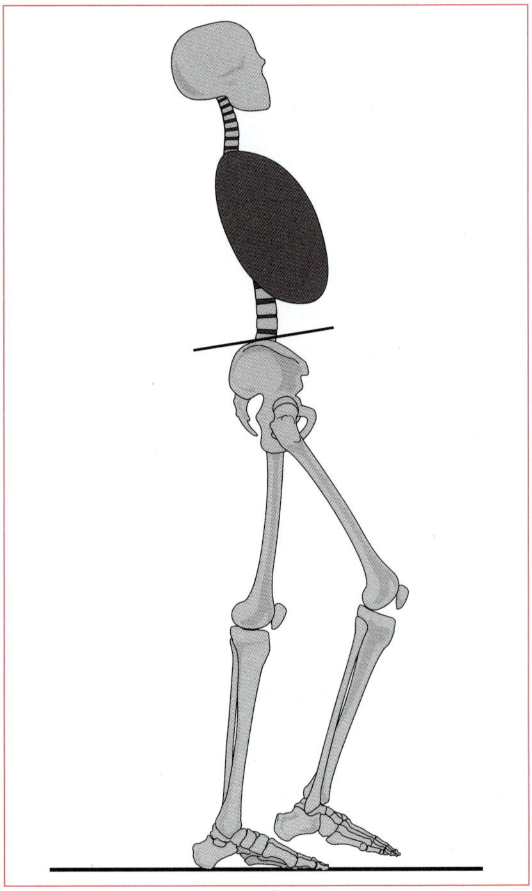

그림 5.50 유각지절을 전방으로 운반하기 위한 체간의 뒤로 기울어짐. 이 때, 골반은 뒤로 기울어진다.

5.6.3 주된 문제로서의 체간의 측굴

체간의 측굴의 원인 (부하 반응기와 중간 입각기)

- 고관절의 통증을 피하기 위한 의도적 운동
- 고관절의 외전근군의 근력부족(그림 5.45b)
- 고관절의 내전근군의 구축 즉, 고관절 외전근군의 근력부족과 같은 결과가 발생한다. 골반은 반대측이 하방으로 끌어내려지고, 단축된 고관절 내전근군이 신체 중력중심을 입각지절로부터 떼어 놓는다. 균형의 무너짐을 보완하기 위해 체간은 입각지절측으로 기운다(그림 5.51).
- 딱딱한 장경인대 등, 고관절의 외측을 구성하는 조직의 측굴. 이 때, 발은 외측으로 벗어나고, 이것에 의해서 지지면은 증대한다. 동시에 체간의 같은측으로의 측굴에 의해서, 신체 중력중심은 지지면에 접근한다(그림 5.52).
- 체간 상부의 측만에 의한 비정상 자세. 척추의 만곡이 체간 상부를 측방으로 벗어나게 하고, 이것에 의해서 정적인 체간 측굴의 형태를 발생시킨다.
- 입각지절의 단축

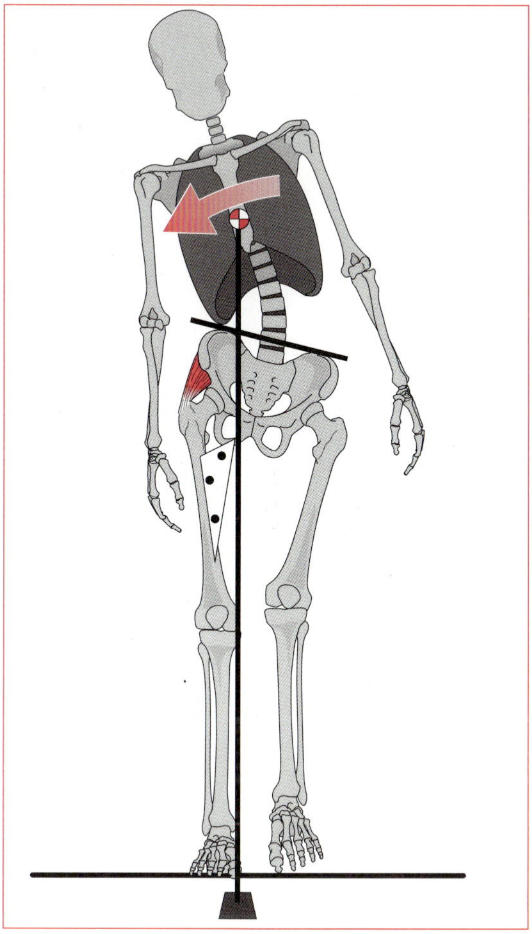

그림 5.51 고관절의 내선근군의 구축 또는 외선근군의 근력부족에 대한 체간의 관찰지절측으로의 측굴. 이와 같이 하여 신체 중력중심은 입각지절의 상방에 유지된다.

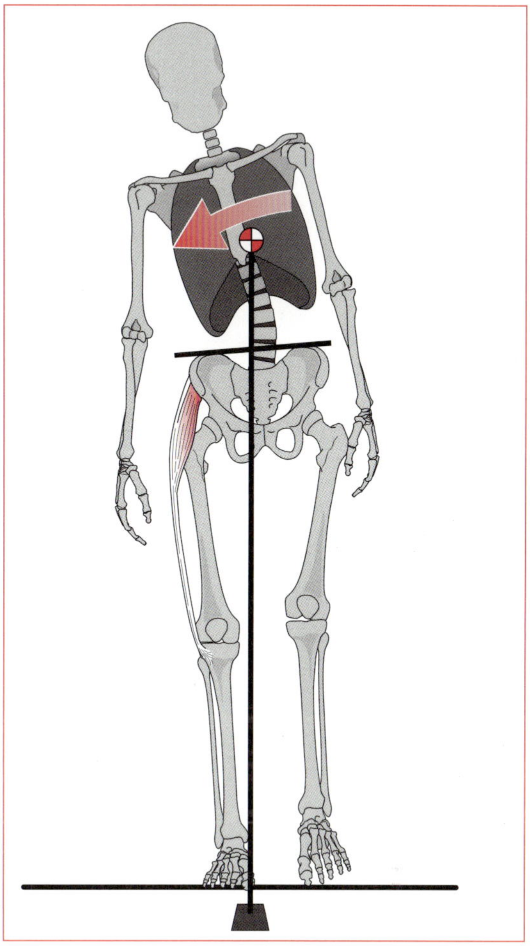

그림 5.52 고관절의 외전근군의 구축 또는 장경인대의 단축에 대한 체간의 입각지절측으로의 측굴.

▶ 상지로 보행 보조구를 사용

체간의 측굴의 원인 (유각기)

▶ 부적절한 고관절의 굴곡에 관계없이 유각지절측의 골반을 들어올려, 토우 클리어런스를 얻기 위한 의도적 운동(그림 5.53)

▶ 신체이미지(body image) 장애

주목: 푸셔 증후군의 편마비 환자는 자기의 신체 중력중심 벡터를 인식할 수 없다(그림 5.54). 이 환자는 불안정성에 대한 지각을 갖고 있지 않기 때문에, 자세를 적응시키는 능력이 결여되고, 체간이 지지되어 있지 않은 측으로 넘어진다. 이것에 의해서 발생하는 불균형은 보행을 거의 불가능하게 만든다. 그러나, 푸셔 증후군은 물리치료적인 치료의 대상이다.

임상 힌트: 자기의 신체 직립자세를 지각하는 훈련은 푸셔 증후군의 환자로서는 보행을 재학습하기 위한 필수적인 치료이다(Karanth 등 2000). 환자는 우선, 신체 감각장애

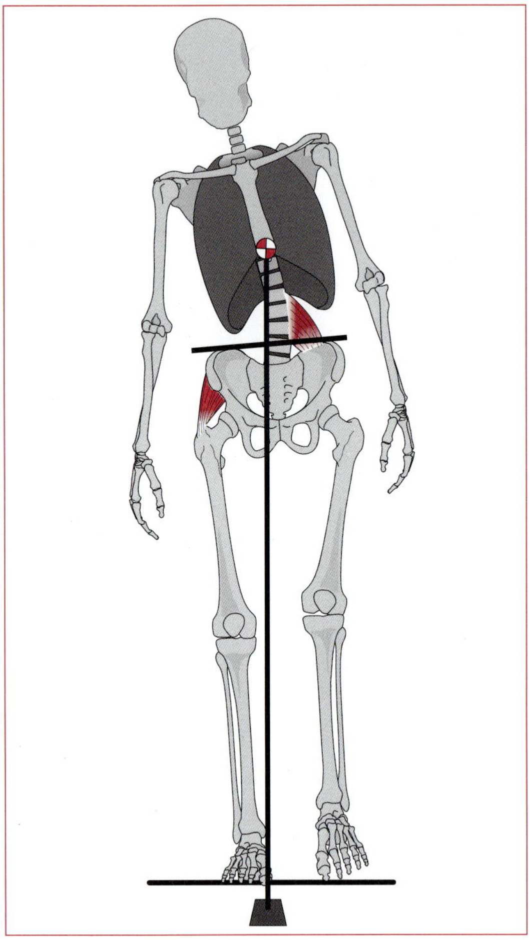

그림 5.53 유각지절을 들어올리기 위한 체간의 측굴

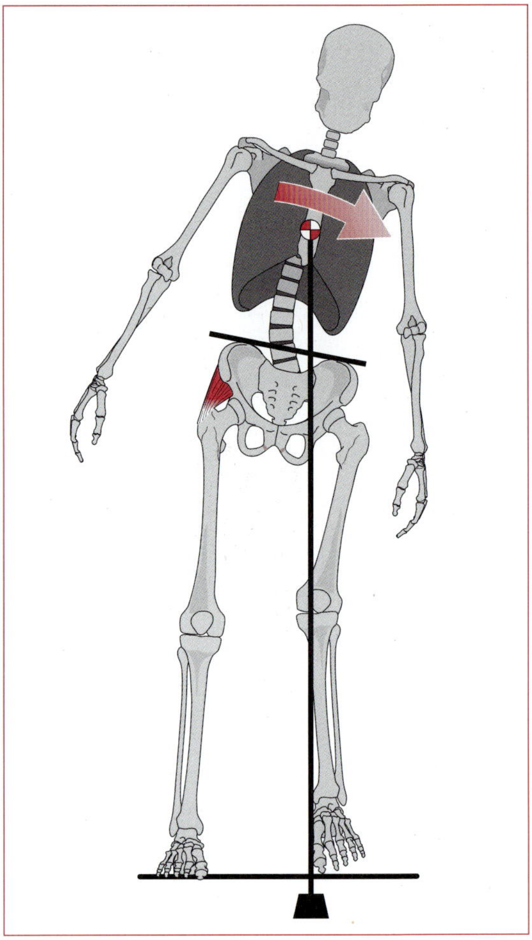

그림 5.54 입각기에서의 체간의 반대측으로의 측굴 체간이 유각지절측으로 넘어진다(푸셔증후군).

를 인식할 수 있도록 되어야 한다. 지각의 개선을 위해서 물리치료사는 환자가 잘못을 일으켜도 일정한 범위에서 허용하고, 환자가 앉은 자세, 선 자세, 보행에서의 해결책을 자기 자신이 얻도록 한다. 목적에 입각해서 자극을 줌으로써 환자는 순응하고, 자세를 다시 자력으로 바르게 하는 것을 학습하지만, 이것은 공간 안에서 시각적으로 공간과 신체를 발견하는 것 같은 지원이 필요하게 된다.

그리고 그 후, 환자는 다른 작업을 동시에 시행하면서, 시각에 의해서 신체 자세를 자발적으로 유지하는 것을 학습한다(이중과제 ; dual task).

물리치료사는 개개의 사례에 입각한 학습 프로그램을 준비해야 한다. ■

체간의 측굴이 보행의 기전에 미치는 영향

- 에너지 소비의 증대
- 전방으로의 내딛는 힘의 감소
- 유각지절측으로의 체간의 측굴(푸셔 증후군)은 보행을 불가능하게 한다.

5.6.4 주된 문제로서의 체간의 과도한 전방회전

체간의 과도한 전방회전의 원인 (모든 단계)

- 다리를 전방으로 스윙하기 위한 의도적 운동
- 골반의 움직임으로부터 체간의 움직임을 분리시키는 능력의 결여(예컨대, 편마비 환자)
- 상지에 의한 보행 보조구에 대한 과도한 의존

체간의 과도한 전방회전이 보행의 기전에 미치는 영향

- 에너지 소비가 증대하는 일이 있다.
- 안정성이 감소하는 일이 있다.

5.6.5 주된 문제로서의 체간의 과도한 후방회전

체간의 과도한 후방회전의 원인 (모든 단계)

- 골반의 움직임으로부터 체간의 움직임을 분리시키기는 능력의 결여(예컨대, 편마비 환자)
- 상지에 의한 보행 보조구에 대한 과도한 의존
- 말기 입각기에서의 족관절의 과도한 저굴의 2차적 현상

체간의 과도한 후방회전이 보행의 기전에 미치는 영향

- 에너지 소비를 증대하는 일이 있다.
- 입각 안정성이 감소하는 일이 있다.
- 전방의 움직임의 감소

제6장 마음과 사고방법 – 치료에서의 사고방법

"건강이란, 모든 모순을 수반하는 인간으로서의 존재를 견디어 내고, 이들에 직면하여, 이들을 받아들이고, 모든 어려움에도 불구하고, 인생을 의미있게 하는 능력이다"(Jeanne Hersch).

처음에는 부자연스럽게 보이는 걷는 모습도, 어쩌면 환자의 가능한 한계, 또는 오히려, 유일하게 가능한 전방이동의 기전의 결과일지도 모른다. 규격에 적응시킨다는 의미에서의 비정상운동에 대한 치료가 그때 그때 경우에 따라 환자에게 이점을 가져오는지 아닌지에 대해서는 개별적으로 판단을 내려야 한다. 이것은 우선, 진단의 과정에서 경우에 따라서는 특정 상황에서, 환자 보행의 비정상운동 또는 비정상을 허용한다는 것을 받아들이는 패러독스로 비칠지도 모른다. 관례로서의 전통적인 의료의 모형 중에서 요구하고 있는, "건강"의 동의어로서의 "규격에의 적응"이 환자의 기능도 건강도 개선하지 않을 때는 바로 이 사례라 할 수 있다.

물리치료를 위한 매일의 문제분석에서, 어느 정도의 비정상운동이라면 허용해도 되는 것일까? 또한 이러한 허용이 개개의 환자에게 기능적으로 의미 있는 일일지도 모르는 경우는 환자가 보다 건강해지기 위해, 언제부터 어떠한 물리치료로 중재하는 것이 좋을까? 매번 새로이 결단을 내리는 것은 줄타기(모험을 하는 것)와 같다.

개개의 사례에서 최적의 물리치료 전략을 세우기 위해서는 기본적으로 보행의 정상 기능 및 병적 보행 기전과 그 영향에 관한 확실한 지식을 필요로 한다. 이에 더해서, 플러스의 기능적 영향을 가질 수 있는 몇 가지의 비정상운동에 관해서 알아두는 것과 각 환자의 건강촉진을 위한 올바른 결정에 도달하는 평가 때에 도움이 되는 것 같은 개념(concept)이 필요하다.

이러한 개념은 어떻게 도입하면 되는 것일까?

6.1 어떤 치료개념의 모델

의료사회학자이며 스트레스 연구가인 미국계 이스라엘인 Aaron Antonovsky(1923~1994)의 건강생성 모델이란 "지지될 수 있는 사고와 체계를 제공하고, 그것은 임상에서 활용할 수 있다"라 하였다. 그에 의해서 개발된 모델은 최근의 가장 영향력이 있는 건강에 관한 개념이며, 건강촉진에 관한 정평이 있는 참고문헌으로서 평가되고 있다(Antonovsky 1997).

Antonovsky(1997)는 아래와 같은 문제에 대처하였다.

- 많은 건강을 위협하는 영향에도 불구하고, 사람들은 어째서 건강하게 있을 수 있는가?
- 사람들은 어떻게 해서 질병으로부터 회복하는 것을 이루어낼 수 있는가?
- 질병에 걸리는 것을 더 줄이고, 보다 건강하게 되려면?

그의 이들에 대한 사고와 스트레스 연구의 결과

는, 건강생성 모델 안에서 결부되고, 동시에 이제까지 각각 배타적으로 이해되고 있던 2가지 상태인 "건강과 질병"에 관한 새로운 정의를 가져왔다.

Antonovsky(1997)는 사람들은 건강하기도 하고 질병이 있기도 한다는 것을 알아차렸다. 즉, 이것은 건강한 사람 속에 병적인 부분이 잠재하고, 질병을 앓는 사람 속에도 역시 건강한 부분이 있다는 것을 의미한다. 또는 정신 상태에 따라서 "별로 건강하지 않다/어느 쪽인가 하면 질병이 있다"라는 것처럼, 그는 "건강과 질병"의 개념 속에 2개의 반대의 극을 가진 하나의 연속체를 파악하고, 모든 사람이 양극 사이의 어딘가에 있다고 하였다. "사람은 건강과 질병 상태의 사이를 움직이는 것이며, 순수하게 건강한 상태는 완전한 질병과 같은 정도로 드물다"(Antonovsky 1997).

그는 연구 활동 중에서, 건강하다고 자각하고 있는 건강한 사람은 어떤 특정의 지적 및 정서적이고 글로벌한 방향성을 갖고 있다는 것을 알아차렸다. 그는 이것을 조화의 감각(sense of coherence)이라 부르고 있다. 이 개념은 단순한 감정이라 해석할 것이 아니라, 지각과 판단의 패턴이라고 이해해야 한다.

이 조화의 감각은 건강생성 모델의 중심에 해당한다. 이것을 충분히 갖춘 사람들은 그들이 가지는 문제와 이들에 대한 도전 중에서 스스로 성장하여 가는 것을 감지하고, 신변의 세계 안에서 자기의 존재의미를 발견한다. 그들은 밖으로부터의 요구에 대해서, 항상 유연하게 대응할 것이다. 산다는 것에 연관성이 있는 정합성의 감각, 바꿔 말하면, 조화의 감각의 크기는 그때그때 건강과 질병의 양극 사이에서 어딘 가에 위치한다. Antonovsky 자신은 조화의 감각을 아래와 같이 정의를 부여하였다.

》[…] 관통하는 것 같은 오래 지속하고 동시에 동적인 신뢰의 감정을 가질 수 있는 도량을 보여주는 글로벌한 방향성은 첫째로 경험의 세계의 내측과 외측으로부터의 요구가 생명을 영위하는 흐름 속에서 예측과 설명이 가능하다는 것, 두 번째는 도전을 정당화하기 위해 필요한 방안을 뜻대로 사용할 수 있다는 것, 세 번째는 밖으로부터의 요구가 자기에 대한 투자와 사회참여를 위한 도전이라는 것에 의해서 결정된다"(Antonovsky 1993).

그리고 조화의 감각은 다음 세 가지의 중요한 구성요소를 갖고 있다.

이해력 (sense of comprehensibility)

이것은, 미지의 것을 포함하는 질서 바른 안정된 구조를 가진 정보를 처리하는 능력이며, 동시에 혼란하고, 무의미하며 우발적으로 설명할 수 없는 자극과는 대결하지 않는 능력이다.

관리력 (sense of manageability)

자기가 갖고 있는 것 중에서 적합한 능력과 방법을 뜻대로 사용하고, 특정 요구에 응할 수 있는 것을 지각할 수 있는 것이다. Antonovsky(1997)는 자기의 능력과 전문성을 뜻대로 사용할 수 있을 뿐만 아니라, 다른 사람(예컨대, 물리치료사)이나 보다 높은 영향력이 문제 극복을 돕는다는 것을 신뢰할 수 있는 능력이 중요하다고 강조하였다.

유의미성을 감지하는 힘 (sense of meaningfulness)

이 능력은 사람이 자기의 인생을 정서적으로 의미 있다고 느끼는 도량이다. 인생의 문제를 어느 편인가 하면, 기꺼이 맞이할 수 있는 도전이라는 견해를 갖고, 가능하면 도피하고 싶은 부담이라고 파악하지 말아야 한다. Antonovsky(1997)는 이 동기부여가 되는 능력을 가장 중요시하였다. 인간은 유의미성을 경험하는 일이 없으면, 온갖 영역의 생활을 단순히 부담으로 느낄 것이다.

6.2 병인론과 건강생성 모델의 차이

Antonovsky(1997)는 어떤 유명한 은유를 사용해서 건강과 생명을 강(river)으로 비유하고 있다. 그는 인간은 인생이라는 위험이나 소용돌이, 커브나 급류가 가득 찬 강 속에서 헤엄치고 있다고 생각하였다. 물리치료사는 병인론에 방향이 부여된 의료를 시도하고, 물에 빠진 사람을 흐름에서부터 끌어올릴 수 있을지도 모르지만, 환자는 기슭으로 끌어올려진 상태에서는 결코 수영을 학습할 수 없고, 인생은 흘러가버린다. 또한, 다시 강에 들어가면 이야기는 시발점으로 되돌아간다. 이것은 틀림없이 전형적인 장기적 환자에서 볼 수 있는 상태이다.

그러나 건강생성 모델에서는 더 한걸음 앞을 지향하고 있다. 사람을 인생이라는 강 속을 끝까지 헤엄칠 수 있도록 하는 것이 중요하며, 따라서 테마는 소용돌이와 급류를 극복하기 위해 무엇이 도움이 되는가?이다.

건강생성 모델에 방향이 부여된 물리치료는 증상과 같은 병적인 부분을 최소화하는 것만이 아니라, 이에 더해서 건강한 부분을 강화하여 이용하는 것을 지향하고 있다. 이러한 점에서 병인론으로 방향이 부여된 치료와 건강생성 모델로 방향이 부여된 치료에서는 시발점이 갈리는 것이다.

병인론으로 방향이 부여된 물리치료에서는 두드러진 증상을 관찰하는 것이 우선 시행되고, 환자 그 자체의 가치관을 중심에 두지 않는다. 환자 자신이 병인론에 기초하고 있으면, 수동적으로 장애의 제거를 기대하고 있을 뿐인지도 모른다.

환자 자원에 맞춘 건강생성 모델에 의해서 방향이 부여된 치료에서, 문제에 대한 필요한 치료와 아울러서, 환자의 건강한 부분을 불러일으키는 것을 중요하게 하고 있다. 즉, 환자가 갖고 있는 resource를 발견하고, 환자의 뜻대로 되는 모든 방법을 사용하는 것을 지원하는 것이다. 그러므로 물리치료의 과제는 환자가 수동적인 입장으로부터 빠져나와 능동적인 행동자로 바뀌고, 인생을 다시 자기가 형성할 수 있도록 지원하는 것이다. 이것이 조화의 감각의 강화이며, 물리치료의 기초가 되는 사고방법이다.

6.3 실천

매일의 진료에서 비정상을 제거하는 것이나, 표면화시키지 않는 것은 자동적으로 건강과 기운의 회복으로 연결되지 않는다는 것을 경험한다. 화가 치미는 것과 마찬가지로 실망하는 일이 환자에게도 물리치료사에게도 발생한다. 많은 노력이 이루어지고, 성공결과가 기록되어 있음에도 불구하고, 환자는 왜 만족을 하지 않는가, 구체적으로 어떻게 해주었으면 하는 가를 왜 말할 수 없는가, 물리치료사는 스스로 묻지 않을 수 없다. 쌍방에게 기대에 어긋나는 상황으로 종지부를 찍는 또는 그러한 상황으로 몰고 가지 않기 위해, 보행훈련에 플러스의 영향을 주는 아래의 두 가지 점에 유의해야 한다.

- 반복되는 물리치료적인 중재이 실현 가능한 환자의 희망과 목표에 조화되고 있는 지를 체크해야 할 필요가 있다. 치료에 대해서 환자가 느끼고 있는 만족감에 가능한 한 주의를 기울인다.
- 물리치료사와 환자의 관계에서, 서로의 행동도 큰 의미를 갖는다. 물리치료사는, 자기의 말씨나, 행동이 환자의 건강에 영향을 준다는 것을 알아차려야 한다. 물리치료사 자신이 건강하다는 것은 환자로부터의 신뢰 형성을 지원하고 환자의 받아들이는 태세를 갖추게 한다. 물리치료사가 건강할수록 물리치료사 지시의 주의력이나 감정이입 능력, 그리고 환자가 갖고 있는 개

개의 문제와 요구에 대한 이해력이 강화된다.

검사와 치료를 하는 동안에, 물리치료사의 의도와 행동이 환자의 조화 감각을 지원하고, 강화하는 것으로 향하고 있으면, 미묘한 판단에서도 문제를 인식하고, 바르게 판단을 내릴 수 있으며, 누그러뜨리고, 가능한 한 제거하는 것에 성공할 것이다. 그리고 나아가서는 환자로부터의 지지도 얻을 수 있다. 이러한 방법으로 환자의 기운이 높아지는 것은, 환자의 건강상태(건강생성 모델적인 의미에서도)가 개선되고, 그리고 쌍방에게 만족을 줄 수 있다는 것을 의미한다.

임상 힌트: 환자에서의 조화 감각의 세 가지 능력을 체크하는 것은 임상에서 물리치료적인 중재이 환자의 희망과 목적에 조화되고 있는지 아닌지의 질문에 답하여 준다.

- 의미가 있는 것을 느끼는 힘의 체크 : 걷는 모습의 변경 또는 개선이 환자에게 얼마만큼의 의미를 가져오는가. 만일 이것이 환자에게 특별한 의미를 가져오지 않는다면, 물리치료사의 많은 노력은 큰 성과를 나타내지 않는다. 물리치료의 목적을 이해하지 못하고, 의미를 발견할 수 없으면, 환자는 물리치료적인 치료에 스스로 협력하지 않을 것이고, 자립적으로 할 마음을 갖고 훈련하는 것에 흥미를 보이지 않는다. 이렇게 되면 물리치료의 요구에 대해서, 환자가 정력을 쏟을 가치가 상실된다. 이러한 때에는, 환자가 물리치료에 대해서 어떠한 희망을 갖고 있는지 정확히 구체적으로 물어봐야 한다.
- 이해력의 체크 : 환자는 물리치료의 목적을 인식하고, 왜 자주적으로 치료에 참여해야 하는지를 이해하고 있는가. 환자는 이제부터 시행하는 물리치료의 각 단계에서 이룩하여 가는 연습과제에 대해서 충분한 정보를 얻고, 이들 치료의 의미와 목적을 이해하고 있는가. 환자의 이해력이 충분히 고려되어 있으면, 환자가 다음에 무엇이 일어나는가를 이해하고, 기대에 어긋나지 않는다. 환자가 치료에 대해서 능동적으로 협력함으로써, 통증에 대한 불안이 감소하고 치료에 대한 거부감이 적어진다. 이때, 물리치료사는 중요한 파트너가 된다. 정보를 공개함으로써 환자와의 의사소통을 충분히 취할 수 있게 되고, 미지의 경험에 대한 불안이 제거되어, 환자가 눈앞에 있는 이제부터 일어나는 새로운 것에 신뢰를 갖고 착수할 수 있게 된다. 이것에는, 치료 프로그램을 편성하기 쉽도록 정리하여 있고, 적당한 자극이 중요하다.
- 관리능력의 체크 : 선택된 물리치료적 치료 또는 전략은 환자가 가지는 능력과 가능성에 걸맞은 것인가. 환자의 자원을 과소 또는 과대평가하고 있지 않은가. 환자에 대한 물리치료적 요구가 지나치게 적거나, 과도하게 요구하고 있지 않은가. 환자의 능력을 신중하고 바르게 평가하는 것에 주의를 기울이고, 각각의 가능성에 대해서 환자에게 정보를 제공해야 한다. 환자가 스스로 무능하다고 느끼거나, 불운하다고 생각해버리면, 환자는 그것에 대해서 아무것도 할 수 없어, 물리치료의 성공은 거의 없는, 또는 전혀 불가능해진다는 비참한 결과가 된다. 환자로서 중요한 것은 자신감을 갖는 것과 눈앞에 존재하는 문제를 자기의 능력과 의료인, 가족, 친구에 의한 외부의 도움에 의해서 극복할 수 있는 가능성을 믿는 것이다. ■

6.4 결론

건강을 뒷바라지하는 동작의 기능성이야말로 본원적인 목적이며, 정확하게 규격화된 관절의 반복운동이나 이와 유사한 것은 중요하지 않다. 이 전제에서, 인간은 장애에 관계없이 헤아릴 수 없는 플러스의 기분과 성과를 얻을 수 있고, 자기 자신과 조화할 수 있다. 이러한 것은 예컨대, 국제 장애인 올림픽(paraplegia Olympic)의 출전자나 랜스 암스트롱(세계 싸이클 대회(프랑스)에서 우승한 암 환자)이 보여주고 있다. 제한이나 질병이나 기타의 신체적 문제에 불구하고 스스로 건강하다고 느끼고 있는 매일의 임상에서의 환자도 역시 그러하다.

모든 물리치료사는 환자를 이러한 테두리를 설정하지 않고 계속 지원해야 한다. 환자가 장애나 제한에도 불구하고 다시 자주적으로 기쁨을 얻을 수 있는 인간이 되기 위해서, 물리치료사는 파트너가 되어, 환자가 자립하는 것을 지원하고, 환자의 노력을 지원해야 한다. 물리치료와 건강획득도 역시 인생의 극복과 긍정의 하나의 새로운 시도라 이해해야 할 것이다.

“우리들은 건강이나 삶의 기쁨과 마찬가지로 통증과 고뇌가 사람의 본질이라는 것을 몇 번이라 할 것 없이 배제하여 왔다. [···] 우리들은 모두, 최종적으로는 죽음에 이르는 존재이지만, 반대로 말하면, 우리들 속에 생명의 숨결이 있는 동안은 얼마간은 건강하다” (Antonovsky 1997).

제7장 보행에 대한 심리적 영향

"기쁨으로 가슴이 뛰면 태만한 발같이 소처럼 완만하게는 걷지 않는다. 불안에 떠는 사람은 영웅처럼 걸어서 올 수 없다" *(Samy Molcho 1988)*

감정의 동작적 표현은, 이미 많은 연구자가 흥미를 갖고 있는 테마이다. Charles Darwin이 쓴 명저 "The Expression of the Emotions in Man and Animals"는 아마도 이것에 관해서 처음으로 체계화된 연구 성과일 것이다(Darwin 1972).

또한 지금까지도 화제에 오르는 것은 무용수이고, 연기나 춤을 창안하여 지도하는 사람이며 춤의 교육자이기도 하였던 Rudolf von Laban(1879~1957)에 의해서 발표된 논문이다. 그는 Laban식 운동 기보법을 개발하여, 움직임의 기전만이 아니라 움직임의 표현법(effort-shape)을 개발하였다(von Laban 1981). 그는 이 방법에 의해서 표현양식과 움직임의 배후에 있는 심리를 탐색하려 하였다. von Laban은 8개의 상이한 표현양식의 기본 형태를 정의하고, 이것에 의해서 감정과 움직임의 속성(속력, 힘, 방향)의 관계를 발견한 최초의 인물이 되었다(von Laban 1981).

그의 기보법은 Bernstein(1981)에 의해서, 정신장애를 가진 사람들의 춤 치료법(dance therapy)에도 사용되었다. von Laban에 의해서 개발된 기초 패턴을 다른 사람의 기분이 되어서 뒤따라 느낌으로써, 정의된 각 동작이 각각의 특정 감정을 불러일으키고 있다는 것을 알아차리게 될 것이다. 이러한 것은 현재까지, 춤이라는 의사소통 예술의 기초로 되어있다. 확실히 사람의 보행(움직임)은 그 사람의 성격이나 그때의 감정을 적지 않게 표현하고 있다(Cutting 1978).

이와 같이, 움직임은 감정적인 구성요소를 갖고 있다 할 수 있다. 감정, 의도 그리고 특징은 동작에 흘러들어가거나, 동작에 의해서 불러일으켜져 동작과 동시에 관찰된다. 사람의 보행을 관찰할 때에, 이들의 감정에 관한 정보가 경우에 따라서는 처음부터 두드러져 있음에도 불구하고, 일반적으로 보행분석실에서의 계측에서, 동작의 심리적 배경은 거의 고려되지 않는다(Kirtley 2001).

이 밖에도 유명한 팬터마임 배우이고 몸짓 언어학의 교수인 Samy Molcho는 비언어성 의사소통(몸짓 언어)의 테마를 추적하고, 그의 세미나나 저서에서 많은 사람에게 몸짓 언어를 체험시켰다(Molcho 1988). 다양한 동작의 재체험에 의해서 예컨대, 신체표현과 감정과의 연관성을 스스로 지각할 수 있고, 이들이 결부되는 강도를 체험할 수 있다(Molcho 1988).

예:

- ▶ 우리들이 평소 익숙해져 있는 보폭(STED)을 굳이 작게 하거나 크게 하거나 하면, 정신 상태와 감정은 각각 어떻게 반응하고 또는 변화하는 것일까?
- ▶ 팔을 편안하게 하고, 보행에 맞춰서 흔드는 대신에, 딱딱하게 하여 체간의 곁에서 움직이지 않도록 하면, 무엇이 일어날까?
- ▶ 만일 당신이 자기의 목을 움직이지 않도록 유지하면, 활기차게 웃을 수 있을까?
- ▶ 보행이 활기차게 되도록, 골반과 어깨의 움직임

을 강화시켜본다. 그리고 지금 갖고 있는 문제를 생각하여 본다. 그것이 지금도 문제로 되어 있는가, 조금은 문제를 파악하는 방법이 바뀌었는가?

- 걸으면서 이를 악물어본다. 그 힘주는 것에 대해서 몸은 어떻게 순응하는가. 맛있는 음식을 상상한 혀로 입술을 핥는 것이 허리를 이완시키는 것에 반해서, 이를 악물면 온몸에 힘이 들어가지 않는가? ■

대부분의 사람은 생각이나 느낌의 분명한 변화를 느낄 수 있다. 다음 단계로서, 이들의 동작과 감정의 연관성을 몸짓을 키워드로 하여 의소소통에 이용할 수 있다. 몸짓은 감정이나 내면의 상태, 그리고 자기 자신과 환경에 대한 태도, 아울러서 기분이나 특징, 밖을 향해서 움직이려고 할 때의 충동도 전달한다.

사람의 자세와 동작을 분명히 알기 위해서는 감정 이입의 능력과 집중적인 경험을 필요로 한다. 대부분의 사람이 공통된 특징을 갖고 있다. 작은 보폭(STED)으로 발을 끌며 걷고, 어깨를 늘어뜨리고 침체된 무드로 걷고 있는 사람을 보고, 직감적으로 활기찬 모양이라고 믿는 사람은 없을 것이다. 많은 문헌을 찾아보면, 사람의 전체적 인상(impression)은 55%가 몸짓, 38%가 목소리, 그리고 단지 7%가 이야기하는 내용으로 결정된다고 일컬어지고 있다(Mehrabian 1972).

Samy Molcho(1988)의 인용구로 거슬러 올라가면, 기뻐서 걷는 모습과 의기소침해서 걷는 모습은 누구나가 분간할 수 있다. 중요한 것은 그것을 치료에 어떻게 활용하는가이다.

기분과 감정의 표현은 물론 생체역학적인 동작의 차이에 의해서도 인식할 수 있다. 1980년대 초에, 정서장애를 가진 15명의 환자와 같은 체격의 정상 사람의 그룹의 보행 패턴을 비교하는 실험이 시행되었다(Sloman 등 1982). 이 연구에서는 각 사람의 보통 속도의 보행을 녹화한 필름의 코마에 의해서 비교하는 기법을 사용하였다. 각 사람의 보행주기 중에, 고관절과 슬관절이 최대 신전하였을 때의 관절각도가 계측되었다. 실험결과에서 의기소침이 된 환자는 다리를 앞으로 가져가는 것보다는 오히려 들어 올리는 경향이 심하고, 이에 반해서, 정상 사람의 그룹의 피험자는 활동적으로 전진한다는 가설을 뒷받침하고 있다(Sloman 등 1982).

그 후 87명의 정상 고령자의 지면 반응력 계측을 주제로 한 연구가 이루어졌다(Sloman 등 1987). 여기서는 BDI(Beck Depression Inventory)로 평가된 기분과 지면 반응력 결과의 연관성이 존재하는지 아닌지의 가설이 검사되었다. 실험결과에서 후방과 하방으로의 족압 성분이 기분의 상태와 연관성이 있다는 것을 보여주었다. 기분이 내키지 않는 사람은 균형이 잡힌 기분의 사람에 비하여, 약한 족압을 나타냈다. 기분이 언짢은 사람의 실험결과는 앞에서 시행된 의기 소침한 사람의 실험결과와 같았다. 그래서, 임상의 환자에서, 보행분석이 의기소침의 정도를 아는 데에, 감도(sensitivity)가 좋은 지표가 될 수 있는지 어떤지의 고찰이 이루어졌다(Sloman 등 1987).

이 테마에 관해서, 그 이후도 수많은 연구가 이루어져 있음에도 불구하고, 이 영역에서는 아직 충분한 연구가 이루어졌다고는 할 수 없다. 이러한 목표로 향하는 동기부여로서 Ch. Kirtley (MD. PhD Bioengineering)는 스스로 실험적 시도를 실행하였다(Kirtley 등 1985). VICON™ (motion-systems)을 사용해서 2개의 자기 보행패턴을 계측하고 검사하였다.

- 첫 번째의 보행패턴 : 슬픔과 의기소침에 영향

표 7.1 의기소침 보행과 행복 보행의 비교

의기소침 보행	행복 보행
지면 반응력의 감소	강한 지면 반응력
말기입각기에서의 전방 추진력의 감소	적절한 전방 추진력
팔을 번갈아 흔드는 것의 결락(누락)	적절한 팔의 흔듦
직립한 체간의 상실	직립한 체간
▶ 부적절한 발꿈치 흔들지레와 전족부 흔들지레	▶ 적절한 발꿈치 흔들지레와 전족부 흔들지레
▶ 과도한 족관절 흔들지레(ankle rocker)	▶ 적절한 족관절 흔들지레(ankle rocker)
모든 단계에서 과도한 슬관절 굴곡	슬관절의 정상적인 움직임
어깨와 골반의 번갈아 하는 움직임이 감소 또는 결락(누락)	적절한 어깨와 골반의 번갈아 하는 반대의 움직임
신체 중력중심이 크게 좌우로 동요	신체 중력중심의 적절한 움직임

을 받은 보행

▶ 두 번째의 보행패턴 : 즐겁고 행복한 정신 상태의 보행

골격모델의 컴퓨터 그래픽의 애니메이션을 한 번 흘낏 본 것만으로, 어느 보행패턴이 어느 기분의 것인지를 명백히 알 수 있었다(Kirtley 등 1985). 이 보행의 특징의 분석과 역학곡선은 더 많은 흥미 있는 각 보행의 일탈과 정상 보행패턴과의 차이의 데이터를 제공해주었다(표 7.1).

의기소침 보행

▶ 분당보폭(STED)수(보수/분), 보행속도(m/초), 보폭(STED)(m)은 분명히 감소

▶ 양 다리 지지기의 시간이 분명히 증가

행복 보행

▶ 분당보폭(STED)수(cadence), 보행속도, 보폭(STED)은 정상에 비하여 증가

▶ 양 다리 지지기의 시간이 축소

동작과 감정과의 정확한 관계가 아직 규명되어 있지 않다고 해도, 그 존재는 많이 증명되어 있다. 앞에서 언급한 연구는 예컨대 전유각기에서의 되받아 박차는 힘 및 이들과 관계가 있는 지면 반응력의 전·후 방향 성분, 한걸음의 길이(1보행주기의 거리적 길이)와 그 사람의 기분과의 구체적인 연관성 등 많은 중요한 정보를 가져왔다. 이들의 정보는 보행을 관찰하는 데에 신뢰할 수 있는 지표가 된다고 생각한다(Kirtley 2001).

이 단원의 결말은 약간의 퀴즈이다. 심리묘사와 이에 해당되는 일러스트를 찾아보자. 심리묘사의 상세한 것과 묘사는 각각 Samy Molcho (1988)와 Gertraud Kietz(1948)에서 인용하였다. Kietz에 의한 발표는 수십년 전의 자료이지만, 매우 흥미 있는 많은 관점을 갖고 있으며, Undeutsch 교수에 따르면, 오늘날 역시 이용가치가 높다고 한다. 그림은 Dusseldorf 출신의 예술가 Martin Baltscheit에 의해서 그려졌다.

여기서는 무엇보다도 몸짓적인 관점에 의한 보행분석의 능력을 습득하는 것을 중요시하고 있다. 어쩌면 해석을 할 때 사람에 따라서 다를지도 모르므로, 굳이 명확한 분류를 하고 있지 않다. 또한 획일적으로 분류해버릴 위험성도 크기 때문에, 몸짓과 그 해석은 임상에서 각 개인의 상황에 비춰서 평가해야 한다는 점에 주의한다.

"상징(symbol)만의 의사표시는 여러 가지 의미

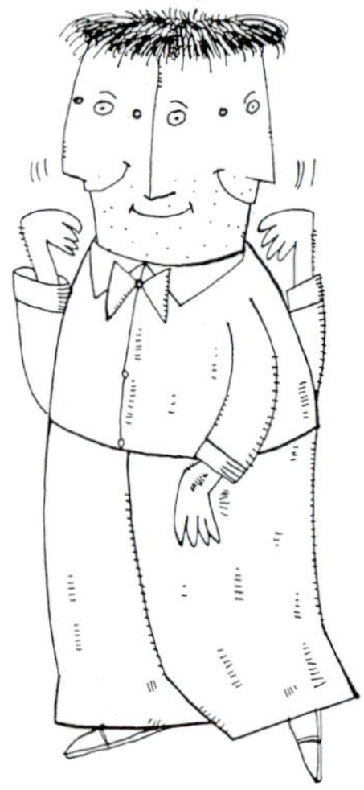

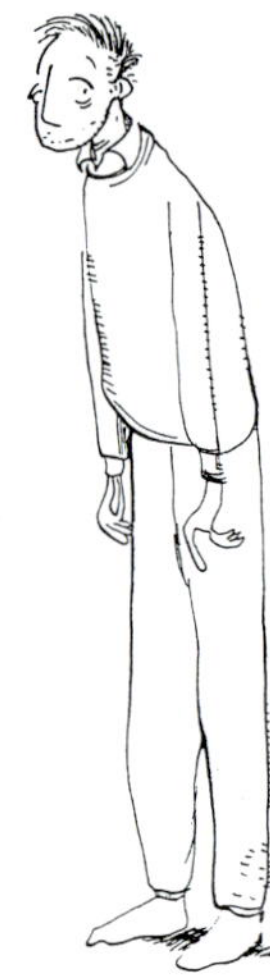

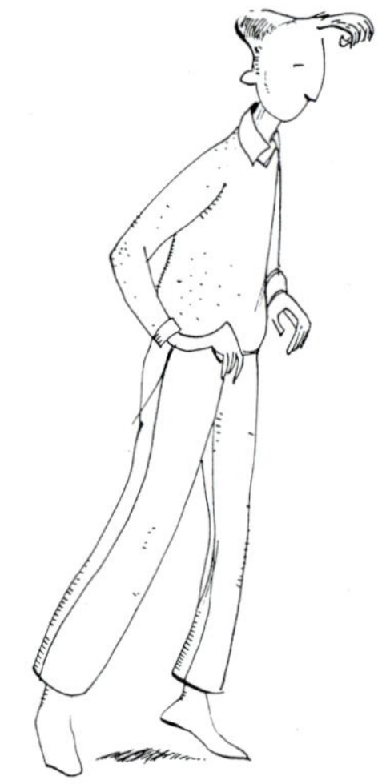

를 취할 수 있다. 이에 반해서, 실제의 움직임을 보면 명백하게 의미를 파악할 수 있고, 납득할 수 있다"(Auguste Flach 1928).

그러면 일러스트의 분류를 즐기길 바란다!

작은 보폭(STED) (종종걸음)형

체격에 비하면 작은 보폭(STED)으로 걷는 사람이다. 이 사람에게는 매사의 상세한 것이 중요하고, 한 걸음마다에 진실성을 체크하기 위한 규범을 필요로 한다. 이 사람에게는 질서가 매우 중요한 위치를 차지한다.

작은 보폭(STED)형으로서 상세한 것이 결여된 제안은 추론적이고 충분히 검토되어 있지 않아 믿음직하지 않은 것이라 생각된다. 모든 상세를 알고 있고 설명할 수 있는 전문가에 대해서는 이해를 나타내고, 조언을 받아들이려고 한다.

회계나 서식의 작은 칸에 적어 넣는 것은 이 사람에게 최적의 작업일지도 모른다.

큰 보폭(STED) (황새걸음)형

체격에 비하면 큰 보폭(STED)으로 걷는 사람

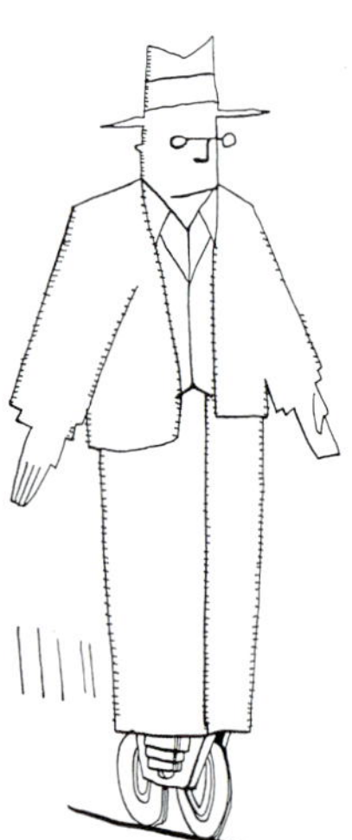

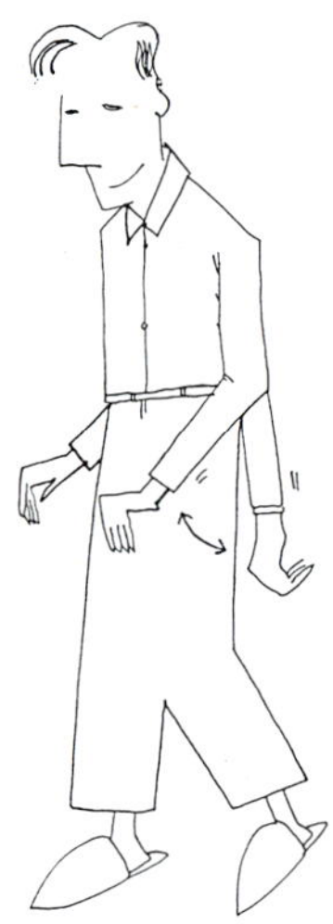

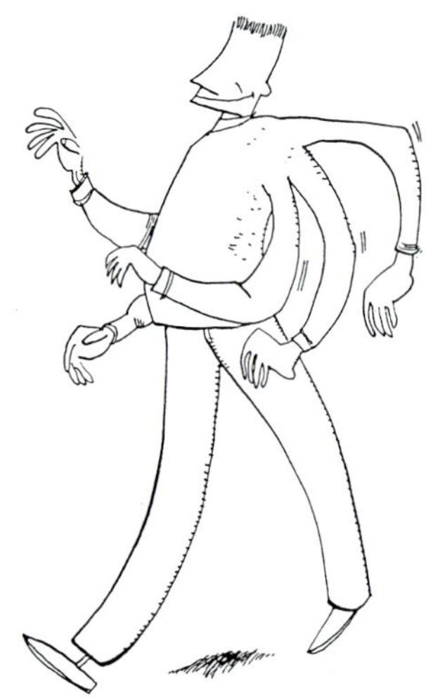

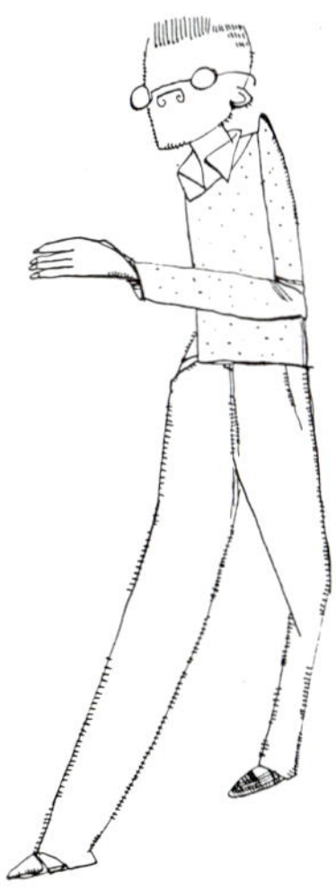

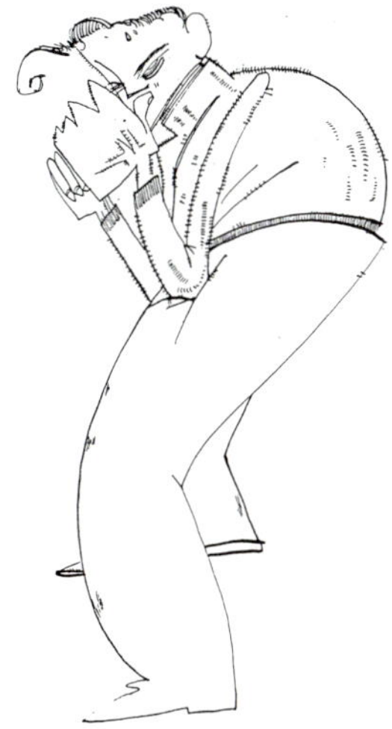

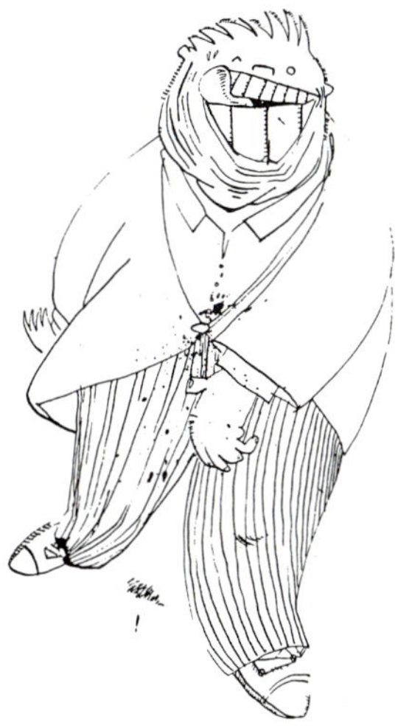

이다. 곧잘 상세한 것을 건너뛰고, 개별적인 현상으로부터 전체상을 추측할 수 있다. 큰 보폭(STED)형에게는 상세한 일로 귀찮게 하는 것은 좋지 않으며, 오히려 이 사람의 치료에 관해서는 누가 리더인지를 분명히 알리는 편이 좋을 것이다.

기획과 전략의 입안이 이 사람에게는 최적의 작업일지도 모른다. 큰 보폭(STED)형이 가장 좋아하는 모토는 "사소한 일에 사로잡히지 않고 대국을 잡다"이다.

활기차고 가뿐한 형

활기차고 가뿐하게 걷는 사람은 긴장을 풀고 있는 상태라는 것을 알 수 있다. 정신 상태는 보행에 상응한다. 그리고 가뿐하게 팔을 흔드는 것은 행동하는 기쁨을 나타내고 있다.

아래팔로 걷기 형

이 사람은 전완(forearm)을 가슴 앞에 태세를 갖추어 움직임을 제한하고, 팔꿈치로부터 걸어간

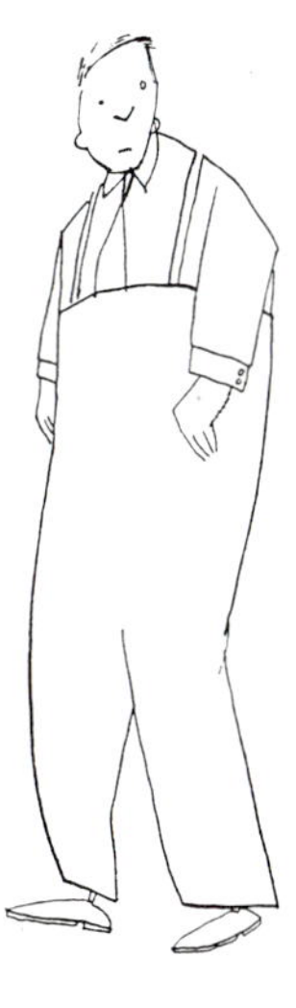

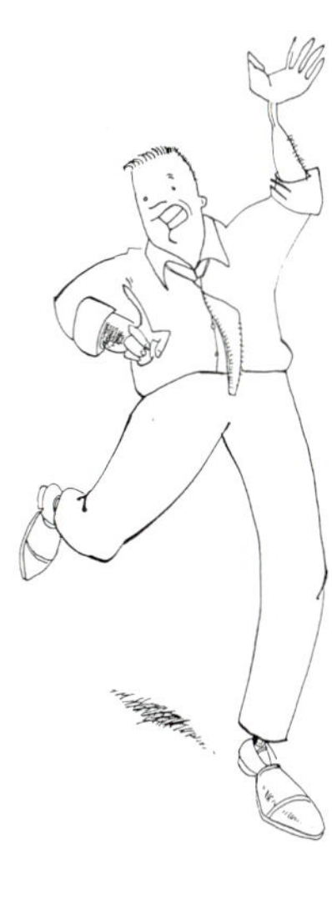

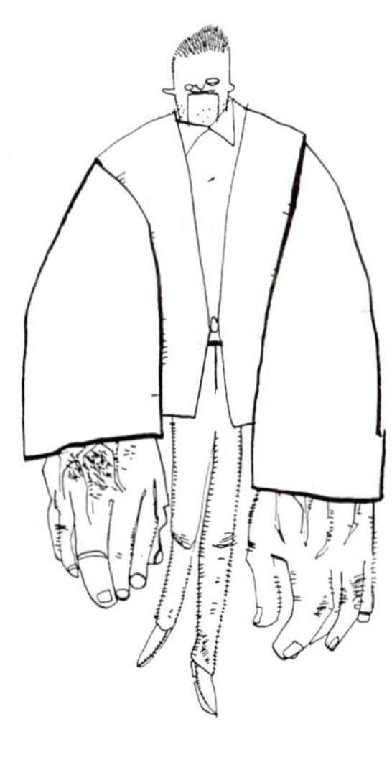

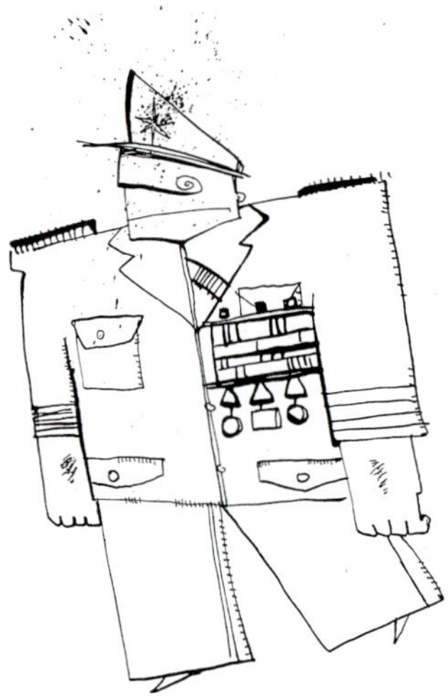

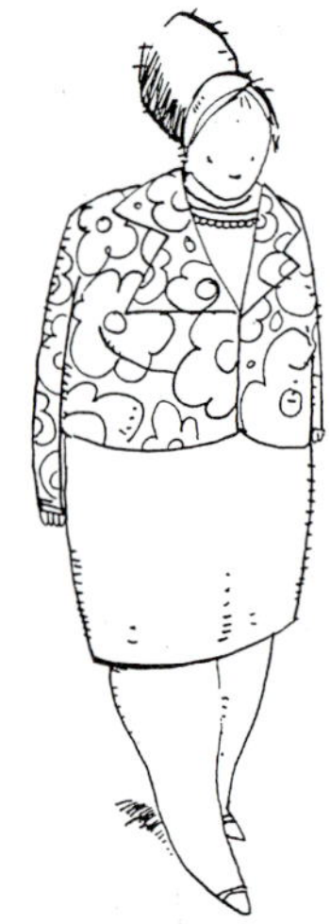

다. 이것은 권투선수와 같은 방어본능일지도 모른다.

향락 형

걸으면서 전신으로 향락적으로 이야기를 계속하는 사람이다. 허리의 자세는 이완하여 있다.

손등 형

손등을 앞으로 향하고, 민감한 손바닥을 지키면서 걷고 있다. 전면에 그 사람의 특징이 나타나 있다. 어깨와 골반의 움직임은 억제되고, 가뿐한 보행은 불가능하다. 이 사람은 아마도 말수가 많지 않다. 이 사람에게 무언가를 제공하는 것은, 그 사람으로부터 무언가를 끌어내는 것과 같은 정도로 어렵다. 이 사람에 관한 정보는 적고, 에워싸여 있다. 만일 이 사람으로부터 무언 가를 알고 싶은 경우는 정확하게 질문을 해야 한다. 묵비하는 일은 없으나, 질문하지 않으면 답은 나오지 않는다. 게다가 그 답은 거의 뚜렷하지 않다.

이 동작 양식은 그 옛날 소련의 최고지도자층의 다큐멘터리 영화에서 자주 볼 수 있었다.

레일 걷기 형

목은 움직이지 않고, 실룩실룩한 느낌의 머리의 움직임이 똑바른 자세를 강조하고 있다. 이 사람은, 목적을 확고하게 갖고 있다. 한눈을 파는 것은 시간의 낭비라 생각하고 있다. 모든 방향으로 향하는 것은 가능하지만, 보행 계획(plan)과 개념(concept)은 이미 결정하고 있다. 계획을 중요시하고, 즉흥적인 것에 대해서는 혼란을 느낀다.

이 타입의 사람은 특히, 의사일정의 작성에 능력을 발휘할지도 모른다.

두리번 두리번 형

목이 잘 움직이고, 많은 정보를 거두어들인다. 외계의 사상에 대해서 항상 매우 흥미가 깊고, 마음을 열고 있다. 두리번두리번 형은 레일 걷기 형보다 이동에 시간이 걸린다. 정보수집의 다양성과 템포에는 직접적인 관계가 있다. 정보 수집을 위해 목적지로 향하는 시간이 희생이 된다.

이 사람에게 제안되는 것은 다양성을 갖고 있어야 한다. 가장 좋은 것은 신중하고 상세하게 체크된 완전한 정보의 패키지이다.

제8장 끝맺는 말

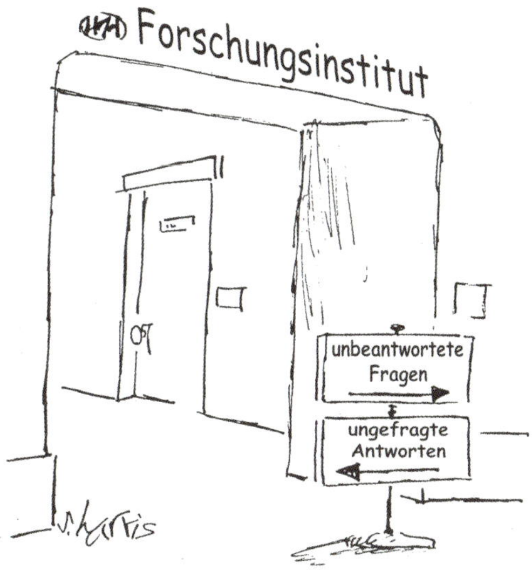

"무지한 것이 아니라, 무지하다는 것에 대해서 무지한 것이 앎의 마지막이다"(Alfred North Whitehead)

이제까지의 단원에서 직립보행에 대해서, 2족보행의 발현부터 현대인의 정상 보행까지를 기술하여 왔다. 정상 보행이라는 고차원의 기능적 복합체를 전문적이고 동시에 이해하기 쉽게 전달하는 것에 중점을 두었다. 원활하고 조화를 이룬 걷는 모습을 가능케 하기 위해서는, 보행의 각 단계에서 많은 전제조건을 충족시켜야 한다. 정상 보행의 기능에 관한 생체역학에서부터 생리학적까지의 정확한 지식을 얻음으로써, 비로소 병적인 비정상 운동을 확실하게 인식하는 것이 가능해진다.

또한, 인식한 것을 알기 쉽게 말로 정리하기 위해, 많은 상이한 전문분야의 보행분석 전문가가 사용하고 있는 국제표준으로서 인지된 전문용어를 사용하였다.

이것은 마찬가지로 세계 속에서, 물리치료사, 온갖 전문분야의 의사, 체육학사, 작업치료사, 의지장구사 및 생체역학의 전문가, 물리학자, 수학자, 바이오엔지니어, 그리고 보행과 동작분석을 테마로 임상적 및 과학적으로 몰두하고 있는 모든 사람에게 사용되고 있다.

이러한 영어의 전문용어에 대처하는 것은 개개인으로서 처음에는 노력을 필요로 하는 것처럼 보일지도 모르지만, 그 좋은 점을 말해주는 근거가 있다. 표준화된 전문용어를 알아두면, 환자의 행복을 위한 매일의 작업에서, 전문 직종 사이에서 필요한 의사소통을 하기 쉽고, 개인적인 졸업 후 연수로서, 임상과 연관성이 있는 과학적인 지식을 얻는 것이 가능해진다. 대부분의 연구와 공개된 과학적 실험결과가 영어로 정리되어 있고, 이 전문용어가 사용되고 있다.

이 책의 내용을 가능한 한 이해할 수 있도록, 이 한국어판에서는 영어의 전문용어를 가능한 한 그대로 사용하여 번역하였다.

검사도 치료도 표준규격이 필요하다. 관찰에 의한 보행분석은 체계적으로 검사를 시행하여 기록하고, 그리고 결과를 임상적으로 의미 있는 치료전략으로 바꿔놓는 것을 가능케 하는, 우수한 임상을 위한 표준규격이다. 이때, 예컨대, O.G.I.G. 보행분석 시트를 사용한 기록은 계통적이며 기능적인 환자의 검사와 치료를 더 계속하는 동료나 의사, 비용부담 기관이라는 부문 간의 정보교환에 도움이 된다. 무엇보다도 전문적으로 보아 타당한 기록은 위탁자와 비용부담 기관에게 중요한 기준이 되고, 물리치료사에 의해서 이룩된 일(work)의 성과를 증명한다.

오늘날, 많은 의료분야에서, 검사를 위해 개발된

최신기술의 기계가 있다. 적합한 기계를 갖춘 보행분석실은 독일에서도 차츰 증가하고 있으며, 임상에 응용되고 있다. 다양한 전문분야로 구성되는 팀은 검사와 분석기계에 의해서 얻어지는 방대한 데이터의 바른 해석과 효율적인 평가를 시행해야 한다.

목적은 데이터에 기초하여 신뢰할 수 있는 진단과 개개의 사례에 입각한 효과적인 치료전략을 세우는 것이다. 이것은 혹시 장차 어떠한 신기술이 사용된다 해도, 전문분야의 지식에 더하여, 보행의 생체역학 · 생리학 · 병리학의 포괄적인 지식을 사용할 수 있는 사람만이 성취할 수 있는 것이다.

보행분석실이나 진료실, 병원에 근무하고 있는지 아닌지에 관계없이, 보행 치료사는 정상 보행과 병적 보행의 기능, 신경근 기능장애에서의 운동기전의 지식을 필요로 하고 있다. 이러한 이유에 따라, 이 책에서는 보행의 생리학에 더해서, 빈번하게 볼 수 있는 보행의 비정상 운동과 그 원인도 소개하였다. 그러나 특정의 치료방법은 명시하지 않았다. 왜냐하면 각각의 치료는 환자의 개개의 문제의 특이성에 기초하지 않으면 안 되기 때문이다. 이 책은 주로 많은 일어날 수 있는 비정상 운동을 과학적으로 증명된 생체역학, 운동형상학과 운동역학의 관점에서 소개하고, 많은 가능성이 있는 영향을 주는 요인을 열거하였다.

각각의 사례에 입각한 치료와 적절한 물리치료를 검사와 결과에 비추어보면서 입안한다. 이러한 것만이 존재하는 장애와 비정상 운동에 관한 정확한 해명을 가져오는 것이다. 확인된 장애 또는 이탈운동을 심리학적으로, 그리고 사회의료의 관점과의 연관성에서도 판단할 수 있기 위해, 어떠한 접근이라면 그 효과가 진단결과나 치료, 그리고 치료에 의한 결과에 영향을 미칠 수 있는 지를 이해해야 한다. 이러한 것이 자주, 환자와 물리치료사의 쌍방에게 성과가 있는 물리치료의 열쇠라는 것을 임상에서 보여주고 있다.

저자가 보행분석에 대해서 간절히 바라고 있는 것은, 병리학과 생리학의 양쪽의 관점에서 검사할 수 있고, 필요하다면, 거기서부터 효과적으로 영향을 미칠 수 있는 다면적인 방법이라는 것이다. 그러므로 보행분석은 결코 지루한 것은 아니다. 보행분석은 물리치료사와 기타의 전문직 종사자에게, 감정이입의 능력, 예민한 감수성, 객관적으로 의학과 생체역학의 절대적인 기초를 이해할 수 있는 창조력을 요구한다. 이러한 보행분석은 선입견이나 고정관념, 편향된 치료기술에 제약을 받는 일은 없다.

보행분석은 물리치료사에게 다양한 것을 요구한다. 예컨대, 도입하고 있는 방법의 신뢰성에 대한 끊임없는 체크, 항상 최신의 신뢰를 둘 수 있는 과학적인 지식을 습득하는 것, 그리고 만일 필요하다면 물리치료 기술과 전략 그 자체의 개선이나 변경 등이다. 결과적으로 보행분석은 적극적으로 대처하고 있는 물리치료사에 의해서, 모든 환자에게 가장 효과적인 최선의 지원을 가져온다.

환자가 회복하여간다는 의미에서, 물리치료사로서의 행동은 항상 그 개입의 타이밍과 유효성이 반복해서 체크되어야 한다. 왜냐하면 가능한 한 빨리, 「"…오래 계속된 부자유와 무력의 상태로부터, …다시 힘이 소생한다는 것을 믿고…다시 도달 가능한 목표가 주어져야 한다"」 때문이다(니체 1887, "기쁜 지식" 제2판의 머리말).

O.G.I.G. – 보행분석 기본 데이터 양식

환자명 ______________ 사용하는 보장구 ______________ 연 월일 ______________

진단명 ______________

주요 문제 ______________

바람직한 대책 ______________

검사장소 ______________ 치료사 ______________

○좌 환측 **우 환측○**

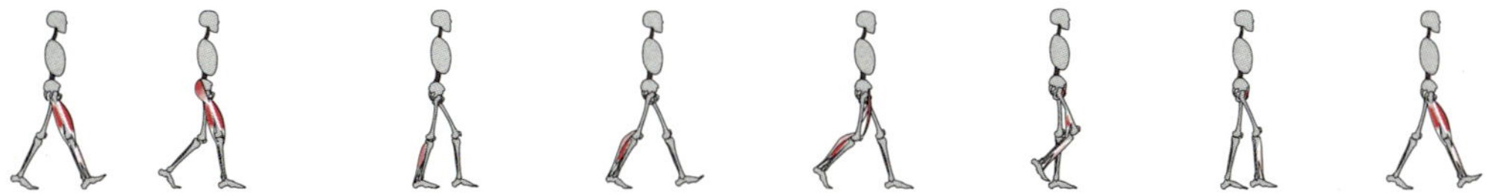

체중부하수용기		한쪽 다리 지지기		유각기			
IC	LR	MSt	Tst	PSw	ISw	MSw	TSw
발꿈치 닿기 ○있음 ○없음		적절한 배굴 ○있음 ○없음			적절한 배굴 ○있음 ○없음		
	적절한 저굴 ○있음 ○없음	발꿈치 들기의 타이밍 ○너무 빠르다 ○적절 ○늦다 ○있음 ○없음 골반의 안정 ○있음 ○없음					
적절한 무릎 굴곡 ○있음 ○없음		적절한 무릎 신전 ○있음 ○없음		적절한 무릎 굴곡 ○있음 ○없음			적절한 무릎 신전 ○있음 ○없음
		고관절 신전 ○있음 ○없음		적절한 고관절 굴곡 ○있음 ○없음			
발뒷꿈치 흔들지레 (heel rocker) ○부족 ○과다 ○정상		족관절 흔들지레 (ankle rocker) ○부족 ○과다 ○정상	전족부 흔들지레 (forefoot rocker) ○부족 ○과다 ○정상	풋 클리어런스 foot clearance ○있음 ○없음			

대상운동

○골반의 들어 올림

○되돌림 움직임

○회선(circumduction)

○반대측의 발돋움

○체간의 전경

○뒤시엔느

○트렌델렌부르크

○ 기타 ______________

____

____

____

____

팔의 흔들기 ______________

머리 위치 ______________

계단

○오르기 ○내려가기

○가능 ○가능

○불가능 ○불가능

○통증 ○통증

2중 과제 ○가능 ○불가능

2중 과제 조건부 ○가능

족관절

- **low heel** 〔저굴위치에서의 발꿈치 닿기〕 (IC)
- **forefoot contact** 〔전족부로부터의 닿기〕 (IC)
- **foot-flat contact** 〔발바닥 전체에 의한 초기 닿기〕 (IC)
- **foot slap** 〔발꿈치 닿기 후의 제어되어 있지 않은 저굴동작〕 (LR)
- **excess plantarflexion** 〔과도한 저굴〕 (IC, LR, MSt, TSt, ISw, MSw, TSw)
- **excess dorsal flexion** 〔과도한 배굴〕 (IC, LR, MSt, TSt, PSw)
- **excess supination** 〔과도한 회외〕 (IC, LR, MSt, TSt, TSw)
- **excess pronation** 〔과도한 회내〕 (IC, LR, MSt, TSt, TSw)
- **heel-off/premature heel-off** 〔발꿈치 들고 걷기/너무 이른 발꿈치 들고 걷기〕 (부하 반응기와 중간 입각기에서 발꿈치나 바닥에서 떨어져 있다) (LR, MSt)
- **no heel-off** 〔말기 입각기와 전유각기에서 발꿈치가 바닥에서 떨어지지 않음〕 (TSt, PSw)
- **toe drag** 〔유각 단계에서 발가락, 전족부, 또는 발꿈치가 바닥에 접하여 있다〕 (LSw, MSw, TSw)
- **contralateral vaulting** 〔일찍부터 또는 과도하게 반대측 입각지절의 발꿈치를 들어 올리는 상태〕 (PSw, ISw, MSw, TSw)

발가락

- **up** 〔과신전〕 (LR, MSt, TSt)
- **inadequate extension** 〔신전 부족〕 (TSt, PSw)
- **clawed/hammered toe** (TSt, PSw)

슬관절

- **limited flexion** 〔굴곡 제한〕 (LR, PSw, ISw)
- **excessive flexion** 〔과도한 굴곡〕 (IC, LR, MSt, TSt, TSw)
- **wobbles** 〔동요, 하나의 단계에서 신속한 굴곡 신전〕 (LR, MSt, TSt)
- **hyperextension** 〔과신전〕 (IC, LR, MSt, TSt, PSw)
- **extension thrust** 〔급격한 신전, 슬관절이 격렬하게 완전신전〕 (LR, MSt, TSt)
- **valgus/varus** 〔외반/내반〕 (MSt, TSt)
- **excessive contralateral flexion** 〔반대측의 과도한 굴곡 (PSw, ISw, MSw, TSw)

고관절

- **limited flexion** 〔굴곡 제한〕 (IC, LR, ISw, MSw, TSw)
- **excess flexion** 〔과도한 굴곡〕 (IC, LR, MSt, TSt)
- **past retract** 〔말기 유각기에서 관찰되는 대퇴의 전방 움직임의 직후에 일어나는 뒤로 되돌아가는 움직임〕 (TSw)
- **내회전** 〔internal rotation〕
- **외회전** 〔external rotation〕
- **내전** 〔adduction〕
- **외전** 〔abduction〕

골반

- **hikes** 〔골반의 들어 올림〕 (ISw, MSw)
- **posterior tilt** 〔골반의 후경〕
- **anterior tilt** 〔골반의 전경〕
- **lacks forward rotation** 〔전방회전 부족〕

(TSw)

- lacks backward rotation 〔후방회전 부족〕 (TSt)
- excess forward rotation 〔과도한 전방회전〕
- excess backward rotation 〔과도한 후방회전〕
- ispilateral drop 〔같은측의 아래로 처짐〕 (PSw, ISw, MSw, TSw)
- contralateral drop 〔반대측의 아래로 처짐〕 (LR, MSt, TSt)

체간

- forward lean 〔체간의 전경〕 (LR, MSt, TSt)
- backward lean 〔체간의 후경〕 (LR, MSt, TSt)
- lateral lean 〔체간의 측굴〕 (LR, MSt, St, ISw, PSw, MSw, TSw)
- rotates forward/backward 〔과도한 전방회전/후방회전〕

( ) = 이들의 비정상 운동이 의미를 가지며, 기능적 과제수행을 저해하는 단계(phase)

충격흡수 기전

족관절 ○적절 ○부적절 영향을 주는 신체 부위 ________________

슬관절 ○적절 ○부적절 영향을 주는 신체 부위 ________________

골반 ○적절 ○부적절 영향을 주는 신체 부위 ________________

검사결과

SLS ○우 ________________

○좌 ________________

근력 · 근 장력 ________________

감각 · 수용기 ________________

가동범위 · 구축 ________________

VAS(visual analog scale) 치료 전 ________________

치료 후 ________________

상세한 검사결과 ________________

가능성이 있는 원인

○약화 ________________

○운동제어의 장애 ________________

○가동범위 제한 ________________

○감각 · 수용기의 제한 ________________

○통증 ________________

○변형 ________________

○대뇌변연계 정서영역 ________________

적절한 치료 중재

____

____

____

치료 전의 검사결과 검사거리—	년 월 일 (m) 검사시간—	(초)	보수	보—
검사 거리—	(m)/검사시간—	(초)×60=—		(m/분) 보행속도
검사 거리—	(m)/보수 —	×2=—		(m) 한걸음의 폭 길이
보수 —	×60/검사시간—	(초)=—		(보/분) 분당보폭수

치료 후의 검사결과 검사거리—	년 월 일 (m) 검사시간—	(초)	보수	보—
검사 거리—	(m)/검사시간—	(초)×60=—		(m/분) 보행속도
검사 거리—	(m)/보수 —	×2=—		(m) 한걸음의 폭 길이
보수 —	×60/검사시간—	(초)=—		(보/분) 분당보폭수

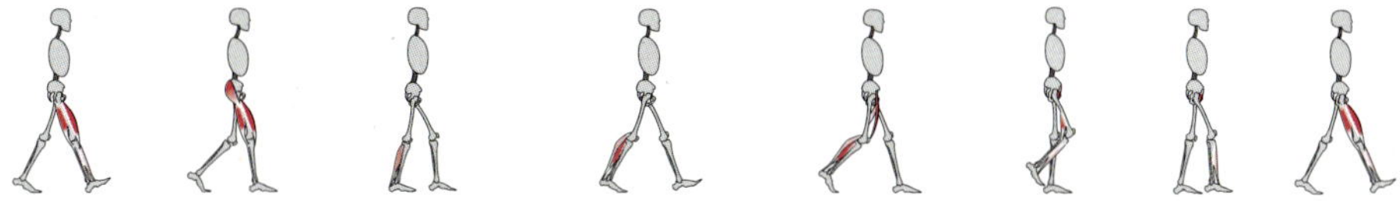

체중부하 수용기	한쪽 다리 지지	유각지절의 전방 움직임
초기의 안정성 동작의 흐름의 유지 충격 흡수	안정성 전방 움직임의 유지	발의 들기 보폭(STED)의 획득

보행주기	0%	0~12%	12~31%	31~50%	50~62%	62~75%	75~87%	87~100%
관찰지절	**IC**	**LR**	**MSt**	**TSt**	**PSw**	**ISw**	**MSw**	**TSw**
반대측	PSw	PSw	ISw/MSw	TSw	IC/LR	MSt	MSt	TSt
체간	직립							
골반	5° 전방회전	5° 전방회전	0°	5° 후방회전	5° 후방회전	5° 후방회전	0°	5° 전방회전
수직선에 대한 대퇴의 각도 (고관절)	20° 굴곡	20° 굴곡	0°	20° 겉보기의 과신전	10° 겉보기의 과신전	15° 굴곡	25° 굴곡	20° 굴곡
슬관절	5° 굴곡	15° 굴곡	5° 굴곡	5° 굴곡	40° 굴곡	60° 굴곡	25° 굴곡	5° 굴곡
족관절	0°	5° 저굴	5° 배굴	10° 배굴	15° 저굴	5° 저굴	0°	0°
손가락 (MTP관절)	25° 까지의 신전	0°	0°	30° 신전	60° 신전	0°	0°	25° 까지의 신전

보행 중의 관절의 자세(RLANRC에 의한 보행분석결과를 부분적으로 수정)

용어해설

간헐성 경련 (clonus) : 경련성 질환 환자의 발과 슬개골에 가장 흔히 일어나는 반사성의 율동적인 경련.

강직 : 가동범위의 완전 소실을 수반하는 골성 또는 관절낭의 경화.

거골하관절 : 상부의 거골과 하부의 종골 사이의 3개의 상이한 관절면으로 구성되는 복합관절. 3개의 관절면에서 움직임을 관찰할 수 있는 1축성의 움직임을 한다. 신체중량을 지지하는 거골하관절의 기능은 발이 지면과 안정된 접촉을 유지하는 동안, 신체중량에 의한 회전력을 받아내는 것에 기여한다.

고니오미터 : 각도계.

관찰하는 다리 (관찰지절) : 신체의 좌우 중 관찰의 초점을 맞추고 있는 측. Rancho Los Amigo의 관찰에 의한 보행분석에서는 한 번에 신체의 한쪽만을 평가한다.

동적인 근육 활동의 조합 : PNF 개념의 기법. 기능적인 상황(예컨대, 의자에서 일어서거나, 다시 의자에 걸터앉거나 한다)에서 구심성, 원심성 그리고 등척성의 근육의 활동을 훈련한다.

뒤시엔느 파행 : 환지의 체중부하 지지기에서 체간의 중력중심이 환측으로 이동하는 것. 환지로 하중 지지를 멈추면, 중력중심은 원래로 되돌아간다.

반대측의 다리 : 관찰하는 다리(관찰지절)와 반대의 다리. 반대측 다리를 확인함으로써 관찰지절이 어느 단계(phase)에 있는 지를 알 수 있다.

반대측의 발돋움 (contralateral vaulting) : 족관절 보행의 일탈. 유각 단계에 있는 관찰지절를 흔들어대기 위해, 조기에 과도하게 반대측의 발꿈치를 들어올린다.

반장슬 : 슬관절이 중립위(neutral zero position)를 넘어서 과신전하는 것.

발뒷꿈치 흔들지레 (heel rocker) : 발꿈치의 흔들의자 막대.

벡터 (vector) : 작용하고 있는 힘의 작용점과 방향과 크기를 정한 물리적 표기법(화살표로 표현된다). 예컨대, 지면 반응력 벡터.

분당 보폭수 (cadence) : 1분 당의 보수.

슬굴곡근 (hamstrings) : 반건양근과 반막양근과 대퇴이두근의 장두.

심부지각 : 고유수용기에 의해서 얻어지는 신체의 위치(position)에 관한 지각.

역동역학 (inverse dynamic) : 중력, 지면 반응력, 체력, 체절(예컨대, 대퇴나 하퇴)의 관성력에 의해서 관절에 발생하는 외부 모멘트에 대해서, 근육의 활동에 의해서 발생하는 내부 모멘트를 산출하기 위한 수학적 역산방법.

운동역학 : 내부와 외부 힘의 영향 하의 움직임의 학문.

운동형성학 : 역학의 일부. 움직임의 원인으로 되어 있는 힘은 포함하지 않고, 신체의 시간의 경과에 의존하는 기하학적 움직임에 관한 학문.

이중과제 (dual task) : 2개의 서로 독립된 과제를 동시에 충족하는 것.

자유보행 (free walk) : 가장 편안하게 걸을 수 있는 속도(평지에서 손에 아무것도 들고 있지 않은 상태)에서의 보행. 고유의 신체 특징의 이상적인 기능적 균형을 나타낸다.

전경골근군 : 전경골근, 장지신근, 장무지신근.

조와의 감각 (sense of coherence) : 연관성, 조화나 정합성을 감지하는 능력.

족관절 흔들지레 (ankle rocker) : 다리의 가속에 기여하는 배굴.

종골보행 (calcaneograde) : 발꿈치로부터 보행, 즉 발꿈치로 초기 접지.

중력중심 (center of gravity : COG, center of mass : COM) : 중력의 모멘트의 총합이 0인 점. 신체의 중력중심은 "계산된" 위치이다. 강체는 총질량이 중력중심에 집중하여 있는 것처럼 행동한다. 실제로는 중량은 각 부분에 작용하지만, 총중량이 이 점에 작용한다고 파악할 수 있다.

지면 반응력 벡터 (ground reaction force vector) : 지면 반응력은 시상면, 전두면 그리고 수평면의 모든 관찰면에서 방향을 가진 벡터로 나타낼 수 있다. 이 벡터는 보행 중에 신체에 작용하는 3차원 공간에서 방향을 가진 힘이다. 화살표(선)로 나타낸 경우, 방향과 크기를 나타낸다. 지면 반응력 벡터의 크기와 관절과의 위치관계에 의해서, 관절에 발생하는 회전 모멘트가 결정된다.

트렌델렌부르크 징후 : 이 파행의 패턴은 고관절 외전근군의 근력부족에 의해서 발생한다. 반대측의 다리를 들어 올리면 골반이 아래로 처진다.

패신저 (passenger) : 두부, 경부, 상지, 체간, 골반으로 구성되는 상반신.

회전 모멘트 (torque, moment) : 관절에 작용하는 회전력. 회전 모멘트 M은 힘 F와 반경(지레의 팔) r을 서로 곱한 것 : M = F×r은 F에 대해서 직각. 단위는 Nm(제4장의 보충설명 참조).

흔들지레 (rocker) : 다리의 기세를 주기 위한 3개의 상이한 기능적으로 중요한 흔들의자 막대가 존재한다(발꿈치, 족관절, 전족부).

2분법 : 어떤 개념과 그 대조 개념을 합친 상위개념.

Art. tarsi transversa : 거주관절과 쇼파르관절(chopart's joint)을 형성. 경골의 내회전을 수반하는 거골하관절의 회내에서도, 경골의 외회전을 수반하는 거골하관절의 회외에서도, 전족부가 바닥에 접하여 충격을 흡수하는 것을 가능케 한다(Mann 1975).

Beck Depression Inventory (BDI) : Beck (1987)에 의한 기분이 침울해지는 정도의 단서를 얻기 위한 통계. 기분의 상태를 점수로 답하는 21개의 질문으로 구성되는 표준화된 테스트.

Deviation : 비정상 운동.

HAT : 머리, 팔, 체간(head, arm, trunk). "패신저"의 별칭.

O.G.I.G. (Observational Gait Instructor Group) : 보행과 동작분석 전문가의 국제협회.

plamtigrader gait : 발꿈치와 전족부의 동시 접지.

RLANRC : Rancho Los Amigos National Rehabilitation Center, Los Angeles, USA.

trailing limb : 체간의 중력중심이 전족부 지지면의 바로 위에서 크게 벗어나 앞에 있는 상태. 즉, 다리가 "뒤로부터 당겨지는" 상태. 말기 입각기에서의 고관절의 과신전.

trailing position : 신체 중력중심이 전족부의 지지면 바로 위에서 크게 벗어나 앞에 있는 상태.

Visual Analogue 척도 : 0부터 10으로 답하는 통증의 주관적 평가(0=통증 없음, 10=가장 아프다).

참고문헌

Adams J, Baker LL, Perry J, et al. Quantitative assessment of static and dynamic postural stability in normal adults. Master's Paper. New York: USC, Department of Physical Therapy; 1987.

Adler S, Beckers D, Buck M. PNF in Practice – An Illustrated Guide. 2nd ed. Berlin: Springer; 1993.

Antonovsky A. Complexity, Conflict, Chaos, Coherence, Coercion and Civility. Social Science & Medicine. 1993;37:969–974.

Antonovsky A. Salutogenese – Zur Entmystifizierung der Gesundheit. Tübingen: Deutsche Gesellschaft für Verhaltenstherapie; 1997.

Arend S, Higgins JR. A strategy for the classification, subjective analysis and observation of human movement. Journal of Human Movement Studies. 1976;2:36–52.

Atwood HL, MacKay WA. Neurophysiologie. Stuttgart: Schattauer; 1994.

Basmajian JV, De Luca CJ. Muscles alive: their functions revealed by electromyography. 5th ed. Baltimore: Williams & Wilkins; 1985.

Beasley WC. Quantitative muscle testing: Principles and applications to research and clinical services. Arch Phys Med Rehabil. 1961;6:398–425.

Beck AT, Steer RA. Beck Depression Inventory (BDI). San Antonio: Psychological Corporation; 1987.

Beck AT, Steer RA, Garbin, MG. Psychometric Properties of the Beck Depression Inventory: Twenty-five years of evaluation. Clinical Psychology Review. 1988;8:77–100.

Bengel J, Strittmatter R. Aaron Antonovskys Modell der Salutogenese. Forschung und Praxis der Gesundheitsförderung. 2001;6.

Benninghoff A. Anatomie. Bd. 1. 14. Aufl. München: Urban & Fischer; 1985.

van den Berg F. Angewandte Physiologie. Teil 1. Stuttgart: Thieme; 1999.

Bernstein P, Cafarelli E. An Electromyographical Validation of the Effort System of Notation. American Dance Therapy Assn. 1972;2:78–92.

Bernstein P. Theory and Methods in Dance-Movement Therapy. Dubugue: Kendall/Hunt; 1981.

Bernstein PL. Theoretical Approaches in Dance-Movement Therapy. Iowa: Kendall/Hunt; 1984.

Biden E, Olshen R, Simon S, Sutherland D, Gage J, Kadaba M. Comparison of gait data from multiple labs. Transactions of the Orthopedic Society. 1987;12:504.

Bizzini M. Sensomotorische Rehabilitation nach Beinverletzungen – Mit Fallbeispielen in allen Heilungsstadien. Stuttgart: Thieme; 2000.

Boccardi S, Pedotti A, Rodano R, Santambrogio GC. Evaluation of muscular moments at the lower limb joints by an on-line processing of kinematic data and ground reaction. J Biomech. 1981;14: 35–45.

Bojsen-Moller F, Lamoreux L. Significance of free dorsiflexion of toes in walking. Acta Orthop Scand. 1979;50:471–479.

Bronner O. Der lumbale Schmerz. München: Pflaum; 1986.

Bronner O. Die untere Extremität und ihre funktionelle Behandlung nach Verletzungen und bei anderen Störungen. Heidelberg: Springer; 1992.

Bruckner J. The Gait Workbook. New York: Slack; 1998.

Brüggemann GP, Arampatzis A, Potthast W. Dynamic variables and running injuries. Proceedings of the IV. World Congress of Biomechanics. Clagary; 2002.

Burnfield JM, Josephon KR, Powers CM, Rubenstein LZ. The influence of lower extremity joint torque on gait characteristics in elderly individuals. Archives of Physical Medicine and Rehabilitation. 2000;9:1153–1157.

Cavanagh PR, Michiyoshi AC. A technique for the display of pressure distributions beneath the foot. J Biomech. 1980;13:69–75.

Cerny K. A Clinical Method of Quantitative Gait Analysis: Suggestions from the Field. Gait Basic Research, Vol. 1. Alexandria: APTA; 1993.

Collis WJ, Jayson MI. Measurement of pedal pressures. Ann Rheum Dis. 1972;31:215–217.

Cotta H, Heipertz W, Hüter-Becker A, Rompe G. Krankengymnastik. Bd. 1: Grundlagen, Techniken. Thieme: Stuttgart; 1990.

Cutting JE. Generation of synthetic male and female walkers through manipulation of a biomechanical variant. Perception. 1978;7:393–405.

Damasio A. Ich fühle, also bin ich. Die Entschlüsselung des Bewusstseins. München: List; 2000.

Daniels L, Worthingham C. Muskelfunktionsprüfung – manuelle Untersuchungstechniken. Stuttgart: G. Fischer; 1985.

Darwin Ch. The expression of the emotions in man and animals. London: Murray; 1872.

Day MH, Wickens EH. Laetoli Pliocene hominid footprints and bipedalism. Nature. 1989;286:385–387.

de Andrade MS, Grant C, Dixon A. Joint distension and reflex muscle inhibition in the knee. J Bone Joint Surg. 1965;47A:313–323.

De Luca CJ, Bonato Perry, Roy S. EMG-Based Approach to Identifying Functional Motor Activities. Chattanooga GCMA Congress; 2002.

Dvorak J, Dvorak V. Manuelle Medizin – Diagnostik. Stuttgart: Thieme; 1991.

Ehara Y, Yamamoto S. Introduction of Body-Dynamics – Analysis of Standing-up Movement. Tokyo: Ishiyaku Publishers; 2001.

Elftman H. The function of the arms in walking. Human Biology. 1939;11:529–536.

Elftman H. The functional structure of the lower limb. In: Kolpsteg PE, Wilson PD, eds. Human limbs and their substitutes. New York: McGraw Hill; 1954.

Elftman H. Biomechanics of muscle. Journal of Bone and Joint Surgery. 1966;48a:363–373.

Engelhardt M, Reuter I, Freiwald J. Alterations of the neuromuscular system after knee injury. European Journal of Sports Traumatology and Related Research. 2001;2:75–81, 2001.

Eyring EJ, Murray WR. The effect of joint position on the pressure of intra-articular effusion. J Bone Joint Surg. 1964;6:1235–1241.

Facchini F. Der Mensch – Ursprung und Entwicklung. Augsburg: Weltbild Verlag; 1991.

Fernadez-Ballesteros ML, Buchtal F, Rosenfalck P. The pattern of muscular activity during the arm swing of natural walking. Acta Physiol Scand. 1965; 63:296–310.

Freiwald J. Beeinflussung der Sportfähigkeit durch neuromuskuläre Veränderung nach Trauma und OP am Kniegelenk. Berlin: Springer 2000.

Freiwald J. Rückenschmerzen – Editorial. Die Säule. 2000;3:5.

Gage J. Gait Analysis in Cerebral Palsy. Clin Dev Med. 1991;121:132–172.

Gellert W. Natur. Kleine Enzyklopädie. Leipzig; 1973.

Grieve DW, Rashid T. Pressure under normal feet in standing and walking as measured by foil pedobarography. Ann Rheum Dis. 1984;43: 816–818.

Grundy M, Tosh PA, McLeish RD, Smidt L. An investigation of the centers of pressure under the foot while walking. J Bone Joint Surg. 1975;1: 98–103.

Haines RP. Effect of bed rest and exercise on body balance. J Appl Physiol. 1974;36:323.

Hedin-Anden S. PNF – Grundverfahren und funktionelles Training. Stuttgart: Gustav Fischer; 1994.

Higgins S, Higgins JR. The Acquisition of Locomotor Skill. St. Louis: Mosby; 1995a.

Higgins S, Higgins JR. The Emergence of Gait. St. Louis: Mosby; 1995b.

Hoff Al, Geelen BA, van den Berg J. Calf muscle moment, work and efficiency in level walking; role of series elasticity. J Biomech. 1983;7:523–537.

Hoffmann F, Canavan AGM, Netz J, Hömberg V. Gangmuster – Unterschiede zwischen schnellem und langsamen Gehen bei Gesunden und Hemiplegikern. Düsseldorf: unveröffentl. Handout; 1993.

Hogue R. Upper extremity muscular aktivity at different cadences and inclines during normal gait. APTA Antology Gait Basic Research; 1969.

Hüter-Becker A, Hrsg. Physiotherapie mit allen Sinnen. Stuttgart: Thieme; 1999.

Inman VT, Ralston HJ, Todd F. Human Walking. Baltimore: Williams & Wilkins; 1981.

Jablonski NG, Chaplin G. Origin of habitual terrestrial bipedism in the ancestor of the Hominidae. Journal of the Hominidae. Human Evolution. J. hum. Evol. 1993;24:259–280.

Janke O, Netz J, Hömberg V. Denken und Gehen. Berlin: Springer; 2001.

Kadaba MP, Ramakrishnan HK, Wootten ME. Measurement of lower extremity kinematics during level walking. J Orthop Res. 1990;8:383–392. 1990

Karanth HO, Ferber S, Dichgans J. The origin of contraversive pushing: Evidence for a second graviceptive system in humans. Neurology. 2000; 55:1298–1304.

Kauffmann TL, Nasher LM, Allison LK. Balance is a Critical Parameter in Orthopaedic Rehabilitation. Orthopaedic Physical Therapy Clinics in North America. 1997;6:43–78.

Keki V. Der menschliche Gang als Signal – Einsatz eines künstlichen neuronalen Netzwerks in der Bewegungsanalyse [Diplomarbeit]. Wien: Universität Wien; 1999.

Kendall-Peterson FP, Kendall-McCreary ME, Geise-Provance P. Muskeln: Funktionen und Tests. 4., überarb. Aufl. München: Urban & Fischer; 2001.

Kietz G. Der Ausdrucksgehalt des menschlichen Ganges. Leipzig: Barth; 1948.

Kinney CL, Jaweed MM, Herbison GJ, Ditunno JFF. Overwork effect on partially denervated rat soleus muscle. Arch Phys Med Rehabil. 1986;67: 286–289.

Kirtley Ch, Whittle MW, Jefferson RJ. Influence of Walking Speed on Gait Parameters. Journal of Biomedical Engineering. 1985;4:282–228.

Kirtley Ch. The Importance of Ankle Push-off in Healthy and Pathological Gait. The British Journal of Podiatry. 2001;8:259–268.

Klein-Vogelbach S. Funktionelle Bewegungslehre. 4. Aufl. Berlin: Springer; 1990.

Klein-Vogelbach S. Gangschulung zur Funktionellen Bewegungslehre. Berlin: Springer; 1995.

Krebs DE, Wong D, Jevsevar D, Riley PO, Hodge WA. Trunk Kinematics during Locomotor Activities. APTA Gait Basic Research. 1993.

von Laban R. Der moderne Ausdruckstanz in der Erziehung. Eine Einführung in die kreative tänzerische Bewegung als Mittel zur Entfaltung der Persönlichkeit. Unter Mitarbeit von Lisa Ullmann. Wilhelmshaven: Heinrichshofen; 1981. (Original: von Laban R. Modern Educational Dance. London: MacDonald & Evans; 1948).

LeVeau BF. Williams and Lissner Biomechanics of Human Motion. 2nd ed. Philadelphia: Saunders; 1977.

Lunsford BR, Perry J. The Standing Heel-Rise Test for Ankle Plantar Flexion: Criterion for Normal. Physical Therapy. 1995;8:694–698.

Lyons K, Perry J, Gronley JK, Barnes L, Antonelli D. Timing and relative intensity of hip extensors and abductor muscle action during level and stair ambulation. Phys Ther. 1983;63:1597–1605.

Malouin F. Gait Analysis. St. Louis: Mosby; 1995

Mann RA. Biomechanics of the foot. In: American

Academy Orthopadics Surgeons, eds. Atlas of Orthotics: Biomechanical Principles and Application. 1975.

Marees H, Mester J. Sportphysiologie 1. Frankfurt: Sauerländer; 1991.

Masuhr KF. Neurologie. Thieme: Stuttgart; 1989.

Mehrabian A. Nonverbal Communication. Chicago: Aldine-Atherton; 1972.

Molcho S. Körpersprache als Dialog. München: Mosaik; 1988.

Mulder T. Current topics in motor control: Implications for rehabilitation. In: Greenwood R, Barnes MP, McMillam TM, Ward CD, eds. Neurological Rehabilitation. Edinburgh: Churchill Livingstone; 1993.

Mulder T. Born to adapt. Experimental and clinical studies on motor control, motor disorders and recovery. Bad Nauheim: Handout; 2000.

Mulder T. De geboren aanpasser. Over beweging, bewustzijn en gedrag. Amsterdam, Antwerpen: Contact 2001.

Murray MP, Drought AB, Kory RC. Walking pattern of normal men. J Bone Surg. 1964;46A:335–360.

Murray MP, Seiteg AA, Sepil SB. Normal postural stability and steadiness: quantitative assessment. J Bone Joint Surg. 1975;4:510–516.

Murray MP, et al. Pattern of sagital rotation of the upper limbs in walking. APTA Publications Anthology. Gait Research. 1993; 1.

Neptune RR, Kautz SA, Zajac FE. The Functional Role of the Ankle Plantar Flexors during Normal Walking. Sacramento/USA: 6th Annual Meeting of the Gait & Clinical Movement Analysis Society. 2001.

Nietzsche F. Die Fröhliche Wissenschaft. Stuttgart: Kröner; 1986.

Nigg BM, Fischer V, Ronsky JL. Gait characteristics as a function of age and gender. Gait and Posture. 1994;2.

Norkin CC, Levangie PK. Joint Structure and Function: A Comprehensive Analysis. 2nd. ed. Philadelphia: F.A. Davis; 1992.

Oehl M. Beobachtungskriterien des normalen Gangs aus Sicht der FBL. Krankengymnastik. 1991;10.

Paeth-Rohlfs B. Erfahrungen mit dem Bobath-Konzept. Stuttgart: Thieme; 1999.

Patla AE. A Framework for Understanding Mobility Problems in the Elderly. St Louis: Mosby Yearbook; 1995.

Peiper A. Die Eigenart der kindlichen Hirntätigkeit. Barth: Leipzig; 1949.

Perry J, Mulroy SJ, Renwick S. The Relationship between Lower Extremity Strength and Stride Characteristics in Patients with Post-polio Syndrom. Arch Phys Med Rehabil. 1990;71.

Perry J. Gait Analysis. New York: Slack; 1992.

Perry J, Clark D. Biomechanical abnormalities of post-polio patients and the implications for orthotic management. Neurorehabilitation. 1997; 8:119–138.

Poeck K. Neurologie. Berlin: Springer; 1994.

Powers CM, Boyd LA, Fontaine C, Perry J. The influence of lower extremity muscle force on gait characteristics in individuals with below-knee amputations secondary to vascular disease. Physical Therapy. 1996;4:36977.

Powers CM, Perry J, Hsu H, Hislop HJ. Are patellofemoral pain and quadriceps strength associated with locomotor function? Physical Therapy. 1997a;77:1063–1074.

Powers CM, et al. The effects of patellar taping on stride characteristics and joint motion in subjects with patellofemoral pain. JOSPT. 1997b; 26: 286–291.

Powers CM. Rehabilitation of patellofemoral joint disorders: A critical review. J Orthop Sport Phys Ther. 1998;28:345–354.

Powers CM, Shellock FG. Kinematic MRI of the Joints. Boca Raton: CRC Press; 2001.

Prodromos C, Andriacchi T, Galante J. A relationship between gait and clinical changes following high tibial osteotomy. J Bone Joint Surge. 1985;67A: 1188–1193.

Ralston HJ. Effect of immobilization of various body segments on energy cost of human locomotion. Ergonomics. 1965;53.

Rauber A, Kopsch F. Anatomie des Menschen – Lehrbuch und Atlas. Stuttgart: Thieme; 1987.

Richarts CL, Malouin F, Dumas F, Tardif D. Gait Velocity as an Outcome Measure of Locomotor Recovery after Stroke. St. Louis: Mosby Year Book; 1995.

Rohen J. Funktionelle Anatomie des Menschen. Thieme: Stuttgart; 2000.

Rose J, Gamble JG. Human Walking. 2nd es. Baltimore: Williams & Wilkins; 1994.

Saunders CM, Inman VT, Eberhart HD. The major determinants in normal and pathological gait. J. Bone Joint Surg. 1953;35A:543–588.

Schewe H. Die Bewegung des Menschen. Stuttgart: Thieme; 1988.

Silbernagel S, Klinke R. Lehrbuch der Physiologie. Stuttgart: Thieme; 1996.

Skinner HB, Antonelli D, Perry J, Lester DK. Functional demands on the stance limb in walking. Orthopedics. 1985;3:355–361.

Sloman L, Berridge M, Homatidis S, Hunter D, Duck T. Gait patterns of depressed patients and normal subjects. Am J Psychiatry. 1982;139:9497.

Sloman L, Pierrynowski M, Berridge M, Tulping S, Flowers J. Mood, depressive illness and gait patterns. Can J Psychiatry. 1987;3:190–193.

Smidt GL. Hip Motion and Related Factors in Walking. APTA Gait Basic Research; 1993.

Soames RW. Foot pressure patterns during gait. J Biomed Eng. 1985;2:120–126.

Speers RA, Kuo A.D, Horak FB. Contribution of altered sensation and feedback responses to changes in coordination of postural control due to aging. J Gait and Posture. 2002;1.

Stephan KM, Hömberg V. Gangparameter bei hemiparetischen Patienten. Bern: Huber; 1991.

Stone LR. Neuro-Orthopaedic Complications Following Traumatic Brain Injury. Physical Medicine and Rehabilitation: State of the Art Reviews. 1993;3.

Sutherland DH, Cooper L, Daniel D. The role of the ankle plantar flexors in normal walking. J Bone Joint Surg. 1980;62A:354–363.

Sutherland DH. The Development of Mature Walking – Clinics in Developmental Medicine. Vol. 104/105. Philadelphia: Lippincott; 1988.

Taub E, Bauder H, Miltner WHR. Behandlung motorischer Störungen nach Schlaganfall. Göttingen: Hogrefe; 2001.

The Pathokinesiology Service and The Physical Therapy Department. Observational Gait Analysis Handbook. Rancho Los Amigos Research and Education Institute; Los Angeles: 2001.

Thorstensson A, Nilsson J, Carlson H, Zomlefer MR. Trunk movements in human locomotion. Acta Physiol Scand. 1984;121:9–22.

Tittel K. Beschreibende und funktionelle Anatomie des Menschen. Jena: G. Fischer; 1994.

Tylkowski CM, Simon SR, Mansour JM. Internal Rotation Gait in Spastic Cerebral Palsy. In: Nelson JP, ed. The Hip. St. Louis: Mosby; 1982.

Umphred DA. Neurologische Rehabilitation. Berlin: Springer; 2000.

Vaas R. Evolution – Walkie-talkie und Gelächter. Bild der Wissenschaft. 2000;4:105–106.

Völcker D. Physik, Mentor-Lernhilfen Band 60. München: Mentor; 1992.

Walters RL, Morris JM: Electrical activity of muscles of the trunk during walking. J. Anat. 1972;2: 191–199.

Waters RL, Morris J, Perry J. Translational motion of head and trunk during normal walking. J. Biomechanics. 1973;6:167–172.

Waters R, et al. Energetics: Application to the study and management of locomotor disabilities. Orthopedic Clinic North America. 1978;9:351–377.

Waters RL, Lunsford BR. Energy cost of paraplegic locomotion. J. Bone Joint and Surg. 1985;67: 1245–1250.

Waters RL, Perry J, Contay P, et al. Energy cost of walking with arthritis of the hip and knee. Clin Ortho. 1987;214:278–284.

Waters RL, Mulroy SJ. The energy expenditure of normal and pathologic gait. Gait and Posture. 1999;9:207–231.

Whittle MW. Gait Analysis – an introduction. 3rd ed. Oxford: Butterworth/Heinemann; 2001.

Winstein CJ. Balance retraining: does it transfer? In: Duncan P, editor. Balance. American Physical Therapy Association; 1989.

Winter DA. Biomechanics and Motor Control of Human Movement. 2nd ed. New York: Wiley; 1990.

Wright DL, Kemp TL. The Dual-Task Methodology and Assessing the Attentional Demands of Ambulation with Walking Devices. Phys Ther. 1992; 4:306–315.

찾아보기

자

차

카

타

파

하

(영문)